国家卫生健康委员会"十四五"规划教材

全国中等卫生职业教育教材

供护理专业用

母婴护理

第2版

主　编　郭玉兰　申丽蓉

副主编　叶艳娜　黄红芬　曾　嵘

编　者（按姓氏笔画排序）

叶艳娜（东莞职业技术学院）

申丽蓉（山西省长治卫生学校）

何　朗（广东省湛江卫生学校）

张　茜（重庆市医药卫生学校）

郭玉兰（本溪市卫生学校）

黄红芬（萍乡卫生职业学院）

董春兰（本溪市卫生学校）

曾　嵘（四川省宜宾卫生学校）

赖素艺（赣南卫生健康职业学院）

人民卫生出版社

·北　京·

图书在版编目（CIP）数据

母婴护理 / 郭玉兰,申丽蓉主编. — 2 版. —北京：
人民卫生出版社,2022.11（2024.9重印）
　ISBN 978-7-117-33596-6

Ⅰ.①母… Ⅱ.①郭…②申… Ⅲ.①产褥期－护理
－职业教育－教材②新生儿－护理－职业教育－教材
Ⅳ.①R473.71②R174

中国版本图书馆 CIP 数据核字（2022）第 170414 号

人卫智网	www.ipmph.com	医学教育、学术、考试、健康， 购书智慧智能综合服务平台
人卫官网	www.pmph.com	人卫官方资讯发布平台

母婴护理
Muying Huli
第 2 版

主　　编：郭玉兰　申丽蓉
出版发行：人民卫生出版社（中继线 010-59780011）
地　　址：北京市朝阳区潘家园南里 19 号
邮　　编：100021
E - mail：pmph @ pmph.com
购书热线：010-59787592　010-59787584　010-65264830
印　　刷：北京铭成印刷有限公司
经　　销：新华书店
开　　本：850×1168　1/16　印张：19.5
字　　数：415 千字
版　　次：2015 年 1 月第 1 版　　2022 年 11 月第 2 版
印　　次：2024 年 9 月第 2 次印刷
标准书号：ISBN 978-7-117-33596-6
定　　价：58.00 元

打击盗版举报电话：010-59787491　E-mail：WQ @ pmph.com
质量问题联系电话：010-59787234　E-mail：zhiliang @ pmph.com
数字融合服务电话：4001118166　E-mail：zengzhi @ pmph.com

修订说明

为服务卫生健康事业高质量发展,满足高素质技术技能人才的培养需求,人民卫生出版社在教育部、国家卫生健康委员会的领导和支持下,按照新修订的《中华人民共和国职业教育法》实施要求,紧紧围绕落实立德树人根本任务,依据最新版《职业教育专业目录》和《中等职业学校专业教学标准》,由全国卫生健康职业教育教学指导委员会指导,经过广泛的调研论证,启动了全国中等卫生职业教育护理、医学检验技术、医学影像技术、康复技术等专业第四轮规划教材修订工作。

第四轮修订坚持以习近平新时代中国特色社会主义思想为指导,全面落实党的二十大精神进教材和《习近平新时代中国特色社会主义思想进课程教材指南》《"党的领导"相关内容进大中小学课程教材指南》等要求,突出育人宗旨、就业导向,强调德技并修、知行合一,注重中高衔接、立体建设。坚持一体化设计,提升信息化水平,精选教材内容,反映课程思政实践成果,落实岗课赛证融通综合育人,体现新知识、新技术、新工艺和新方法。

第四轮教材按照《儿童青少年学习用品近视防控卫生要求》(GB 40070—2021)进行整体设计,纸张、印刷质量以及正文用字、行空等均达到要求,更有利于学生用眼卫生和健康学习。

前　言

　　本教材按照国家关于加快发展现代职业教育相关文件的要求,在《母婴护理》(第1版)的基础上进行修订。本教材以服务母婴为宗旨,以岗位需求为导向,为我国母婴护理领域培养德智体美劳全面发展的技术技能人才。教材修订全面落实党的二十大精神进教材要求,坚持立德树人、德技并修,突出技能培养,注重培养学生的创新意识和分析问题、解决问题的能力。

　　本教材阐述了母婴护理的基本理论、基本知识和基本技能,补充了临床母婴护理的新知识、新技术、新方法。同时根据母婴护理岗位需求设置实训项目,每项实训都有指导性操作流程和考核标准,强化母婴常用护理技术和母婴常用手术护理配合,边学边练。全书以生命周期为主线,运用护理程序对妇女在备孕、妊娠、分娩、产褥、哺乳、胎儿期和新生儿期所存在的健康问题实施全程护理。本书在上一版基础上,增加了相关的医学基础知识和妊娠前的护理内容。本教材各章设有学习目标、导入情景与工作任务、章末小结、思考与练习。数字内容包括课件、彩图、动画、视频、临床案例、自测题(附答案及解析)等。

　　本书为中等职业教育护理专业教材,也可供护士、母婴护理从业人员学习使用,还可作为孕产妇及其家庭成员学习母婴护理知识的参考用书。

　　本次修订工作得到了各参编院校和参与调研单位的大力支持,谨在此表示诚挚的谢意!

　　由于时间紧迫,编者能力有限,教材中错误或不妥之处,敬请广大师生和各位同仁给予指正,以便今后修正。

郭玉兰　申丽蓉

2023 年 9 月

目　录

第一章 | 绪论

01章 数字资源

学习目标

1. 具有良好的职业道德和为母婴健康服务的奉献精神。
2. 掌握母婴护理服务模式。
3. 熟悉母婴护理范畴。
4. 了解母婴护理发展历史。
5. 学会母婴护理技能。

工作情景与任务

导入情景：

张女士,29岁,已婚。平时月经规律,停经42天来妇产医院就诊,确诊为宫内妊娠6周。张女士想了解妊娠及分娩的相关知识,询问护士:"我刚怀孕,还需要检查哪些项目? 需要注意哪些问题? 分娩时很痛吗? 有止痛的方法吗? ……"若为服务对象提供优质的母婴护理服务,护士需要具备的整体素质。

工作任务：

1. 护士应具有的政治思想与道德素质。
2. 母婴护理的范畴。
3. 母婴护理服务模式。
4. 护士应具备的母婴护理知识和技能。

母婴护理是临床护理的重要组成部分。以服务母婴为宗旨,减少母婴发病率,减轻因疾病引起的痛苦,提高康复率。随着临床护理的发展,各学科的护理服务日趋细化,作为一门独立学科的母婴护理已进入了新的发展阶段。

第一节 概　　述

一、母婴护理范畴

母婴护理的广义概念是研究妇女一生各时期、胎儿和新生儿的生理、病理变化及护理;狭义的概念是专门研究妇女在备孕期、妊娠期、分娩期、产褥期、哺乳期,以及胎儿和新生儿所存在的健康问题、潜在健康问题的学科,并运用护理程序实施护理的一门专业性较强的学科。

课程内容主要包括备孕期妇女的护理,正常妊娠、分娩、产褥期妇女的护理,异常妊娠、分娩、产褥期妇女的护理,哺乳期妇女的护理,正常新生儿护理,胎儿、新生儿常见疾病护理,母婴常用手术的护理配合,母婴常用的护理技术。

二、母婴护理发展简史

母婴护理起源于产科护理,始终伴随人类生育过程而逐步走向精细化、专业化、科学化、现代化,为母婴提供更精准舒适的护理服务。

(一)国外发展史

自从妇女有生育开始,就有专门参与照顾的人员,这就是最早的产科护理。

在公元前 1500 年(距今 3 500 年前)古埃及古书就有妇产科专论,记载古埃及民间妊娠诊断、缓解产科阵痛的方法,但当时的母婴死亡率很高。公元 500 年,印度外科学家首次报告了产褥感染与接生者的双手污染有关,由此明确了导致母婴死亡的一个重要原因与感染有关。随着医学发展,产科护理也随之发展。

(二)我国发展史

1. 古代发展　祖国医学历史悠久。公元前 1300—公元前 1200 年,甲骨文卜辞记载王妃分娩染疾。隋朝医者巢元方(公元 610 年)在《诸病源候论》中记载妊娠病、产后护理等。从宋朝陈子明著的《妇人大全良方》至清朝乾隆御纂的《医宗金鉴·妇科心法要诀》可以看出中医妇产科在历代的发展。

2. 近代发展　20 世纪以前,妇女大多数在家分娩,接生者是一些有生育经验的人,被称为"接生婆"。由于无科学知识,接生时无严格的消毒措施,所以产后母婴死亡率高,产妇大多死于产后感染、产后出血等。中华人民共和国成立以后,取缔传统接生方法,严格产时无菌操作,使母婴死亡率大幅度下降,至 20 世纪 50 年代末,城市住院分娩率提高,住院分娩被众多孕妇家庭接受。良好的医疗护理服务使我国孕产妇死亡率由 1.5% 降到 2020 年的 0.016%。

3. 现代发展　世界卫生组织早在 1978 年就正式提出"2000 年人人享有健康保健"的

战略目标。为实现这一目标,我国政府和广大医务工作者不懈努力。

现阶段孕妇普遍选择在医院分娩。我国培养了一定数量的具有产科护理专业知识和技能的人才,产科设有独立的分娩室、待产室、新生儿室、产后母婴休养室、产科病房,为产妇提供了产时专业化的服务,同时,大多妇产医院及综合医院妇产科,开展了备孕期指导、孕期指导、陪伴分娩、产后康复等服务,提升了母婴护理品质。

随着社会的发展,人类文明进步,人们对健康的期望值逐渐提高,为保证妊娠、分娩的安全,促进产后康复、新生儿健康成长,人们认识到母婴护理的重要性,从而对产科的护理提出了新的要求,为了适应这种需求,母婴护理应运而生,服务从过去的以“疾病治疗为中心”转向以“母婴健康为中心”,服务对象不仅是“病人”,还有“健康人”,护理层次由“躯体”发展到“心理与社会”,母婴护理的场所也由“医院”拓展到“社区”“家庭”,在母婴生命周期中的各生理时期,各服务环节相互连接,形成了母婴护理服务体系。

三、未 来 展 望

目前,在世界范围内“以家庭为中心的母婴护理”正在兴起,并逐步被众多孕产妇家庭所接受,妇女有权利选择自己希望的生育照顾方式。

所谓“以家庭为中心的母婴护理”是指针对孕产妇个体、家庭、新生儿,在生理、心理、社会等方面所给予的及时调适,为孕产妇及其家庭提供科学、安全、舒适的母婴护理服务。其优点是能调动孕产妇及家庭成员参与生育过程的积极性,减少分娩期产妇“分离焦虑”的发生,有效促进自然分娩。

1. 妊娠前护理形式　在医院、社区设立妊娠前咨询门诊,为备孕夫妇提供咨询服务,开展保健指导,提供妊娠前检查,筛查不适合妊娠的疾病并开展治疗,使备孕成为家庭的一项重要任务,各位家庭成员积极参与备孕过程,减少母婴异常风险,提高安全性,为优生奠定基础。

2. 产前护理形式　在医院、社区设立产前检查监护门诊,妊娠妇女定期接受检查,筛查高危妊娠,开展妊娠期家庭照料咨询服务,指导妊娠妇女及家庭成员参与妊娠的监护过程,为母婴妊娠期安全提供保障。

3. 产时护理形式　在医院设立单间产科系统,建立类似家庭的待产、分娩单位,便于家庭成员参与分娩过程,也为产时父母与新生儿的早接触提供了环境条件。

4. 产后护理形式　母婴同室为家庭成员密切接触创设环境条件,能及时参与母婴照护;产后通过社区和家庭为产妇提供持续的母体康复、哺乳及育儿指导,提供家庭照料的咨询和服务。

目前,我国的母婴护理已蓬勃发展,各地已广泛开展“爱婴医院”“温馨待产”“母婴同室”等相关的母婴护理服务,有多家医疗机构已能提供类似家庭环境的待产室、分娩室,实施“以家庭为中心的母婴护理”服务。使孕产期妇女享受到专业护理服务,同时产后出血、产褥感染及非直接产科因素的死亡率下降,早产儿、出生儿缺陷率明显下降;使孕产妇心理健康状况、营养状况有所提高,胎儿、新生儿的健康状况也随之提高。

回顾过去,展望未来。现代科学技术的发展,为母婴护理提供了新的机遇,互联网技术在母婴护理的部分服务项目中已开始应用。通过互联网技术,医护工作者可以实现对妊娠期妇女和胎儿连续远程监护,常用的是胎心率的监护,可以早发现异常情况,提高妊娠期妇女和胎儿安全性。由此可见,在不久的将来我国的母婴护理事业会有飞速发展,使我国的广大孕产妇、胎儿、新生儿能享受高科技带来的高品质的母婴护理服务,为人类的健康发展做出卓越贡献。

第二节　母婴护理服务体系

母婴护理服务体系是以服务理念为指导,以妇产科理论为基础,以服务模式为核心,以组织机构为保障,以高素质母婴护理人才为主导,以母婴为主体的护理服务体系。

一、母婴护理服务理念

新生命的诞生、成长过程给家庭带来结构变化,母婴护理服务能为家庭提供有力的保障。

母婴护理的服务理念是"以母婴健康为中心",服务母婴,造福人类。以此开展以家庭为中心的母婴护理服务,满足母婴及其家庭成员的产科服务需求,为其提供科学的、整体的、个性化的护理服务,为母婴健康提供保障,对国家的富强、人类的健康发展有深远的意义。

二、母婴护理服务模式

母婴护理模式围绕母婴的"生理－心理－社会"等方面开展护理服务。家庭是社会的基本单位,母婴系于家庭,所以母婴护理的服务模式为"以家庭为中心的母婴护理"模式。

生育是女性生命周期中正常且特殊的生理时期。正常状态下女性有能力完成这一时期的自我调节、自我照顾。长期以来,由于过多的医疗干预,人们产生了一种"错觉",只要在医院,处在正常妊娠、分娩期的妇女也都认同是"病人",而这固有的印象使妇女一旦处于这些时期,尤其是入院后,真的认为自己是"病人",所以从心理就产生了对医疗的依赖,失去了自我选择分娩方式和自我照顾的能力,缺乏主动性,完全处于被动状态,这也是目前自然分娩率低的原因之一,而由此带来的母婴健康状况的影响也不容乐观。对广大妊娠及分娩期妇女及其家庭,要大力宣传符合女性正常生理过程的自然分娩,提倡母乳喂养,对正常妊娠和分娩过程要减少医疗干预,通过"以家庭为中心的母婴护理"模式开展服务,激发妇女自我护理的积极性,激发家庭成员参与母婴照护的积极性,这也是 Orem 自我护理模式的核心,可有效提升护理服务品质。

三、母婴护理组织机构

(一)行政机构

母婴护理的行政管理机构有中华人民共和国国家卫生健康委员会妇幼健康服务司,各省、自治区、直辖市妇幼健康服务机构。依据《中华人民共和国母婴保健法》及相关的国家政策,负责其职责范围内的母婴健康工作指导和管理。

(二)专业机构

1. 医疗机构　妇产医院、妇幼保健院、综合医院、社区服务中心的分娩室、母婴休养室、产科病房、孕产妇门诊和咨询室。

2. 保健机构　三级预防保健网所涵盖的机构。我国的预防保健网络遍及全国,目前也承载着母婴护理的任务。

四、母婴护理从业人员素质要求

(一)从业人员

母婴的健康状况反映国家的政治、经济、文化水平。我国 1994 年颁布了《中华人民共和国母婴保健法》,规范从事母婴保健人员的资格和服务标准,母婴健康有法律保障。从事母婴保健的人员必须取得国家政府相关部门颁发的《母婴护理资格证》。

人员组成有护士、助产士、母婴护理专科护士、健康保健人员、社区妇幼保健人员、产科医生、儿科医生。

(二)理想信念

有共产主义的远大理想,热爱祖国、热爱人民、热爱母婴护理事业。

(三)职业素质

1. 爱岗敬业、勇于奉献　随着母婴护理服务需求的增加,"以家庭为中心的母婴护理"服务范围逐步扩大,涉及妇女在妊娠前、产前、产时、产后,无论在医院、社区服务中心、家庭,母婴护理从业人员都应依法遵守岗位职责,时刻保持"慎独"精神,爱岗敬业,勇于奉献,为母婴提供最优质的护理服务。

2. 有良好的医德和高尚的道德情操　为母婴提供护理服务是社会所需,医务人员要廉洁自律,保持良好的医德和高尚的道德情操。

(四)业务素质

母婴护理从业人员应具有扎实的基础理论和娴熟的专业技能,具有发现问题、观察问题和解决问题的能力,能不断地激发妊娠、分娩期妇女及家属的潜能,提高妇女自我护理、自我调节的能力。在护理工作中能充当指导者、协助者、教育者的角色,维护和促进母婴的健康。在工作中不断总结、汲取经验的同时,也要勇于探索、不断创新,丰富母婴护理知识,不断积累经验,努力提高护理能力,促进母婴护理事业更新、更好、更快的发展。

五、母婴护理学习目的、内容、方法

1. 学习目的　提升母婴的健康状况,减少母婴在特殊生理时期的患病率,提高出生人口的优质率,减轻或缓解母婴患病者的不适,促进恢复。

2. 学习内容　包括女性生殖系统解剖生理;妇女在备孕期、妊娠期、分娩期、产褥期、哺乳期的护理;胎儿、新生儿的护理;母婴常用手术护理,母婴常用护理技术。

3. 学习方法　母婴护理是临床护理的重要组成部分,临床各学科是相互渗透的,需有整体的学习观。所以,学好母婴护理的前提是要有扎实的医学理论基础,有丰富的临床护理知识和技能,有与服务对象良好沟通的能力。通过母婴护理理论学习、实训操作、临床见习、生产实习,针对临床案例,善于思考、勤于动手,学会理论联系实际。

章末小结	本章学习重点是母婴护理的概念、范畴、服务模式;难点是母婴护理的服务体系,母婴护理发展历史;注意的是通过学习绪论,能使学习者充分了解母婴护理的整体概要,为后期的学习奠定基础,学会学习方法,提高运用知识解决问题的能力,学习中不断培养自己的爱国情怀、良好的职业道德和为母婴健康服务的奉献精神。

(郭玉兰)

❓ 思考与练习

1. 母婴护理的概念是什么?
2. 母婴护理服务形式是什么?
3. 护士小王,刚来到产科病房工作,护士长向小王介绍了病房的护理对象有待产妇女、产后妇女、新生儿,全病房实施母婴同室的标准化管理,对孕产妇和新生儿实施整体护理。

请问:
(1)母婴护理范畴应该有哪些?
(2)母婴护理的模式是什么?
(3)母婴护理人员的素质有哪些?

第二章 | 女性生殖系统解剖与生理

02章 数字资源

学习目标

1. 具有"以母婴健康为宗旨"的服务理念,能为服务对象提供护理服务。
2. 掌握女性骨盆的解剖及临床意义;女性内、外生殖器官的解剖与功能。
3. 熟悉女性一生各阶段生理特点,卵巢功能及周期性变化,雌、孕激素生理作用,子宫内膜周期性变化及月经周期调节。
4. 了解女性生殖器官邻近器官。
5. 学会月经期保健知识指导。

工作情景与任务

导入情境:

王女士,26岁。妊娠8周,自从确诊怀孕以来,她非常高兴,但听说身材矮小可能导致难产,今天特来产科门诊咨询。小陈作为门诊产科护士,该如何为其进行解答。

工作任务:

1. 具有扎实的理论知识,热心、耐心为服务对象提供帮助。
2. 骨产道组成及特点。
3. 女性生殖系统与分娩的关系。

第一节 女性生殖系统解剖

女性生殖系统包括骨盆,内、外生殖器官及邻近器官。

一、骨 盆

骨盆是支持躯体和保护盆腔脏器的重要结构,对于产妇又是胎儿娩出的通道,其大小、形态对分娩有直接影响。

(一)骨盆的组成

1. 骨组成 骨盆由骶骨、尾骨及左右两块髋骨组成。骶骨由5~6块骶椎构成,尾骨由4~5块尾椎构成;每块髋骨又由髂骨、耻骨、坐骨融合而成(图2-1)。

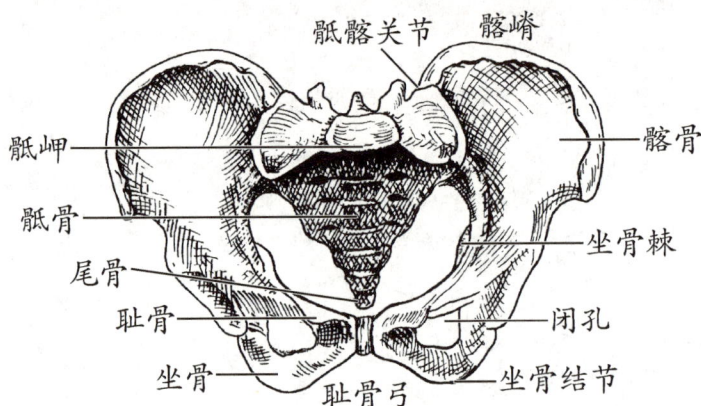

图 2-1 正常女性骨盆(前上观)

2. 关节及韧带

(1) 关节:耻骨联合、骶髂关节、骶尾关节。

(2) 韧带:骶结节韧带、骶棘韧带。

(3) 临床意义:妊娠期受性激素影响,韧带较松弛,各关节的活动性亦稍有增加,有利于分娩时胎儿通过骨产道。骶棘韧带宽度即坐骨切迹宽度,是判断中骨盆是否狭窄的重要指标。

(二)骨盆的分界

以耻骨联合上缘、两侧髂耻缘及骶岬上缘的连线为界,将骨盆分为假骨盆和真骨盆两部分。

1. 假骨盆(大骨盆) 于骨盆分界面以上。假骨盆与产道并无直接关系,但测量假骨盆的径线可以间接了解真骨盆的大小。

2. 真骨盆(小骨盆) 又称骨产道,于骨盆分界面之下,经阴道分娩时,是胎儿娩出的通道。真骨盆上口为骨盆的入口,也是真假骨盆的分界面,下口为骨盆的出口,骨盆入口和出口之间为骨盆腔。盆腔呈一弯曲管道,前浅后深,骨质略薄,有利于分娩。

(三)重要骨性标志

1. 骶岬 第1骶椎前缘向前凸出称骶岬,是骨盆内测量对角径的重要依据点。

2. 坐骨棘 坐骨后缘突出的部分,可通过肛查或阴道检查触及,坐骨棘间径是判断中骨盆大小的重要径线,也是分娩时胎头下降程度的重要标志。

3. 耻骨弓 两耻骨降支的前部相连构成耻骨弓,正常女性两夹角大于90°。

(四)骨盆各平面构成及径线

骨产道为胎儿娩出通道,其大小形态与分娩顺利与否关系密切。为便于描述分娩过程中胎儿通过骨产道的过程,将骨盆分为3个假想平面。

1. 入口平面(pelvic inlet plane) 即真、假骨盆的分界面,为横椭圆形,有4条径线(图2-2)。

(1)入口前后径:又称真结合径,从耻骨联合上缘中点至骶岬前缘正中的距离,平均值约为11cm,胎先露能否正常衔接与此径线关系密切。

(2)入口横径:为左右髂耻缘间的最人距离,平均值约为13cm。

(3)入口斜径:左右各一,左骶髂关节至右髂耻隆突间的距离为左斜径;右骶髂关节至左髂耻隆突间的距离为右斜径。平均值约为12.75cm。

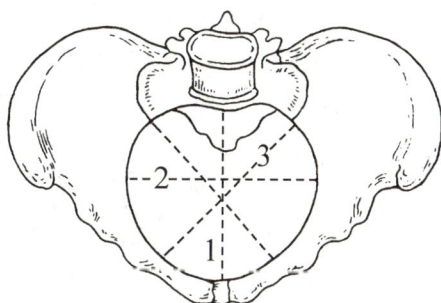

图2-2 入口平面各径线

1. 前后径 11cm;2. 横径 13cm;

3. 斜径 12.75cm。

2. 中骨盆平面(mid-plane of pelvis) 骨盆最小平面,呈前后径长的纵椭圆形,其前方为耻骨联合下缘,两侧为坐骨棘,后为骶骨下端。该平面与分娩关系最为密切,有2条径线(图2-3)。

(1)中骨盆前后径:耻骨联合下缘中点至骶骨下端之间的距离,平均值约为11.5cm。

(2)中骨盆横径:又称坐骨棘间径,指两侧坐骨棘间的距离,与胎先露内旋转关系密切,平均值约为10cm。

3. 出口平面(pelvic outlet plane) 由两个共一条底边(坐骨结节间径),在不同平面的三角形组成。前三角顶端为耻骨联合下缘,两侧为耻骨降支;后三角顶端为骶尾关节,两侧为骶结节韧带。其有4条径线(图2-4)。

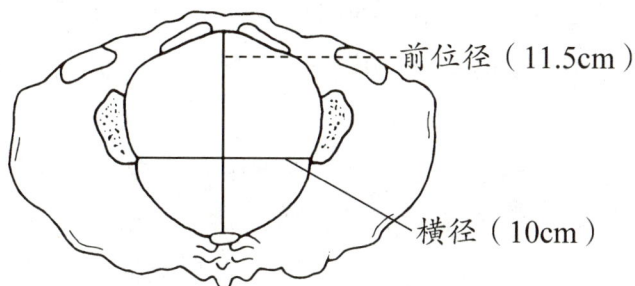

图2-3 中骨盆平面径线

前位径(11.5cm)
横径(10cm)

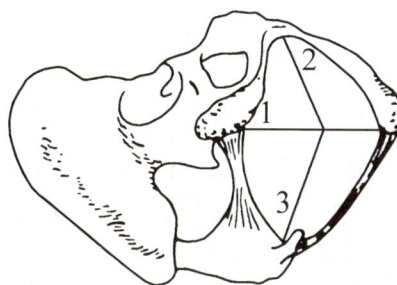

图2-4 出口平面径线

1. 出口横径;2. 出口前矢状径;

3. 出口矢状径。

(1)出口前后径:耻骨联合下缘至骶尾关节的距离,平均值约为11.5cm。

（2）出口横径：又称坐骨结节间径，为坐骨结节内侧缘间的距离，平均值约为9cm。此径线是胎先露通过骨盆出口的径线，与分娩关系密切。

（3）出口前矢状径：耻骨联合下缘至坐骨结节连线中点的距离，平均值约为6cm。

（4）出口后矢状径：骶尾关节至坐骨结节连线中点的距离，平均值约为8.5cm。若出口横径稍短，则应测量出口后矢状径，如两径线之和大于15cm时，中等大小的足月胎头可通过后三角区经阴道分娩。

4. 骨盆轴与骨盆倾斜度　骨盆轴为连接骨盆各假想平面中点的曲线。分娩胎儿沿此轴方向娩出。骨盆轴上段向下向后，中段向下，下段向下向前（图2-5）。骨盆倾斜度是指妇女直立时，骨盆入口平面与地平面所成的角度，一般为60°。若倾斜度过大，则常影响胎头的衔接。改变体位可改变骨盆倾斜度（图2-6）。

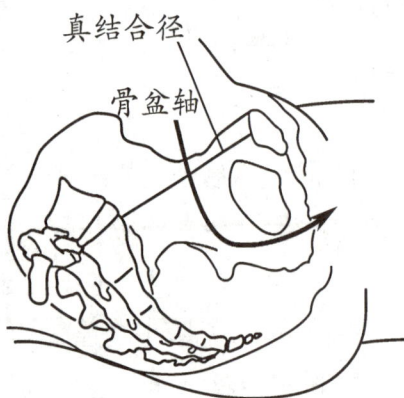

图 2-5　骨盆轴

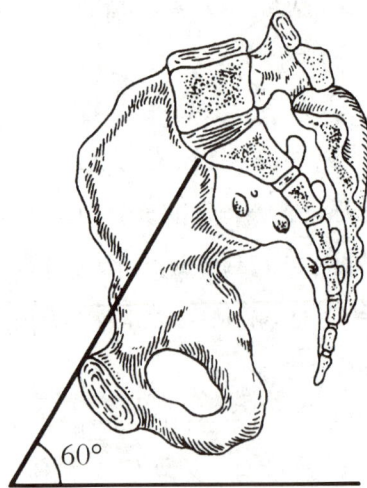

图 2-6　骨盆倾斜度

二、骨 盆 底

骨盆底由多层肌肉和筋膜组成，封闭骨盆出口，承托盆腔脏器并保持其正常位置。如骨盆底结构和功能发生异常，可影响盆腔脏器的位置与功能，甚至引起分娩障碍；若分娩处理不当，可不同程度地损伤骨盆底。

1. 骨盆底（pelvic floor）　分为外层、中层、内层（图2-7）。外层由会阴浅横肌、球海绵体肌、坐骨海绵体肌、肛门外括约肌及会阴浅层筋膜组成；中层即泌尿生殖膈，由上、下两层坚韧的筋膜及其间的会阴深横肌、尿道括约肌组成；内层即盆膈，由肛提肌及其筋膜组成，是骨盆底最坚韧的一层。

2. 会阴（perineum）　狭义的会阴是指阴道口和肛门之间的软组织，即临床所指会阴，也是骨盆底的一部分，厚3～4cm，由外向内逐渐变窄呈楔形，又称会阴体，由皮肤、皮下脂肪、筋膜、部分肛提肌和会阴中心腱组成。会阴中心腱由部分肛提肌及其筋膜、会阴浅横肌、会阴深横肌、球海绵体肌、肛门外括约肌等肌腱共同交织而成。会阴伸展性大，妊娠期会阴组织变软,有利于分娩。分娩时应避免会阴发生组织损伤。

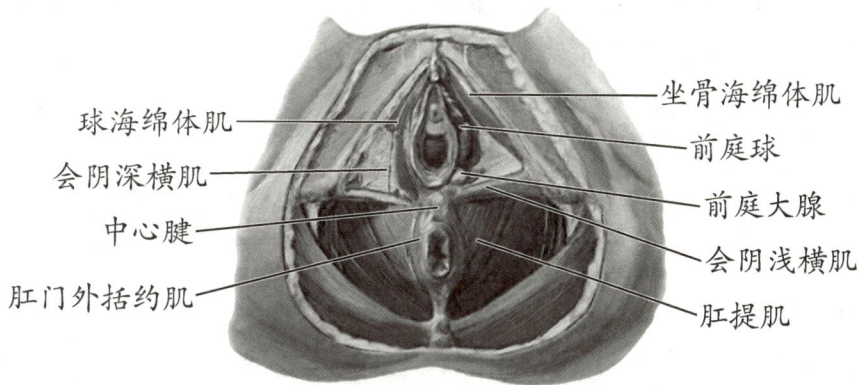

图 2-7　骨盆底

三、外 生 殖 器

女性外生殖器(external genitalia)是生殖器官外露部分,位于两股内侧及耻骨联合至会阴间区域,包括阴阜、大阴唇、小阴唇、阴蒂和阴道前庭(图 2-8)。

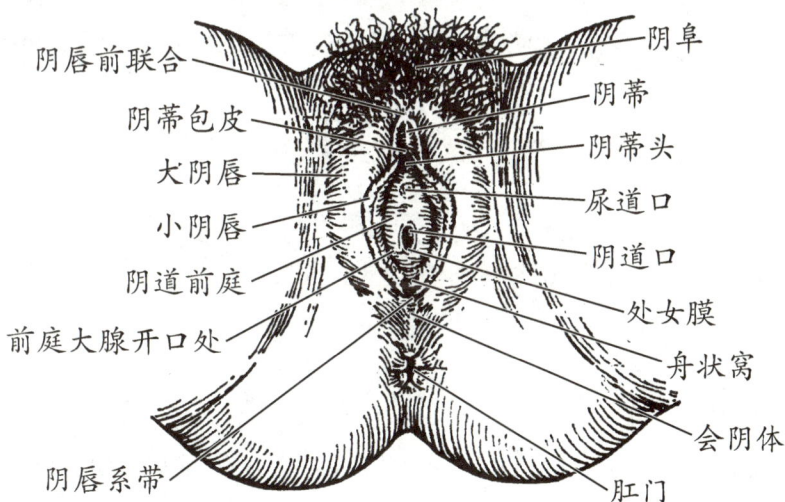

图 2-8　女性外生殖器

(一)阴阜

阴阜(mons pubis)为耻骨联合前面富含脂肪组织的皮肤隆起。青春期开始阴阜皮肤阴毛生长,呈倒三角形分布,阴毛为女性第二性征之一。

(二)大阴唇

大阴唇(labium majus)为两股内侧一对纵行隆起的皮肤皱襞,起于阴阜,止于会阴。青春期开始大阴唇外侧面长出阴毛,内侧面湿润似黏膜。大阴唇皮下为疏松结缔组织和脂肪组织,富含血管、淋巴管和神经,外伤时易形成血肿。

（三）小阴唇

小阴唇（labium minus）位于大阴唇内侧的一对薄皮肤皱襞。表面湿，色褐，无毛，富含神经末梢，极敏感。两侧小阴唇前端融合，分为前后两叶，前叶形成阴蒂包皮，后叶与大阴唇后端汇合，在正中线形成阴唇系带。

（四）阴蒂

阴蒂（clitoris）位于两侧小阴唇之间顶端的联合处，为海绵体组织，可勃起。阴蒂富含神经末梢，极为敏感。

（五）阴道前庭

阴道前庭（vaginal vestibule）为两侧小阴唇之间的菱形区。其前为阴蒂，后为阴唇系带。此区域包含以下结构：

1. 前庭大腺（major vestibular gland） 又称巴多林腺，位于大阴唇后部，如黄豆大，左右各一。开口于小阴唇与处女膜之间的沟内。性兴奋时分泌黄白色黏液，起润滑作用。正常情况下不能触及此腺，当感染时可形成前庭大腺脓肿或囊肿。

2. 尿道外口 位于阴蒂头的后下方，其后壁上有一对尿道旁腺，尿道旁腺开口小，易有细菌潜伏。

3. 阴道口及处女膜（hymen） 阴道口位于前庭的后部。覆盖在阴道口的一层有孔的薄膜，为处女膜，处女膜多于初次性交或剧烈运动时破裂，分娩后仅留有处女膜痕。

四、内 生 殖 器

女性内生殖器位于真骨盆内，包括阴道、子宫、输卵管和卵巢，后两者又称子宫附件（图2-9）。

（一）阴道

阴道（vagina）为性交器官，也是月经血排出及胎儿娩出的通道。

1. 位置和形态 阴道位于真骨盆下部中央，呈上宽下窄的管道，前壁长7~9cm，后壁长10~12cm。上端环绕宫颈，形成的圆周状隐窝，称为阴道穹隆，分为前、后、左、右4部分。其中后穹隆最深，与盆腔最低处的直肠子宫陷凹相邻，临床上可经此穿刺或引流。下端开口于阴道前庭后部。

2. 组织结构 阴道壁由黏膜层、肌层和纤维组织膜构成。黏膜层由复层鳞状上皮覆盖，无腺体，淡红色，受性激素影响发生周期性变化。生育年龄妇女阴道富含横纹皱襞，故伸展性大，有利于分娩。幼女、绝经后妇女阴道黏膜上皮菲薄，易感染。阴道壁富含静脉丛，损伤后易出血或形成血肿。

（二）子宫

子宫（uterus）是产生月经和孕育胚胎、胎儿的器官。

1. 位置和形态 子宫位于骨盆中央，前为膀胱，后为直肠，宫颈外口位于坐骨棘水平

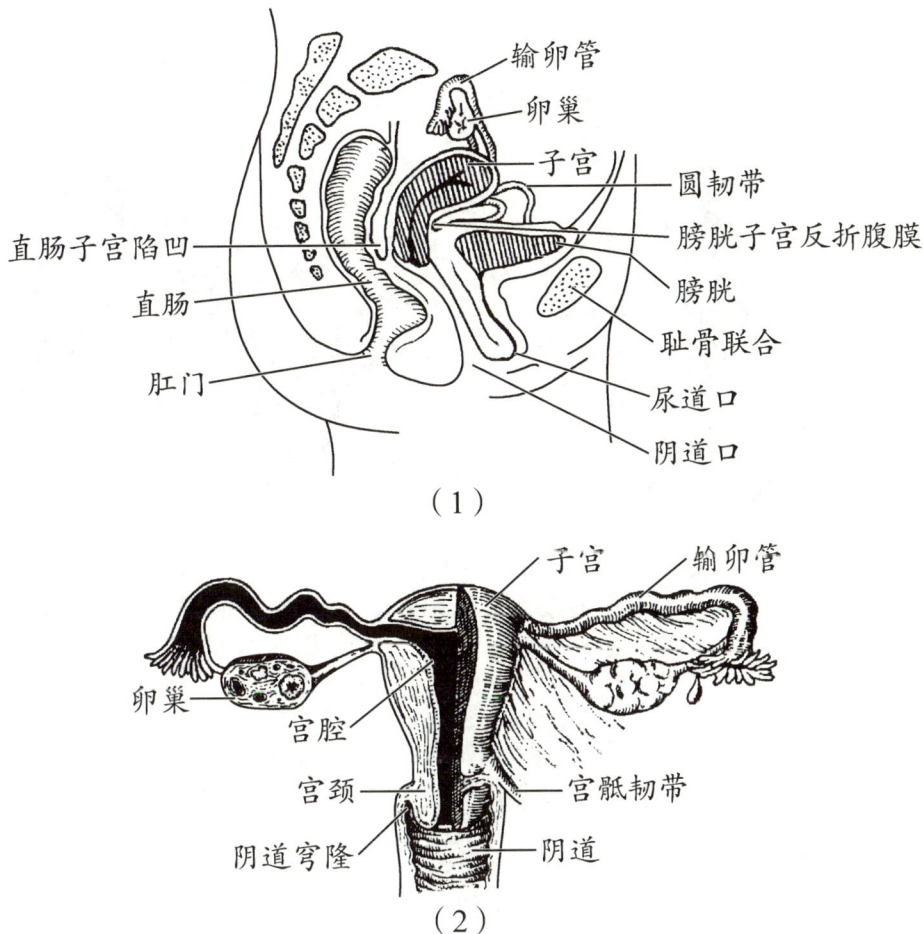

（1）

（2）

图 2-9　女性内生殖器

（1）矢状断面观;（2）后面观。

上方。子宫外形呈倒置的扁梨形,成人非孕时子宫长 7～8cm,宽 4～5cm,厚 2～3cm,宫腔容量约 5ml,重约 50～70g。子宫上端凸起部分称为子宫底,其两侧为子宫角,与输卵管相通。子宫上部较宽为子宫体,其下部较窄呈圆柱形为子宫颈。子宫体与子宫颈的比例,婴儿期为 1:2,成年妇女为 2:1,老年期为 1:1。

宫腔呈上宽下窄的三角形。宫体与宫颈间形成最狭窄的部分,称子宫峡部,在非孕期长约 1cm,其上端为解剖学内口,其下端为组织学内口(图 2-10)。子宫颈内腔呈梭形,称宫颈管,长 2.5～3cm,下端称宫颈外口,通向阴道。

2. 组织结构

（1）子宫体:子宫体壁由内向外分为子宫内膜层、子宫肌层和子宫浆膜层。

1）子宫内膜层:即子宫黏膜,分为基底层和功能层(包括致密层及海绵层),其表面 2/3 随卵巢激素发生周期性变化,称为功能层,其余 1/3 靠近子宫肌层无周期性变化的内膜,称为基底层。

2）子宫肌层:较厚,由大量平滑肌束和少量弹力纤维组成。肌束纵横交错如网状,分为 3 层:内层环行,中层肌纤维交错,外层纵行。子宫收缩时贯穿于肌纤维之间的血管被压迫,有效地控制子宫出血。

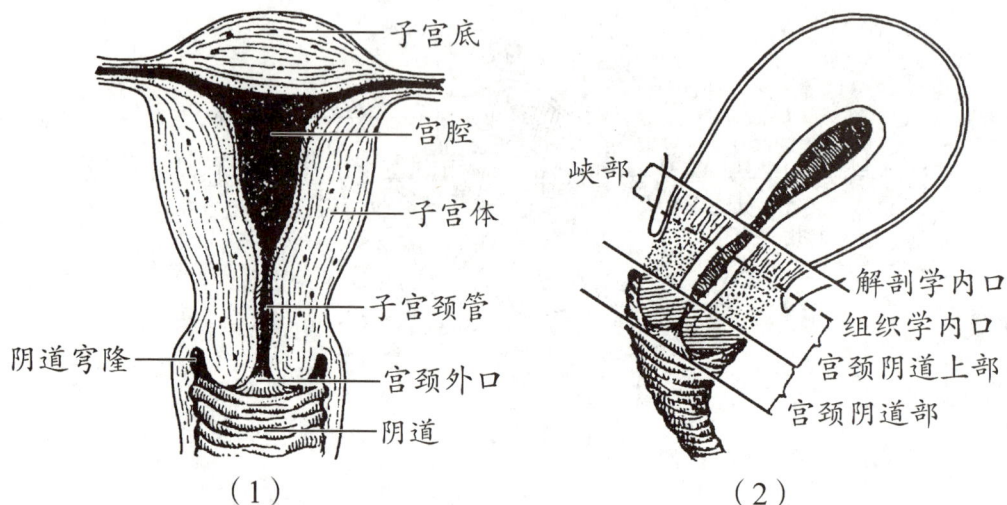

图 2-10 子宫各部
(1)子宫冠状断面;(2)子宫矢状断面。

3)子宫浆膜层:即覆盖子宫体表面的脏层腹膜,与肌层紧贴。子宫前面,近子宫峡部处的腹膜向前反折覆盖膀胱,形成膀胱子宫陷凹;子宫后面,腹膜沿子宫壁向下至子宫颈后方至阴道穹顶部再折向直肠,形成直肠子宫陷凹(rectouterine pouch)。

(2)子宫颈:主要由结缔组织构成。子宫颈管黏膜为单层高柱状上皮,有腺体,能分泌碱性黏液。宫颈黏膜受性激素影响,发生周期性变化。宫颈阴道部由复层鳞状上皮覆盖,表面光滑。宫颈外口鳞状上皮与柱状上皮交接处是宫颈癌的好发部位。

3. 子宫韧带 共有4对。子宫韧带、骨盆底肌肉和筋膜共同维持子宫于盆腔正常位置。

(1)圆韧带(round ligament):起自两侧子宫角的前面、输卵管近端的下方,向前下方伸展达骨盆壁,穿过腹股沟管止于大阴唇前端。其作用是保持子宫前倾位置。

(2)阔韧带(broad ligament):由覆盖子宫前后壁的腹膜自子宫侧缘向两侧骨盆壁延伸而成,分前后层,呈翼状。阔韧带延伸至盆壁为骨盆漏斗韧带;卵巢与子宫角之间稍增厚的阔韧带为卵巢固有韧带。阔韧带作用是维持子宫于盆腔正中的位置。

(3)主韧带(cardinal ligament):又称宫颈横韧带,自宫颈两旁延伸达骨盆壁,由结缔组织和平滑肌构成。其作用为固定宫颈位置,防止子宫下垂。

(4)宫骶韧带(uterosacral ligament):自相当于组织学内口处的子宫后侧壁开始,绕过直肠两侧,附着于第二、三骶椎前面的筋膜,将宫颈向后向上牵拉。其作用为间接维持子宫前倾位置(图 2-11)。

(三)输卵管

输卵管(fallopian tube)是一对细长弯曲的管道,全长 8～14cm,内侧与子宫角相连,外端游离,并与卵巢接近,是精子与卵子结合的场所。输卵管自内向外分为 4 部分,即间质部、峡部、壶腹部和伞部,伞部有"拾卵"作用(图 2-12)。输卵管壁由外向内分为 3 层,即

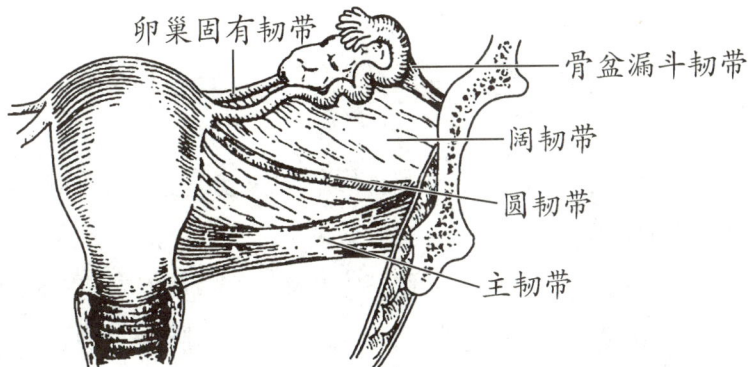

图 2-11　子宫各韧带(前面观)

浆膜层、肌层、黏膜层。输卵管依靠肌层收缩和黏膜纤毛摆动将受精卵运送到宫腔。输卵管黏膜受卵巢激素的影响发生周期性的变化。

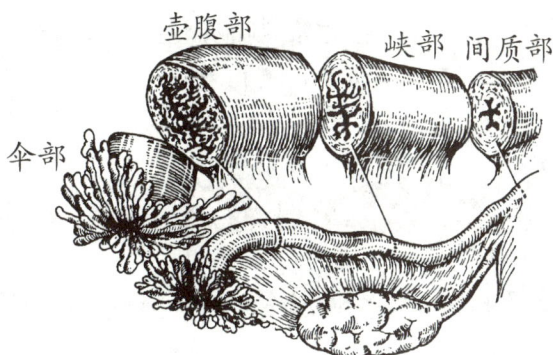

图 2-12　输卵管各部及其横断面

(四)卵巢

卵巢(ovary)为一对扁椭圆形的性腺,可产生并排出卵子和分泌性激素。青春期前卵巢表面光滑,青春期开始排卵后卵巢表面逐渐凹凸不平。成年女性卵巢约4cm×3cm×1cm 大小,重 5~6g,灰白色,绝经后萎缩。

卵巢表面无腹膜,由一层生发上皮覆盖。上皮下为卵巢白膜。卵巢实质分为皮质和髓质两部分。皮质有数以万计的始基卵泡及致密结缔组织;髓质无卵泡,有疏松的结缔组织及丰富的血管、淋巴管和神经等(图 2-13)。

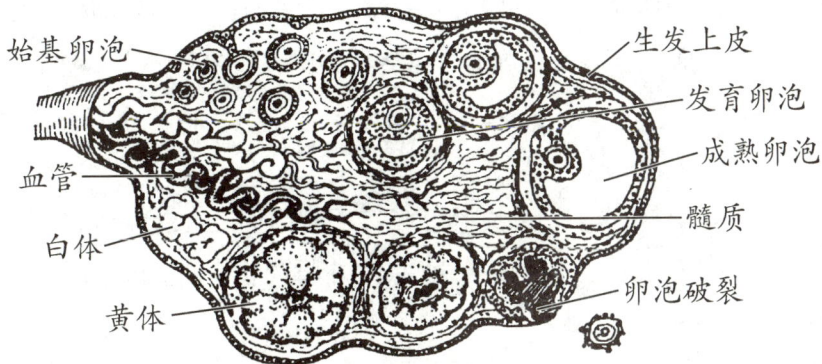

图 2-13　卵巢构造模式图

五、邻近器官

1. 尿道　长 4～5cm，位于阴道前方，耻骨联合后方。由于女性尿道短而直，与阴道邻近，易引起泌尿系统感染。

2. 膀胱　位于耻骨联合后与子宫之间。空虚时位于盆腔内，充盈时可上升至腹腔。膀胱充盈时影响子宫的位置，故盆腔检查、手术前必须排空膀胱。

3. 输尿管　全长约 30cm，起自肾盂，进入膀胱前，在阔韧带基底部距子宫颈约 2cm处与子宫动脉交叉，在子宫动脉下方穿过，故行妇科手术时应注意勿损伤输尿管。

4. 直肠　位于盆腔后部，其前面与阴道后壁紧贴，之间相隔一层结缔组织和筋膜。直肠下部和肛门括约肌、会阴体相邻，故分娩时会阴裂伤可累及肛门和直肠。

5. 阑尾　位于右髂窝内，末端可接近右侧输卵管及卵巢部，故阑尾炎时易累及子宫附件。妊娠后阑尾的位置可随妊娠子宫的增大向外上方移位。

⚙ 知识拓展

妇产科手术导致泌尿系统损伤的原因

1. 术前膀胱充盈。
2. 膀胱与宫颈、腹膜壁层粘连。
3. 子宫全切术中阴道断端缝合或止血时穿透膀胱壁，可导致膀胱阴道瘘。
4. 卵巢肿瘤、子宫肌瘤挤压使输尿管移位，易造成输尿管损伤。
5. 手术损伤输尿管鞘膜、剥离时损伤神经导致缺血而形成尿瘘。

六、血管、淋巴及神经

（一）血管

女性生殖器官的血液供应主要来自卵巢动脉、子宫动脉、阴道动脉及阴部内动脉。各部位的静脉均与同名动脉相伴行，在相应的器官及周围形成静脉丛，互相吻合，因此盆腔静脉感染易于蔓延。

（二）淋巴

女性生殖器官具有丰富的淋巴管及淋巴结，均有相应的血管伴行，分为外生殖器淋巴和盆腔淋巴两组。当内外生殖器发生感染或恶性肿瘤时，可引起相应淋巴结肿大。

（三）神经

女性生殖器官由躯体神经和自主神经共同支配。支配外生殖器的神经主要是阴部神经,临床上行阴部手术时常行阴部神经阻滞麻醉,可达到止痛目的。支配内生殖器的神经主要为交感神经和副交感神经,而子宫平滑肌又有自主节律活动的特性,完全切断其神经后仍能有节律收缩。临床上可见高位截瘫的产妇能顺利自然分娩。

第二节　女性生殖系统生理

一、妇女一生各阶段生理特点

女性从胎儿形成到衰老是一个渐进的生理过程。根据妇女一生年龄和生殖内分泌变化,可分为7个阶段。

（一）胎儿期

从受精卵形成发育至8周称胚胎期,9周起到分娩前为胎儿期(fetal period),精子与卵子结合时已决定了胎儿的性别,即XX合子发育为女性,XY合子发育为男性。胚胎6周后原始性腺开始分化,性腺分化缓慢,胚胎8~10周性腺组织出现卵巢的结构,16周后可辨别出胎儿的性别。

（二）新生儿期

出生后4周内为新生儿期(neonatal period)。女性胎儿受母体性激素的影响,子宫内膜、乳房有所发育,出生后可有少量阴道血性分泌物,乳房略增大或少量乳汁分泌,这些均属生理现象,数日内自然消失。

（三）儿童期

从出生4周后到12岁左右为儿童期(childhood)。在8岁前,儿童身体持续发育,生殖器为幼稚型,抗感染能力弱,容易发生炎症;8岁后在卵巢激素的刺激下,女性特征开始出现,乳房及生殖器官开始发育,逐渐向青春期过渡。

（四）青春期

从月经初潮至生殖器官逐渐发育成熟的过渡时期称青春期(puberty or adolescence),世界卫生组织(WHO)规定青春期为10~19岁。主要生理特征有:

1. 第一性征发育　即生殖器官的发育。阴阜隆起;大、小阴唇肥厚;阴道黏膜变厚并出现皱襞;子宫增大,尤其是子宫体明显增大;输卵管增粗;卵巢增大,卵巢皮质内有不同发育阶段的卵泡。生殖器官从幼稚型发育为成人型。

2. 第二性征出现　包括音调变高,乳房发育,出现阴毛及腋毛,胸、肩、臀部皮下脂肪增多,形成女性特有体态。其中乳房发育是女性第二性征的最初特征。

3. 生长加速　青春期少女体格加速生长,月经初潮后增长速度减缓。

4. 月经初潮　第一次月经来潮,称为月经初潮,是青春期的重要标志。由于中枢系统对雌激素的正反馈机制尚未成熟,有时即使卵泡发育成熟却不能排卵,易发生无排卵性功能失调性子宫出血。

（五）性成熟期

性成熟期（sexual maturity period）又称生育期，自 18 岁开始持续约 30 年。该期是卵巢功能最旺盛的时期，卵巢有周期性排卵并分泌性激素，生殖器官及乳房在性激素作用下发生周期性变化。

（六）绝经过渡期

绝经过渡期（menopausal transition period）指从开始出现绝经趋势直至最后一次月经的时期。始于 40 岁，短至 1～2 年，长则 10～20 余年。由于卵巢功能逐渐衰退，卵泡不能成熟及排卵，因而常出现无排卵性月经。此期雌激素水平降低，出现潮热、出汗，情绪不稳定、不安，抑郁或烦躁，失眠等绝经综合征。世界卫生组织（WHO）将卵巢功能开始衰退直至绝经后 1 年内的时期称为围绝经期。

（七）绝经后期

妇女 60 岁以后进入绝经后期（postmenopausal period）。此期卵巢功能衰竭，体内雌激素明显下降，整个机体发生衰老，常引起骨质疏松，易发生骨折；生殖器官萎缩，易发生萎缩性阴道炎。

二、卵巢功能及其周期性变化

（一）卵巢功能

卵巢为女性的性腺，具有生殖功能和内分泌功能。

（二）卵巢的周期性变化

从青春期开始至绝经前，除妊娠和哺乳期外，卵巢在形态和功能上发生的周期性变化，称为卵巢周期（ovarian cycle）。其主要变化如下：

1. 卵泡的发育及成熟　卵巢的基本生殖单位是始基卵泡，女性出生时卵巢内约有 200 万个始基卵泡。青春期后，在促性腺激素的作用下，始基卵泡开始发育，每个月经周期一般只有一个卵泡发育成熟，女性一生仅有 400～500 个卵泡发育成熟并排卵。

2. 排卵　卵细胞被排出的过程称为排卵（ovulation）。排卵多发生在下次月经来潮前 14 天左右。一般两侧卵巢轮流排卵，排出的卵细胞被输卵管伞部捡拾进入输卵管。

3. 黄体形成及退化　排卵后卵泡壁塌陷，卵泡颗粒细胞和卵泡内膜细胞向内侵入，周围有卵泡外膜包围，形成黄体（图 2-14）。约在排卵后的 7～8 天黄体体积和功能达到最高峰，直径 1～2cm。若卵子受精，黄体继续发育成妊娠黄体，维持至妊娠 12 周；若卵子未受精，黄体在排卵后的 9～10 天开始退化，逐渐形成白体，黄体寿命约 14 天。黄体功能衰退后月经来潮，此时卵巢中又有新的卵泡发育，开始新的周期。

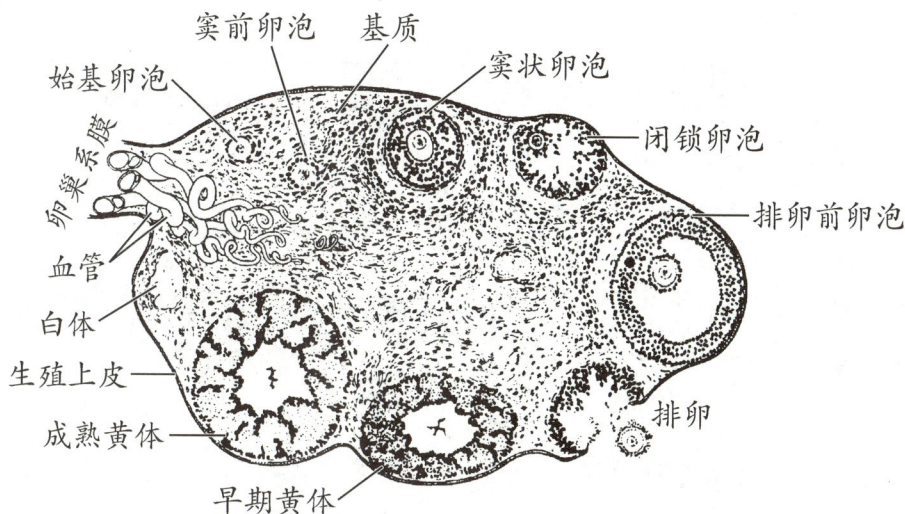

图 2-14 人类卵巢生命周期

（三）卵巢分泌的性激素及其生理功能

卵巢合成并分泌雌激素、孕激素及少量雄激素,均为甾体激素。

1. 卵巢性激素的周期性变化

（1）雌激素:卵泡开始发育,分泌少量雌激素。随着卵泡的发育成熟,雌激素分泌量逐渐增加,于排卵前达第一次高峰,以后稍减。黄体发育过程中,雌激素分泌量再次增加,于黄体发育成熟时,分泌量达第二次高峰,此峰值低于第一高峰。此后黄体萎缩,雌激素水平急剧下降,在月经来潮时达最低。

（2）孕激素:主要由黄体细胞分泌。排卵后黄体分泌孕激素量逐渐增加,排卵后 7～8 天黄体发育成熟时,孕激素分泌量达高峰,以后逐渐下降,到月经来潮时降到最低水平。

（3）雄激素:主要来自肾上腺,少量来源于卵巢。

2. 卵巢性激素的主要生理作用

（1）雌激素、孕激素生理功能见表 2-1。

表 2-1　雌、孕激素的生理功能

	雌激素	孕激素
子宫	促进子宫发育,使肌层增厚;增加子宫平滑肌对缩宫素的敏感性;使子宫内膜出现增生期的变化	使子宫平滑肌松弛,降低子宫对缩宫素的敏感性;使子宫内膜由增生期转化为分泌期
宫颈	使宫颈口松弛,宫颈黏液分泌增加,拉丝度增长,涂片检查可见羊齿植物叶状结晶	使宫颈口闭合,黏液分泌减少、黏稠;涂片检查可见椭圆形的小体
输卵管	加强输卵管平滑肌节律性收缩的振幅	抑制输卵管平滑肌节律性收缩的振幅

	雌激素	孕激素
阴道	促使阴道上皮细胞增生和角化,黏膜变厚;增加细胞内糖原含量,使阴道维持酸性环境	加快阴道上皮细胞脱落
乳房	促使乳腺腺管增生	促进乳腺腺泡及小叶发育
下丘脑和垂体	正负反馈调节作用	负反馈调节作用
其他	促进水钠潴留及骨钙的沉积	促进水钠排泄;兴奋下丘脑体温调节中枢,使基础体温在排卵后上升0.3~0.5℃

（2）雄激素:雄激素促进阴毛、腋毛的生长,蛋白质合成,肌肉生长,骨骼的发育和刺激红细胞生成。大量雄激素有拮抗雌激素的作用。

三、子宫内膜周期性变化

子宫内膜分为基底层和功能层。基底层不受卵巢激素周期性变化的影响,在月经期不发生脱落;功能层由基底层再生而来,受卵巢性激素的影响出现周期性变化。正常月经周期28天,子宫内膜周期性变化分为3期:

1. 增殖期　月经周期的第5~14天。在雌激素作用下,子宫内膜腺体和间质细胞呈增生状态。增生早期内膜较薄,仅0.5mm;增生中期间质水肿明显,腺体增多;增生晚期内膜增厚至3~5mm,腺体更长更弯曲,组织水肿明显,小动脉略呈弯曲状。

2. 分泌期　月经周期的第15~28天。在孕激素作用下,子宫内膜呈分泌反应。随着黄体的发育,子宫内膜受雌激素和孕激素的影响继续增厚,腺体增大呈分泌状,间质疏松水肿,血供充足,小动脉增长超出内膜厚度而呈卷曲状。此时适宜受精卵植入和发育。

3. 月经期　月经周期第1~4天。由于黄体萎缩,雌、孕激素水平下降,子宫内膜失去激素支持而萎缩,水肿消失,螺旋小动脉受压痉挛,子宫内膜缺血、坏死剥脱出血,月经来潮。

四、月经、月经周期及其调节激素

（一）月经

1. 定义　月经是子宫内膜随卵巢的周期性变化发生的周期性脱落及出血。月经第一次来潮,称为初潮(menarche)。初潮年龄多在13~14岁,也可提早至11~12岁,或推迟至15~16岁。月经初潮早晚主要受遗传、体重、营养等因素影响。

2. 月经血的特征　月经血呈碱性、暗红色,不凝固。除血液外还有子宫内膜碎片、宫颈黏液及脱落的阴道上皮细胞。

3. 正常月经的临床表现　正常月经具有周期性。两次月经第一日间隔的时间,称为月经周期(menstrual cycle),一般为 21~35 天,平均 28 天。月经持续的时间为经期,一般为 2~7 天,多为 3~5 天。一次月经出血量约为 30~50ml,超过 80ml 称为月经过多。一般月经期无特殊症状,有些妇女出现下腹部下坠感、腰骶部不适,可伴有子宫收缩痛、腹泻等症状。

（二）月经周期的调节激素

月经周期的调节是一个较为复杂的过程,主要通过下丘脑－垂体－卵巢轴调节完成。下丘脑分泌促性腺激素释放激素(GnRH),调节垂体促性腺激素的分泌,从而调控卵巢功能,卵巢分泌的性激素对下丘脑及垂体又有反馈调节作用(图 2-15)。

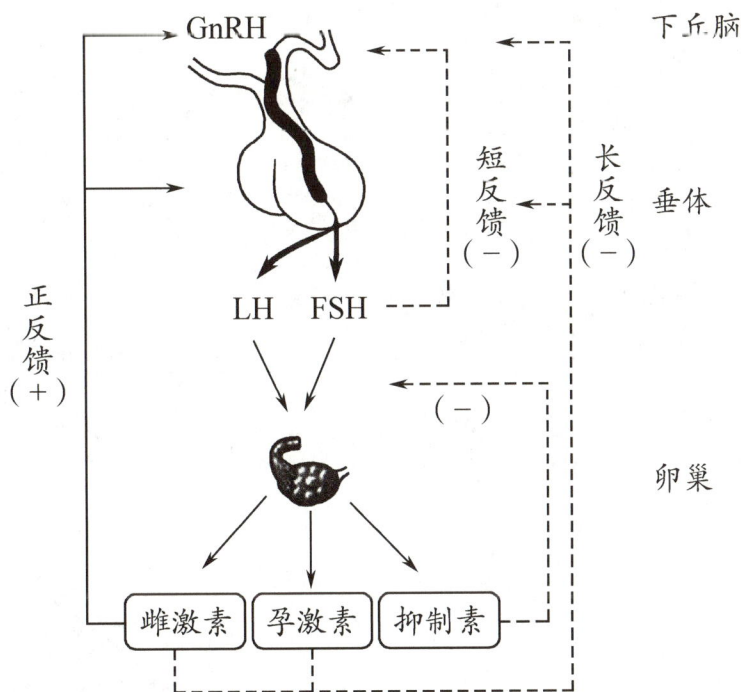

图 2-15　下丘脑－垂体－卵巢轴之间相互关系

（三）月经周期的调节

青春期开始,下丘脑分泌 GnRH 作用于腺垂体,使腺垂体分泌卵泡刺激激素(FSH)增加,促使卵泡发育并分泌雌激素,雌激素作用于子宫内膜,发生增殖期的改变,这就是月经周期初期变化。由于卵巢中雌激素的水平不断升高,负反馈作用于下丘脑,抑制下丘脑分泌 GnRH,使腺垂体 FSH 分泌减少。随着卵泡逐渐发育成熟,雌激素分泌达到高峰,对下丘脑产生正反馈作用,促使腺垂体释放大量黄体生成素(LH),在大量 LH 和一定量 FSH 协同作用下,促使成熟卵泡排卵。排卵后血中 LH 和 FSH 急剧下降,在少量 LH 和 FSH 作用下,黄体形成并逐渐发育成熟。黄体分泌大量孕激素和雌激素,使增殖期子宫内膜发生分泌期改变。由于黄体分泌大量雌激素和孕激素,对下丘脑和腺垂体产生负反馈作用,抑制腺体分泌,LH、FSH 迅速减少,黄体开始萎缩,黄体分泌的雌激素和孕激素也减少,子宫内膜因失去卵巢性激素的支持而坏死、剥脱出血、从而月经来潮(图2-16)。月经来潮时血液中的雌、孕激素水平均下降,解除了对下丘脑的负反馈,下丘脑再度分泌 GnRH,又开始一个新周期。月经来潮是一个月经周期的结束,又是下一个新的月经周期的开始。

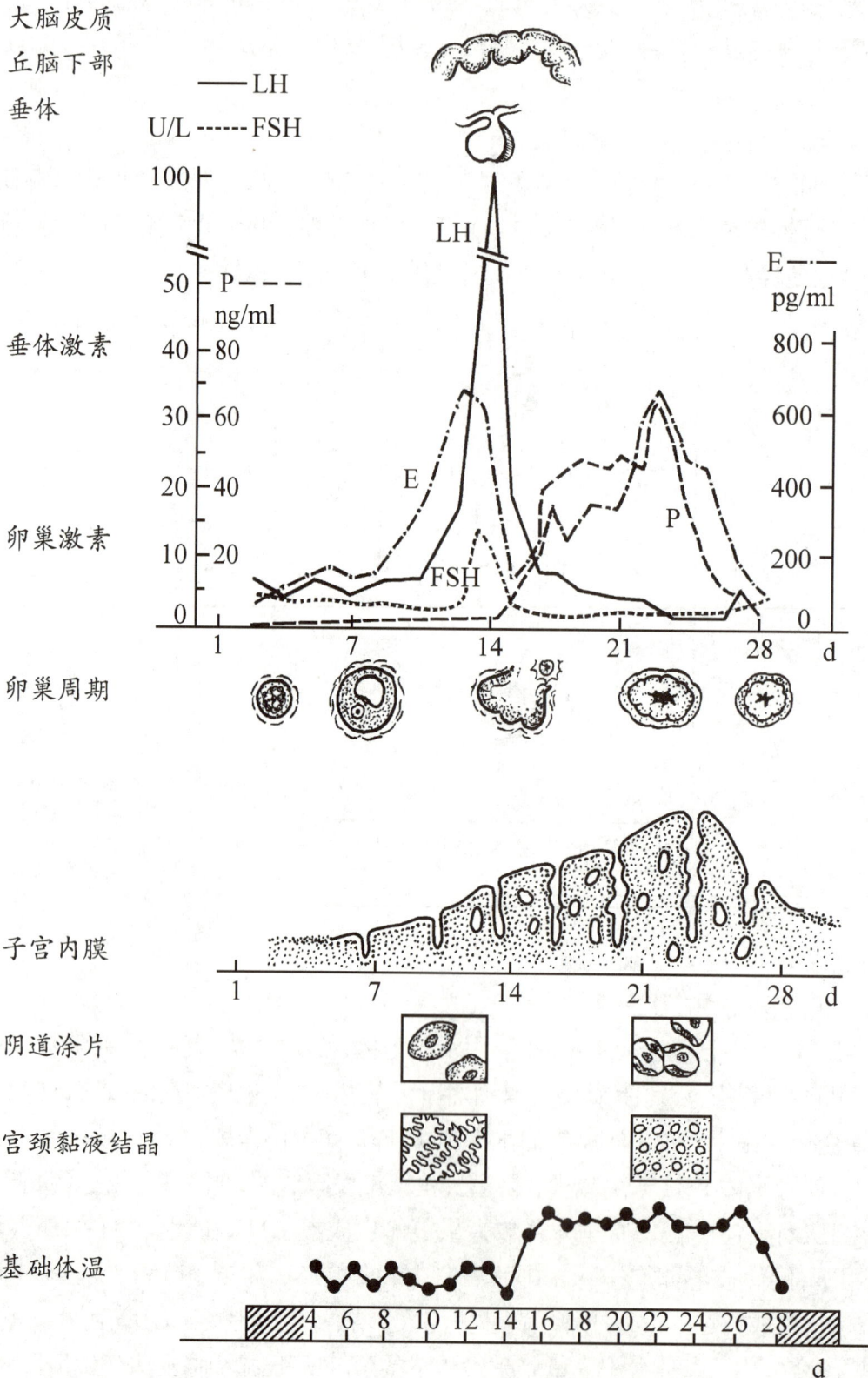

图 2-16 生殖激素、卵巢及子宫内膜、阴道涂片、宫颈黏液及基础体温周期性变化

本章学习重点是掌握女性内生殖器的解剖、功能,雌、孕激素生理作用。学习难点为卵巢的功能及周期性变化,月经及月经周期的调节。在学习过程中注意比较女性一生各阶段生理特点,树立关爱母婴健康的工作理念,学会用所学知识解决实际问题,能进行月经期卫生指导。

(赖素艺)

思考与练习

1. 维持子宫正常位置的韧带有哪些? 各有什么作用?

2. 张女士,已婚,27 岁。14 岁月经初潮,每隔 28 天月经来潮一次,末次月经时间是 2 月 5 日,2 月 25 日来门诊咨询。请思考:

(1) 最近且可能发生妊娠的时间是哪一天?

(2) 若未妊娠,此时子宫内膜应处于月经周期哪一期?

3. 刘女士,已婚,28 岁。突发急性腹痛,临床诊断疑似"输卵管妊娠破裂"收入院。请思考:

(1) 若发生内出血,血液最可能积聚在哪里?

(2) 若进行诊断性穿刺,应选择哪个穿刺部位? 为什么?

第三章 | 备孕期妇女的护理

03章 数字资源

工作情景与任务

导入情境:

蓝女士,29岁。结婚2年,因工作繁忙未生育,一直采用避孕药避孕。现在工作比较稳定,计划近期怀孕,夫妻两人到门诊咨询,怀孕前需要做哪些准备工作。

工作任务:

1. 备孕期生理、心理情况评估。
2. 备孕期护理措施。

备孕期即妊娠前期,指妇女受孕前这一特定时期。卵子受精是新生命的开始,受精卵的质量与遗传因素、父母的健康、配子质量、受孕时的环境等有着密切的关系。备孕期护理应在妇女计划妊娠前3个月开始,这是生命开始阶段护理指导的重要时期。备孕期护理通过评估育龄妇女妊娠前在生理、心理和社会等方面存在的、可能会引起不良妊娠结局的各种危险因素,采取相关预防和干预措施,维护和促进孕前的健康状况,以达到改善妊娠结局、提高出生人口素质的目的;预防遗传性疾病的代代相传,避免环境中有害因素对生殖细胞的影响,是优生工作的首要任务。

第一节 备孕期妇女特点

一、生 理 特 点

正常情况下,备孕期妇女处于育龄期。女性的生育能力自 14～15 岁开始,至 18～20 岁成熟,持续约 30 年。目前,受经济、社会因素影响,女性的生育年龄多向后延迟。其生理特点有:

(一)身体发育成熟

育龄期的妇女全身各器官已发育成熟,生理功能正常,能承受妊娠带给全身各系统、器官增加的负担。

(二)生殖功能成熟

育龄期女性卵巢的生殖和内分泌功能最旺盛,卵巢有周期性排卵并分泌性激素。生殖器官发育成熟为妊娠创造了良好的条件。

(三)神经内分泌调节功能完善

下丘脑－垂体－卵巢轴的调节功能稳定,机体神经－内分泌调节保持平衡,甲状腺、肾上腺等内分泌器官功能稳定,全身各系统器官生理功能协调一致,为妊娠奠定了基础。

二、心理特点及常见影响因素

(一)心理特点

备孕期妇女正处在事业和家庭生活的繁忙时期,二胎或三胎妊娠的家庭还需考虑家人对胎儿的期待程度、经济问题等,备孕妇女对未来生活充满希望的同时,也承担着来自社会和家庭的双重压力。面对妊娠可能出现以下心理特点:

1. 憧憬与期待　大部分备孕期妇女均对妊娠表现出积极的情感反应,有明确的妊娠意愿,对孕育一个新生命表现出憧憬与期待。

2. 矛盾与焦虑　一部分妇女想怀孕又担心妊娠后带来的各种影响,如担心体形变化、经济负担加重、工作会受影响等,出现矛盾心理;而迫切渴望妊娠但又迟迟未孕的妇女,容易出现期待性焦虑和紧张情绪,担心自己患有生殖系统疾病或不孕症,到处求医问药,并为之焦虑不安。

3. 情绪抑郁　少数妇女出于家庭意愿不得不做出妊娠计划,甚至为是否妊娠而出现矛盾冲突,表现为对妊娠被动、消极态度,容易出现情绪抑郁。

4. 幸福和自豪感　确定妊娠意愿后,大部分妇女会认为妊娠是一件神圣和愉悦的事情,憧憬小生命的到来将给婚后的家庭生活带来更多的快乐,为自己即将成为母亲而充满幸福和自豪感。

（二）常见影响因素

和谐的家庭环境，尤其是夫妻和谐是孕前最重要的心理支持。而工作情况与精神紧张程度、家庭经济条件等因素也会对妊娠造成影响。如果夫妻双方，尤其是女方短时间内受过较大的精神打击、夫妻或家庭有矛盾、工作学习过于紧张疲劳、生活条件差（如居住拥挤、经济拮据等），均不利于妊娠。

三、社会特点及常见影响因素

（一）社会特点

1. 家庭支持　初次准备妊娠的夫妻双方及与对方家庭成员之间都需要进一步了解和相互适应，容易产生摩擦或误会；再次准备妊娠的妇女面临着更多的家庭问题，沟通不良容易影响家庭和睦。

2. 工作压力　容易出现工作与生活的矛盾，加大备孕妇女的压力，造成思想顾虑。

3. 经济基础　新生命的到来会增加经济支出，导致经济上压力较大，可能造成生活质量下降。

（二）常见影响因素

1. 家庭关系　良好和睦的家庭关系对备孕妇女有益，尤其是夫妻关系是否和睦，对能否顺利妊娠起直接决定作用。家中双方父母的关心与支持能让备孕妇女获得更多信心。

2. 工作关系　工作状况及经济收入是否稳定，将直接影响妇女备孕。工作及经济收入稳定，妇女就能安心备孕，工作与怀孕有冲突，就会使妇女产生矛盾焦虑情绪，甚至造成不想怀孕的消极影响。

第二节　正常备孕期妇女护理

备孕期护理是运用护理程序完成备孕期的整体护理的过程。要以备孕妇女及其家庭为中心，以人为本，关心、关爱备孕妇女，指导备孕妇女及其家庭成员积极参与备孕过程。通过全方位的备孕指导，创造最优条件，为顺利受孕打下基础。

孕前检查是备孕期护理的重要内容，评估身体健康状况，确定是否适宜妊娠。

备孕期护理的目的：①预防和消除各种有害因素，创造良好的受孕环境；②选择合适的受孕时间，为优质妊娠做好身体、心理、社会因素等方面的准备；③排除不宜妊娠或应暂缓妊娠的疾病，筛查遗传性疾病。

【护理评估】

（一）健康史

1. 一般情况　询问备孕妇女姓名、年龄、结婚年龄、籍贯、职业、住址、丈夫姓名、身体健康情况、有无烟酒嗜好。

2. 既往史　重点了解有无心脏病、高血压、肝肾疾病、血液病、传染病、甲状腺功能亢进等，注意患病时间和治疗效果。此外，还应了解手术史等。

3. 月经史　询问初潮年龄、月经周期、月经持续天数、月经量、有无痛经，以及末次月经日期，以便推算排卵期。

4. 生育史　了解既往生育情况，有无流产、早产、难产史、现有子女数。

5. 家族史　了解夫妻双方的种族、家族有无遗传病史。

（二）身体状况

1. 体格检查　进行常规全面体格检查，包括生命体征、营养、发育、精神状况等；皮肤、黏膜、头面部、颈部、胸部（肺部、心脏、乳房）、腹部（肝、脾）、直肠肛门、脊柱、四肢、神经系统等。

2. 生殖系统检查　男女均应进行生殖系统检查。了解生殖器发育，有无畸形、患病情况。对可能影响生育的疾病进行专项检查。

3. 筛查不宜妊娠疾病　不宜妊娠的妇女一旦怀孕，易发生严重并发症，甚至造成孕产妇死亡。通过评估、咨询和干预，筛查出不适宜妊娠的备孕妇女。

（1）心脏病：有心衰史，心功能Ⅲ、Ⅳ级者。

（2）肝脏病：传染性肝病急性期、重症乙肝、硬化失代偿期。

（3）肾脏病：肾功能不全、肾性高血压。

（4）糖尿病并发症：心血管病变、眼底病变或玻璃体积血等。

（5）血液系统疾病：重度再生障碍性贫血病情未缓解，伊文思综合征（Evans syndrome，特发性血小板减少性紫癜合并溶血性贫血）。

（6）其他：精神病、恶性肿瘤、各种疾病急性期、性传播疾病未治愈。

（三）辅助检查

1. 常规项目　血常规、血型（ABO 及 Rh 系统）、尿常规、血糖或尿糖，肝功能、乙肝和丙肝抗原及抗体、心电图、妇科 B 型超声检查等，必要时进行激素测定和精液检查。

2. 专项检查　根据病史和体格检查，对可能影响生育的疾病进行专项检查。

3. 排卵监测　①基础体温测定；②推算排卵时间；③检测宫颈黏液变化规律；④用排卵试纸监测；⑤超声监测卵泡与子宫内膜；⑥激素测定。

基础体温（BBT）测定

基础体温是指经过6～8小时睡眠，醒来之后无任何活动（脑力、体力）所测的口腔温度。排卵当天体温最低，排卵后受孕激素影响基础体温上升0.3～0.5℃，连续测量三个月经周期的基础体温，可推测出较准确的排卵日期。

测定方法：在每天早晨醒后，最好在同一时间段，不起床不进行任何活动，用口表测量体温，将每天测量的体温记录在表格上，随时观察体温的变化情况。为避免其他因素对基础体温的影响，应将特殊情况如经期、发热等情况进行标记。

（四）心理－社会评估

询问备孕妇女对妊娠的期盼，对即将生育有无做好准备。了解家庭经济状况及生活环境，丈夫及家庭成员对此次备孕的态度。

【常见护理诊断／问题】

1. 知识缺乏：缺乏备孕知识。
2. 焦虑　与担心自己身体状况、盼子心切有关。

【护理目标】

1. 备孕妇女及家庭成员获得备孕知识。
2. 备孕妇女情绪稳定。

【护理措施】

（一）孕前检查与监测

准备怀孕夫妇在妊娠前3～6个月到医院或社区妇幼保健门诊进行全面孕前检查，对健康状况做出初步评估，排除不宜妊娠或暂缓妊娠的因素。重点做好排卵监测，正确指导妇女通过基础体温测定，描记体温曲线，监测排卵情况，为安排受孕做好准备。

（二）适时受孕

制订妊娠计划，科学安排受孕时间是良好孕育的重要环节。指导制订好妊娠计划，选择在最佳生育年龄最合适的时间受孕，在最适宜的季节分娩。35周岁及以上的女性受孕后建议到有资质的医疗保健机构进行产前诊断，并增加产前检查次数，加强围生期保健。

最佳受孕时机

1. 年龄　女性在25～30岁间生育，孕产妇及胎婴儿死亡率最低。小于16岁、大于35岁均属于高危妊娠范畴。过早受孕，妇女身体组织器官尚未成熟，不利于胚胎发育；年龄过大,胎儿先天性缺陷、难产等发生率将增加。而男性的最佳生育年龄为25~35岁,40岁后生育发生新生儿染色体异常的概率增加。

2. 季节　较佳受孕季节为7月、8月、9月,此时秋高气爽、气候温暖、蔬菜水果等供应丰富,对补充孕妇营养和胎儿大脑发育十分有利。

3. 其他　宜选择在家庭经济条件相对较好、生活工作稳定、精神状态良好的时期受孕。

（三）合理营养

孕前要注意营养均衡、粗细搭配、规律饮食。良好的营养,能为生成良好的精子和卵子创造条件,也有利于妇女的身体健康,为获得良好妊娠结局奠定基础。

叶酸缺乏与胎儿神经管畸形有关,从妊娠前3个月开始,每天服用0.4mg的叶酸,可有效预防妊娠期发生胎儿神经管畸形以及眼、口唇、腭、胃肠道、心血管、肾、骨骼等器官畸形。妊娠前3~6个月开始,应多吃富含优质蛋白质、维生素和必需微量元素的食品。适当进食糖类和脂肪,做到合理饮食。

（四）良好生活方式

1. 生活规律　孕前要建立良好的生活规律,早睡早起,保证充足的睡眠,坚持适度运动。运动可以增强体质,妊娠后可抵御感冒、风疹等病毒侵袭;运动可促进女性体内激素的合理调配,有利于受精卵顺利着床,并促进胚胎和胎儿发育;运动可使肌肉强健,韧带富有弹性、更加灵活,有利于妊娠,也为顺利分娩打下坚实的基础。

2. 纠正不良嗜好　吸烟影响生殖细胞发育,酗酒可引起染色体畸变致胎儿畸形或智力低下等。夫妇双方有烟酒嗜好者,应在孕前至少戒除3个月。新婚期接触烟酒机会多者应严格避孕。夫妻双方均应戒酒、戒烟,避免被动吸烟。远离毒品。不宜摄入浓茶、咖啡、可乐等。

3. 节制性生活　在计划妊娠期间,应适当减少性生活的次数,选择排卵前后性生活,不仅可以保证精子的数量和质量,还能提高受孕成功率。避免多个性伴侣,降低性传播疾病的发生。

4. 调整避孕方法　停用口服避孕药,取出宫内节育器,改用避孕套、阴道隔膜避孕,停药和取出宫内节育器半年后再考虑受孕,以彻底消除药物的影响和调整子宫内环境。

（五）避免有害因素

1. 理化因素　在生活或工作环境中,如长期接触对生殖细胞有害的物质会影响受孕质量,如有毒金属铅、汞、砷,有毒化学物质苯、二硫化碳、氯乙烯、一氧化碳、农药;物理因素如高温、噪声污染、振动电离辐射等,均可影响生殖细胞质量和身心健康,导致男性精子减少,活力降低,畸变致胎儿畸形。如有接触影响生殖细胞的有毒物质应做必要的检查,并脱离有害环境,等待排除体内毒物至恢复正常后再受孕。

2. 药物　药物可在母体内蓄积,影响胎儿的发育,如抗癌药、麻醉剂、己烯雌酚、避孕药等。男方服用利血平、白消安等药物可影响精子发育。故备孕男女双方服用药物要谨慎，如果必须服药，应在医生指导下用药。

3. 预防接种　妊娠前妇女可接种灭活疫苗，如乙肝疫苗、狂犬病疫苗、乙脑疫苗，可预防妊娠早期感染发病。接种应在孕前3~9个月进行。破伤风抗毒素孕前妇女可以使用。如所处地区有严重疾病流行，并接受了相应的免疫注射后，一般于3个月后再受孕。

4. 预防弓形虫感染　宠物猫狗可能传染弓形虫病，会引起孕妇流产、胎儿畸形和胎儿宫内发育迟缓。故妇女在计划受孕时，避免接触有弓形虫感染的宠物，以确保安全。

（六）心理护理

良好的心理状态能促进健康妊娠，消极的心理会影响受孕和妊娠过程。备孕妇女一定要主动调适和改善不良情绪，保持精神愉悦、心理健康。可通过以下几个方面进行心理调适护理：

1. 备孕知识培训　通过讲解、发资料或指导自学等方式，帮助备孕妇女学习和掌握一些相关知识，了解受孕及妊娠过程，充分认识备孕是妊娠前的重要环节，树立科学生育观，消除心理负担，为妊娠做好各项准备。

2. 保持乐观情绪　孕前要调整好自己的心态，向母婴护理专业人员咨询，学会调整和转移不良情绪，以积极的心态去迎接妊娠。

3. 参加体育运动　了解体育活动对调节心理状态的积极意义，根据自身实际情况，选择适宜的户外运动，有利于血液循环和神经内分泌的调节，还可调整紧张与焦虑的心态，有利于受孕和妊娠过程。

（七）社会支持

家庭环境是否和谐，尤其是夫妻关系和谐是备孕期最重要心理影响因素，善于化解和处理矛盾，调整生活节奏，避免紧张和疲劳。树立正确的生育观念，并使家庭所有成员达成共识。备孕妇女及家人有强烈的知识渴望，相关卫生机构应通过讲座、宣教等方式，进行备孕知识讲解和指导，为备孕妇女提供全方位的支持。

（八）妊娠前期常见疾病的预防

1. 贫血　严重贫血可引起机体抵抗力下降、流产、胎儿生长受限、死胎、妊娠期高血压疾病、胎盘早剥、产后出血和新生儿死亡率增加。因此备孕期应开始纠正贫血，补充铁剂和叶酸，避免因妊娠后给孕妇和胎儿造成不良影响。

预防原则：①纠正不良饮食习惯，多食用猪肝、鸡血、豆类、黑木耳等含铁多的食物和新鲜蔬菜、水果、瓜豆类、肉类、动物肝脏及肾脏等含叶酸多的食物；②改变烹饪方法，蔬菜不要切断后再浸泡清洗，不要长时间烹煮，避免叶酸丢失；③积极治疗慢性失血性疾病和慢性消化道疾病；④多吃富含维生素C的蔬菜和水果以帮助铁质的吸收。

2. 乙型病毒性肝炎　乙型肝炎病毒（HBV）可发生母儿传播，包括宫内传播（垂直传播）、产时传播、产后传播，备孕期需治疗。

预防原则：①孕前常规检测肝炎病毒血清标志物，并定期复查；②如乙肝五项均为阴性,应在孕前接种乙肝疫苗,待乙型肝炎表面抗体(HbsAb)阳性后再妊娠;③避免接触病毒性肝炎病人,夫妇一方患有病毒性肝炎者,应用避孕套防止交叉感染,待乙肝病毒脱氧核苷酸(HBV-DNA)转阴再妊娠;④已患有病毒性肝炎的妇女应坚持避孕,待肝炎痊愈至少半年,最好痊愈2年后再怀孕。

3. **女性生殖系统感染**　因不洁性生活、阴道灌洗等导致阴道黏膜损伤、阴道酸性环境破坏,从而引起病原体感染。炎性细胞可吞噬精子,使精子活动力减弱;宫颈炎时宫颈管内黏稠的脓性分泌物不利于精子通过,从而影响受孕,严重者可造成不孕。

预防原则:①养成每日清洗外阴和勤换内裤的习惯,性生活前男女双方应排空膀胱,清洗双手、外阴;②不穿化纤内裤和紧身衣;③避免性生活过于频繁;④患病期、月经期禁止性生活;⑤避免过度阴道灌洗;⑥患有阴道炎、宫颈炎者应及时治疗,如夫妻交叉感染者应双方同时治疗;⑦尽量避免做人工流产等手术,必须做手术时避免损伤生殖道。

4. **妇科肿瘤**　较大的子宫肌瘤和卵巢肿瘤均可导致不孕、流产,分娩时可阻塞产道造成难产。当备孕期检查发现有子宫肌瘤时,若肌瘤较小无其他症状可以妊娠,若肌瘤较大或生长部位影响受孕妊娠者,应先做子宫肌瘤剔除术后再妊娠。孕前发现卵巢肿瘤应先明确其性质,恶性肿瘤尽早手术。

【护理评价】

1. 备孕妇女是否掌握了备孕期相关知识、改善不良行为。

2. 备孕妇女是否情绪稳定。

> **章末小结**　本章学习重点是备孕期妇女的生理心理特点、备孕期护理,能按护理程序对备孕妇女完成护理评估、常见护理诊断/问题、实施护理措施。学习难点为备孕期妇女的护理评估、护理措施。在学习过程中要熟练掌握备孕期护理措施,在护理实施中,以关心、关爱备孕妇女,关注母婴健康为中心,具有良好人际沟通能力和实施手段。各项护理措施科学、有效,能按预期目标及时完成护理评价,培养提高运用知识解决实际问题的能力。

(赖素艺)

❓ 思考与练习

1. 备孕期护理的意义。

2. 吴女士,29岁。新婚2个月,计划怀孕,前来咨询。经检查发现吴女士患有慢性宫颈炎,生活不规律,经常熬夜。请问:

(1)吴女士是否存在不利于备孕因素,如有,请列出具体是哪些因素?

(2)该如何指导吴女士进行备孕?

3. 林女士,26 岁。结婚半年,计划怀孕,体检发现有贫血情况。请问:

（1）贫血对受孕是否有影响?

（2）为林女士制订备孕方案应特别关注哪方面,如何做?

第四章 | 妊娠期妇女的护理

04章 数字资源

学习目标

1. 具有爱岗敬业、乐于奉献的职业品格,身心健康,能胜任妊娠期护理工作。
2. 掌握妊娠早、中、晚期妇女的护理评估和护理措施。
3. 熟悉妊娠早、中、晚期护理诊断、护理目标;妊娠期常见问题的护理。
4. 了解妊娠早、中、晚期妇女的护理评价。
5. 学会制订不同妊娠时期妇女护理措施并实施。

工作情景与任务

导入情境:

小兰是卫生学校护理专业二年级的学生,她的表姐是一位妊娠8个月的初孕妇,今天表姐打电话给小兰说发现自己双下肢水肿,表姐很担心,咨询该怎么办。

工作任务:

1. 作为母婴护理从业人员,护士应具备耐心、爱心和答疑解惑能力。
2. 解释妇女妊娠期水肿原因。
3. 妊娠期应注意的常见问题。

妊娠(pregnancy)是指胚胎及胎儿在母体内发育成长的过程。卵子受精是妊娠的开始,胎儿及其附属物从母体排出是妊娠的终止。临床上通常以末次月经第1天作为妊娠的开始,全过程约为40周(280天)。妊娠是一个非常复杂、变化协调的生理过程。

第一节 妊娠期妇女特点

一、生 理 特 点

（一）妊娠生理

1. 受精与着床

（1）受精:受精（fertilization）指精子和卵子结合形成受精卵的过程。受精一般发生在排卵后 12 小时内。

（2）受精卵的发育、输送与着床:受精卵形成后,借助输卵管蠕动和输卵管上皮纤毛推动,向子宫腔方向移动,同时进行卵裂,细胞数量增多,但总体积并没增加。受精后 50 小时为 8 细胞阶段,至受精后 72 小时分裂为 16 个细胞的实心胚,称为桑椹胚（morula）,随后细胞继续分裂并在细胞间隙集聚来自宫腔的液体形成早期囊胚,受精后第 4 天早期囊胚进入宫腔,受精后第 5~6 天早期囊胚透明带消失,总体积迅速增大,继续分裂发育,形成晚期囊胚。

大约在受精 6~7 天晚期囊胚侵入子宫内膜的过程称为受精卵着床（implantation）。着床包括定位、黏附和穿透 3 个阶段（图 4-1）。

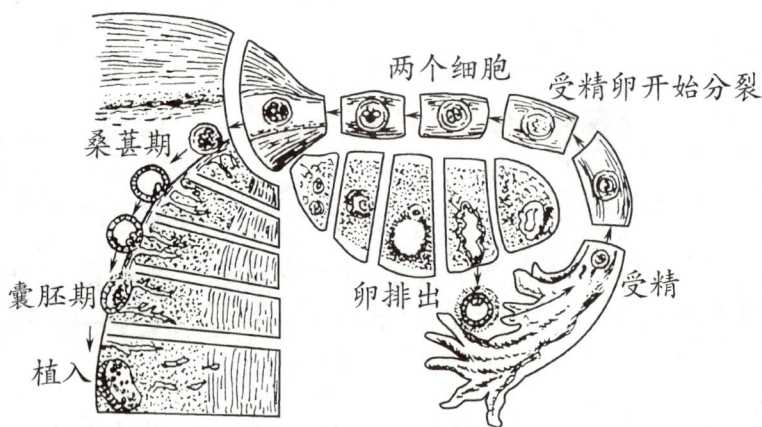

图 4-1 受精卵的发育与着床（植入）

（3）蜕膜:受精卵着床后的子宫内膜称为蜕膜（decidua）,具有保护和营养胚胎的作用。根据其与囊胚的关系,分为 3 个部分（图 4-2）。

1）底蜕膜:指囊胚着床部位的子宫蜕膜,以后发育成胎盘的母体部分。

2）包蜕膜:指覆盖在囊胚表面的蜕膜,在妊娠 14~16 周因羊膜腔明显增大,使包蜕

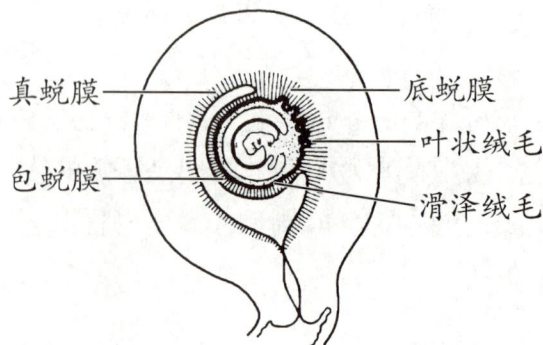

图 4-2 早期妊娠子宫蜕膜与绒毛的关系

膜和真蜕膜逐渐融合。

3）真蜕膜：又称壁蜕膜，指除底蜕膜和包蜕膜以外覆盖子宫腔表面的蜕膜。

2. 胎儿附属物及其功能　胎儿附属物包括胎盘、胎膜、脐带和羊水。

（1）胎盘（placenta）：足月胎盘为圆形或椭圆形，中间厚、边缘薄，直径16～20cm，厚1～3cm，重450～650g。由羊膜、叶状绒毛膜和底蜕膜构成，分为胎儿面和母体面（图4-3）。胎盘的功能有：

1）气体交换：替代了胎儿呼吸系统的功能，母体与胎儿之间O_2、CO_2是以简单扩散方式进行交换。

2）供给营养：胎儿生长发育所需要的各种营养物质均由母体经胎盘以简单扩散、易化扩散及主动转运等方式输送到胎儿血中，替代胎儿消化系统的功能。

3）排出胎儿代谢产物：替代了胎儿泌尿系统的功能，胎儿代谢产物经胎盘排入母血，再由母体排出体外。

4）防御功能：胎盘的屏障功能是有限的。各种病毒（如风疹病毒、巨细胞病毒等）及部分药物可通过胎盘，影响胎儿生长发育。细菌、弓形虫、衣原体、梅毒螺旋体不能通过胎盘屏障，但可在胎盘部位形成病灶，破坏绒毛结构后进入胎体感染胚胎及胎儿。母血中免疫抗体，如IgG能通过胎盘，使胎儿在出生后短时间内获得被动免疫力，可维持到出生后6个月。

5）合成功能：胎盘可合成激素和酶。合成的激素有蛋白激素如人绒毛膜促性腺激素（hCG）、人胎盘生乳素（HPL）等，甾体激素如雌激素、孕激素等。合成的酶有缩宫素酶、耐热性碱性磷酸酶等。

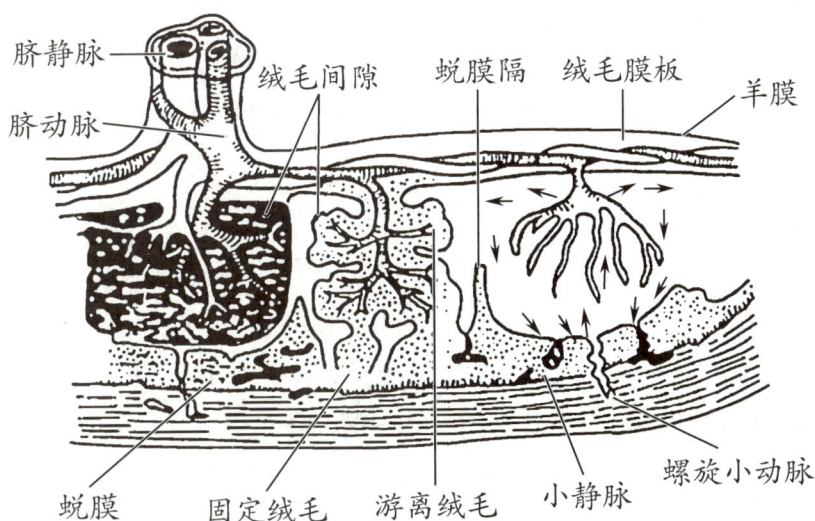

图4-3　胎盘模式图

（2）胎膜（fetal membranes）：由绒毛膜和羊膜组成。胎膜外层为绒毛膜，胎膜内层为半透明的羊膜。妊娠晚期羊膜与平滑绒毛膜紧贴，但能完全分开。胎膜构成羊膜腔，保持羊水不外流，并保护胎儿，参与羊水交换，协助保持羊水平衡，调节血管张力，参与前列腺素合成,在分娩发动上有一定作用。

（3）脐带（umbilical cord）：脐带一端连接胎儿腹壁脐轮,另一端附着在胎盘的胎儿面。足月胎儿的脐带长 30～100cm,直径 0.8～2.0cm,内有 1 条脐静脉和 2 条脐动脉,血管周围有胚胎结缔组织,称为华通胶,对脐血管起保护作用。脐带较长,常呈弯曲状,表面由羊膜覆盖。胎儿通过脐带血液循环与母体进行营养和代谢物的交换。

（4）羊水（amniotic fluid）：羊水为充满在羊膜腔内的液体。妊娠早期,羊水的主要来源为母体血清经胎膜生成的透析液;妊娠中期以后,羊水主要由胎儿尿液组成。胎儿吞咽是羊水吸收的主要方式,妊娠 18 周开始胎儿出现吞咽动作,近足月时每日可吞咽 500～700ml 液体;因羊水相较于母体血浆是低渗液体,另一个重要途径是经羊膜－绒毛膜界面的膜内转运向胎儿胎盘血管的转移。羊水是动态平衡的,在母体、胎儿间不断进行交换,保持羊水量相对稳定。

早期妊娠时羊水为无色透明液体,足月妊娠时羊水略混浊,不透明;呈中性或弱碱性,pH 值约为 7.20;比重为 1.007～1.025;除 98%～99% 水分外,羊水中还含有 1%～2% 无机盐及有机物、胎脂、胎儿脱落上皮细胞、毳毛、毛发、少量白细胞、白蛋白、尿酸盐及大量激素和酶。羊水量随妊娠周数增加而增加,个体差异很大。妊娠 8 周时羊水量为 5～10ml,至 38 周达高峰,约为 1 000ml,而后减少,孕 40 周时约为 800ml。

羊水的作用：①保持羊膜腔内恒温恒压,防止胎体粘连引起的畸形,维持胎儿体液平衡;②临产后,使宫缩压力均匀分布,避免胎儿直接受压引起胎儿窘迫;③减轻胎动给母体带来的不适感,临产后扩张子宫颈口及阴道,破膜后对产道起润滑和冲洗作用,有利于分娩和减少感染;④羊水检查,可抽取羊水进行染色体核型分析、细胞培养、生化检查等,以判断胎儿成熟度及健康状况。

（二）母体生理变化

为适应妊娠期胎儿发育,妊娠期母体全身各系统发生一系列生理变化,其中最明显的是生殖系统的变化。

1. 生殖系统　子宫体逐渐增大,妊娠早期子宫峡部变软。妊娠 12 周末的子宫底在腹部可触及,随着妊娠月份的增加,子宫底的高度不断上升,可用手测或尺测子宫底的高度,了解胎儿的发育与妊娠月份是否相符,妊娠晚期子宫可发生不同程度右旋。宫颈分泌物增多、黏稠,形成黏液栓阻塞宫颈口,防止细菌侵入。阴道、宫颈充血变软,呈紫蓝色。阴道上皮细胞糖原含量增加,使阴道维持酸性环境,增强阴道自净作用,抑制致病菌生长。卵巢停止排卵,月经停止。

2. 乳房的变化　在雌、孕激素作用下,乳腺腺泡、腺管增生,乳房逐渐增大,可出现胀痛,乳头、乳晕着色,出现"蒙氏结节"。妊娠末期,可有少量稀薄黄色乳汁溢出,称初乳。

3. 血液循环系统　妊娠期增大的子宫使膈肌升高,心脏向左、上、前方移位,心浊音界稍扩大,心尖搏动左移 1～2cm。部分孕妇可闻及心尖区 Ⅰ～Ⅱ 级柔和吹风样收缩期杂音,产后逐渐消失。

心脏容量至妊娠末期增加约 10%。心率于妊娠晚期休息时每分钟增加 10～15 次。血容量从妊娠 6～8 周起开始增加,32～34 周达高峰,约增加 40%～45%,心排血量自妊娠 10 周逐渐增加。血浆的增加多于红细胞增加,血液相对稀释,可出现生理性贫血。妊娠后期白细胞可增加至 $(10～15)×10^9/L$,血沉加快,血液呈现高凝状态。

妊娠早期及中期血压偏低,妊娠 24～26 周后血压轻度升高。一般收缩压无变化,舒张压因受外周血管扩张、血液稀释及胎盘形成动静脉短路而轻度降低,使脉压稍增大,孕妇体位影响血压,妊娠晚期仰卧位时增大子宫压迫下腔静脉,回心血量减少、心排血量减少使血压下降,形成仰卧位低血压综合征(supine hypotensive syndrome)。侧卧位能解除子宫压迫,改善血液回流,故妊娠中、晚期鼓励孕妇侧卧位休息,以左侧卧位为宜。

4. 消化系统　妊娠 6 周左右部分孕妇有食欲缺乏、恶心、呕吐等早孕反应,多于妊娠 12 周左右减轻或消失。受雌激素影响,齿龈肥厚,容易充血、水肿、出血。孕激素使平滑肌张力降低、肌肉松弛。胃贲门括约肌松弛,胃内酸性内容物逆流至食管下部产生胃烧灼感。胆囊排空时间延长,胆汁稍黏稠使胆汁淤积,易诱发胆囊炎及胆结石。肠蠕动减弱出现便秘,加之直肠静脉压增高,孕妇易发生痔疮或使原有痔疮加重。

5. 呼吸系统　孕妇需氧量增加,使呼吸稍增快,妊娠中期,孕妇耗氧量增加 10%～20%,肺通气量约增加 40%,以满足孕妇本身及胎儿氧的需要。妊娠期子宫增大,膈肌上升,胸廓活动加大。孕妇以胸式呼吸为主,呼吸次数约 20 次/min,但呼吸较深。呼吸道黏膜充血,水肿,易发生上呼吸道感染。

6. 泌尿系统　增大的子宫压迫膀胱可引起尿频。妊娠期受孕激素的影响,尿流变缓,孕妇易患急性肾盂肾炎,因妊娠晚期右侧输尿管受右旋子宫压迫所致,以右侧多见。肾脏血液量及肾小球滤过率均增加,肾糖阈下降,可出现尿糖。

7. 皮肤　孕妇体内黑色素分泌增加,使孕妇面颊部、乳头、乳晕、腹白线、外阴等处出现色素沉着。颜面部出现蝶状褐色斑,称妊娠黄褐斑,产后可减退。孕妇腹壁、大腿、乳房等部位,因肾上腺皮质激素分泌增多及子宫增大,可引起皮肤弹性纤维断裂,呈紫色或淡红色不规律平行略凹陷的条纹,称妊娠纹(striate gravidarum),产后呈银白色或灰白色。汗腺活动亢进,孕妇易出汗。

8. 骨骼、关节及韧带　妊娠期骨盆各关节松弛,具有一定活动性,有利于分娩。部分孕妇因此自觉腰骶部及肢体疼痛不适。妊娠晚期由于重心前移,形成典型的孕妇姿势。

二、心理特点及常见影响因素

(一)心理特点

妊娠期妇女身体发生一系列生理、心理变化,常见心理反应如下:

1. 惊讶与震惊　常见于意外妊娠初期会产生惊讶与震惊。

2. 矛盾　惊讶与震惊的同时,许多孕妇产生喜忧参半的矛盾心理。

3. 接受与内省　随着妊娠进展,孕妇开始接受妊娠事实,逐渐表现为以自我为中心,关注自己身体变化、自身营养等,喜欢独处,为孩子出生做准备。

4. 情绪波动　孕妇多表现为情绪不稳定,对周围事物敏感,易激动、爱哭泣,莫名烦闷。

（二）常见影响因素

孕妇的心理变化可受生理、心理、社会等多因素的影响,在不同时期可有不同表现。

1. 妊娠早期　妊娠早期激素水平变化较大,因早孕反应带来的不适,许多孕妇及其家人担心这些不适会对妊娠造成不良影响,而产生心理变化。

2. 妊娠中期　妊娠中期以后,早孕反应的不适逐渐消失,随着胎动的出现,孕妇真正感受到孩子存在,并感到兴奋和骄傲,对与妊娠、分娩有关的信息产生兴趣。

3. 妊娠晚期　妊娠晚期,子宫明显增大,孕妇行动不便,容易疲劳,同时出现睡眠障碍、腰背痛等不适。期盼分娩日期到来,但随着预产期的临近,孕妇可能出现分娩恐惧,担心胎儿及自身健康等。

三、社会特点及常见影响因素

（一）社会特点

妊娠是家庭及社会的事件。妊娠时期,准父亲与家庭成员都会将注意力转移到孕妇身上,绝大多数孕妇会成为家庭关注中心,特别是长辈,一般都会注意孕妇的身体及心理改变给予照顾,孕妇在家庭中将获得较多的爱护。在社会交往与工作中,妊娠期妇女也成为朋友和同事关心的对象。整个社会营造关心爱护母婴的良好氛围,如公共场所的孕婴专属设施、孕妇优先政策等,对工作强度大的岗位为照顾孕妇给与调整,都给孕妇带来极大帮助。

（二）常见影响因素

1. 家庭因素　家庭和睦、家人关心与支持妊娠的态度直接影响孕妇情绪。妊娠早期,许多丈夫无法体会孕妇的心情,以致不能真正参与妊娠过程,无法满足孕妇的需要,易出现婚姻压力与沟通不良现象;一些丈夫会因妻子怀孕时多变的情绪而不知所措,这些都会影响孕妇,容易产生不良情绪。家庭成员应给予孕妇关心与照顾,创造良好的生活环境,理解孕妇情绪化的反应和行为,并积极参与孕妇的"筑巢行为"一起为孩子的到来做物质准备等。

2. 社交范围　孕妇可适当参加社交活动,促进孕期心态稳定,尤其孕妈妈群体的交流可以互相帮助,获取孕期相关知识,学会自我照护,不要过分依赖,什么事也不干,凡事都由家人包办。

3. 工作环境　优良的工作环境,对孕妇的健康积极心态起到促进作用,工作上同事的关心照顾,和谐的工作关系能为孕妇解除后顾之忧,树立信心。

第二节　妊娠各期护理

依据胎儿生长发育特点和母体变化,临床将妊娠全过程(平均40周)分为三个时期:妊娠未达14周为早期妊娠;第14～27^{+6}周为中期妊娠;第28周及以后为晚期妊娠。妊娠期母体全身各系统发生一系列变化,胎儿在子宫内不断发育,为确保妊娠过程顺利,应做好妊娠期的护理。

一、早期妊娠的护理

【护理评估】

(一)健康史

1. 一般情况　①年龄:年龄小于18岁,容易发生难产;年龄过大,特别是35岁以上高龄初孕妇,容易并发妊娠高血压、产力异常、胎儿畸形等。②职业:放射线能诱发基因突变,造成染色体异常引起胎儿畸形。③配偶健康状况:有无烟酒嗜好及遗传性疾病。

2. 本次妊娠经过　了解本次妊娠有无早孕反应及出现时间,胎动开始时间;妊娠过程中有无阴道流血、头痛、心悸、气短、下肢水肿等症状;有无饮酒、吸烟及饮用咖啡因类饮料等情况;有无用药史;是否有造成胎儿畸形的潜在因素,如放射线、感染等。

3. 既往史　重点了解有无心脏病、高血压、肝肾疾病、血液病、传染病、甲状腺功能异常等,注意患病时间和治疗效果。了解手术史及手术名称等。

4. 月经及生育史　了解有无异常妊娠分娩史,如自然流产、异位妊娠、早产、死胎、死产、难产、产后出血、胎儿畸形、新生儿死亡、新生儿溶血性疾病等。询问初潮年龄、月经周期、月经持续天数、月经量,有无痛经,以及末次月经日期,以便推算预产期。

5. 家族史　询问家族中有无糖尿病、高血压、双胎、传染病等病史。

(二)身体状况

1. 全身检查　观察孕妇精神状态、营养及发育情况、身高及步态,身材矮小者(身高≤145cm)常伴有骨盆狭窄;检查心肺、乳房有无异常情况,脊柱及下肢有无畸形;妊娠早期测量血压作为基础血压,如孕妇血压高,应了解有无原发性高血压或肾脏疾病。

2. 停经(cessation of menstruation)　停经是妊娠最早最重要的症状。生育年龄有性生活史的健康妇女,平时月经周期规则,月经过期10天以上应疑为妊娠。若停经已达8周,则妊娠的可能性更大。但停经不一定就是妊娠,如内分泌失调、产后哺乳期、口服避孕药等也可有停经现象,需注意鉴别。

3. 早孕反应(morning sickness)　部分妇女在妊娠6周左右出现畏寒、头晕、乏力、嗜睡、食欲缺乏、喜食酸物或厌恶油腻、恶心、晨起呕吐等症状,称为早孕反应,多于妊娠12周左右自行消失,可能与hCG增多、胃酸分泌减少、胃排空时间延长等有关。

4. 尿频 妊娠早期子宫增大压迫膀胱所致。妊娠 12 周后，子宫逐渐增大超出盆腔，尿频症状自然消失。

5. 乳房的变化 受雌激素、孕激素影响，乳房逐渐增大。孕妇自觉乳房胀痛，初孕妇较明显。乳头、乳晕皮肤着色加深，乳晕周围有蒙氏结节出现。哺乳妇女妊娠后乳汁明显减少。

6. 生殖器官的变化 妊娠 6～8 周行阴道窥器检查，可见阴道壁及宫颈充血，呈紫蓝色。双合诊检查宫颈变软，子宫峡部极软，感觉宫颈与宫体似不相连称黑加征（Hegar sign），是早期妊娠特有的体征变化。妊娠 8 周时全子宫增大变软，子宫约为非孕时的 2 倍，妊娠 12 周约为非孕时的 3 倍，宫底可在耻骨联合上方触及。

（三）辅助检查

1. 妊娠试验（pregnancy test） 受精后 7～9 天可用放射免疫学方法测定孕妇血 β-hCG，当 β-hCG 超过 6μg/ml 为妊娠试验阳性。尿液和血的 hCG 水平接近，临床多采用试纸法检测，可协助早期妊娠诊断。阴性结果应于 1 周后复查。

2. 超声检查 是目前临床确定早孕最快速、准确的方法。阴道超声较腹部超声诊断早孕可提前 1 周，最早于妊娠 5 周时可见圆形或椭圆形的妊娠囊；最早于妊娠 6 周，妊娠囊内可见胚芽与原始心管搏动，可确定为早期妊娠、活胎；妊娠 7 周后用超声多普勒胎心听诊仪可听到胎心音。

3. 宫颈黏液检查 宫颈黏液量少质稠，拉丝度差，涂片干燥后光镜下见到排列成行的椭圆体，则早期妊娠的可能性大。

4. 黄体酮试验 利用孕激素在体内突然撤退能引起子宫出血的原理，对疑为早孕的妇女，每日肌内注射黄体酮 20mg，连用 3～5 天。如停药后 7 天仍未见阴道流血，则妊娠的可能性大；如停药后 3～7 天内出现阴道流血，则排除早孕。

5. 基础体温测定 双相型体温的妇女，高温相持续 18 天，早期妊娠可能性大。基础体温曲线不能反映胚胎的发育情况。

6. 其他 血尿常规、肝肾功能检查，必要时行优生方面的检查。

（四）心理－社会评估

询问孕妇对妊娠的感受，了解孕妇对妊娠的接受程度，对即将分娩有无恐惧和焦虑心理。了解家庭经济状况、工作及生活环境，丈夫及家庭成员对此次妊娠的态度，孕妇在家庭中的地位等。

【常见护理诊断/问题】

1. 营养失调:消瘦 与低于机体需要量有关。

2. 知识缺乏:缺乏妊娠早期的自我护理知识。

3. 焦虑 与意外妊娠、担心自己和胎儿的安全有关。

【护理目标】

1. 孕妇食欲增强,满足机体需要量。

2. 孕妇及家庭成员获得妊娠早期相应的护理知识。

3. 孕妇及家庭成员接受妊娠,情绪稳定。

【护理措施】

(一)一般护理

1. 饮食护理　妊娠早期营养的需要量增加不多,适当增加鸡蛋、肉类、牛奶或豆浆、蔬菜和水果等,食物要多样化,清淡、易消化。

2. 清洁护理　包括沐浴、口腔卫生和外阴清洁。

(1)沐浴:由于妊娠期新陈代谢旺盛,孕妇应经常洗澡,采用淋浴方式,减少阴道逆行感染机会。洗澡水的温度不可过凉或过热,洗澡时间 10~20min/ 次。

(2)口腔卫生:由于体内激素水平改变,易造成牙龈肿胀及出血,孕妇应保持良好的口腔卫生习惯。宜用温水、软毛牙刷在饭后及临睡前仔细刷牙。

(3)外阴清洁:妊娠期由于激素作用,阴道分泌物增加,外阴部充血,容易引起阴道及泌尿系感染,孕妇应注意外阴清洁,每日用清水冲洗外阴 1~2 次,勤换内裤。便后使用清洁卫生纸,从前向后擦干净。

3. 工作与休息　健康孕妇能胜任正常工作,但应调离可能会危及孕妇自身及胎儿健康的工作环境。孕妇应保证充足的睡眠。

(二)特殊护理

1. 孕期用药护理　药物作用具有二重性,需权衡利弊。

(1)孕期慎重用药:有些药物可以通过胎盘影响胚胎及胎儿发育,对胚胎或胎儿产生毒害甚至导致胎儿畸形。特别是妊娠 8 周之前,是胚胎器官形成时期,用药更应谨慎。

(2)指导合理用药:有些孕妇因担心药物对胎儿的不良影响,在有妊娠并发症、合并症时也拒绝用药物治疗,以致病情加重,影响母婴健康。应指导孕妇正确对待治疗性用药,在医师指导下合理用药,以免贻误治疗,给母婴带来不良后果。

🔧 知识拓展

孕妇用药指南

评价药物对孕妇和胎儿的危害程度时,依据美国食品药品监督管理局(FDA)颁布的标准将常用药物分为 A、B、C、D、X 级共五类。

1. 基本安全　即 A、B 级药物,它们属于对胎儿和孕妇没有或几乎没有危害的药物,孕期一般可安全使用,如维生素类和钙制剂,以及一些抗生素,如青霉素族、头孢菌素类等。

2. 有危险的药物　即 C、D 级药物,它们对胎儿有危害(致畸或流产),但对孕妇有益,须权衡利弊后慎用。如一些抗生素、激素类药物。

3. 非常危险的药物　即 X 级,这类药物对母婴有危害,是孕期禁用药,如抗癌药物、性激素(雌激素、合成孕激素)等。

2. 乳房护理　孕妇不宜束胸,因可压迫乳房,影响乳腺发育,引起产后乳汁分泌不足,还可影响呼吸。

(三)心理护理

鼓励孕妇正确认识妊娠,处理好妊娠与工作、生活的关系。承担起准母亲的责任,转变角色,享受妊娠带来的快乐,自强自立,不要过于依赖别人,消除紧张情绪,愉快度过妊娠期。

(四)健康指导

1. 性生活指导　妊娠 12 周内应避免性生活,以防流产及感染。

2. 生活安全指导　戒烟、酒,禁毒,尽可能避免饮用咖啡;避免接触有害物质和放射线;避免噪声刺激。孕妇应尽量减少到人员集中的公共场所,以防止发生交叉感染。

3. 服用叶酸指导　为预防胎儿神经管畸形,在妊娠前 3 个月及妊娠后 3 个月均应服用叶酸。

【护理评价】

1. 孕妇食欲是否增强,营养失调是否纠正。

2. 孕妇及家庭成员是否掌握了孕期护理知识。

3. 孕妇及家庭成员是否积极对待妊娠,情绪是否稳定。

二、中、晚期妊娠的护理

【护理评估】

(一)健康史

询问妊娠以来有无下肢水肿、头痛、眼花、阴道流血、阴道流液,胎动是否正常等。

(二)身体状况

1. 测量血压及体重　孕妇正常血压范围≥90/60mmHg,<140/90mmHg;妊娠晚期体重每周增加不应超过 500g,若超过应注意有无水肿或隐性水肿发生。

2. 症状及体征

(1)子宫增大:随着妊娠周数的增加,孕妇腹部隆起,手测宫底高度或尺测耻骨联合上子宫高度可初步估计胎儿大小及孕周(表 4-1)。

表 4-1 不同妊娠周数子宫底高度及子宫长度

妊娠周数	手测子宫底高度	尺测子宫底高度 /cm
12 周末	耻骨联合上 2~3 横指	
16 周末	脐耻之间	
20 周末	脐下 1 横指	18（15.3~21.4）
24 周末	脐上 1 横指	24（22.0~25.1）
28 周末	脐上 3 横指	26（22.4~29.0）
32 周末	脐与剑突之间	29（25.3~32.0）
36 周末	剑突下 2 横指	32（29.8~34.5）
40 周末	脐与剑突之间或略高	33（30.0~35.3）

（2）胎动（fetal movement，FM）：是监测胎儿宫内安危的重要指标之一。孕妇多于妊娠 20 周左右开始自觉胎动，妊娠 28 周后，正常胎动次数≥10 次 /2h。妊娠周数越多，胎动越活跃，但至妊娠末期胎动逐渐减少。

（3）胎心音：妊娠 18~20 周用听诊器可经孕妇腹壁听到胎儿心音。胎心音呈双音，似钟表"嘀嗒"声，速度较快。胎心率正常值为 110~160 次 /min，应与子宫杂音、腹主动脉音、脐带杂音相鉴别。

（4）胎体：妊娠 20 周以后，经腹壁可触到子宫内的胎体，至妊娠 24 周后，触诊可区分胎体不同部分。胎头圆而硬，有浮球感；胎背宽而平坦饱满；胎臀软而宽，形状多不规则；胎儿肢体小且有不规则的活动。

3. 胎产式、胎先露、胎方位

（1）胎产式（fetal lie）：胎儿身体纵轴与母亲身体纵轴的关系（图 4-4）。两纵轴平行者称纵产式，占分娩总数之 99.75%；两纵轴垂直者称横产式，占分娩总数 0.25%；两纵轴交叉呈角度者称斜产式，属暂时性胎产式，分娩过程中多数转为纵产式，偶尔转成横产式。

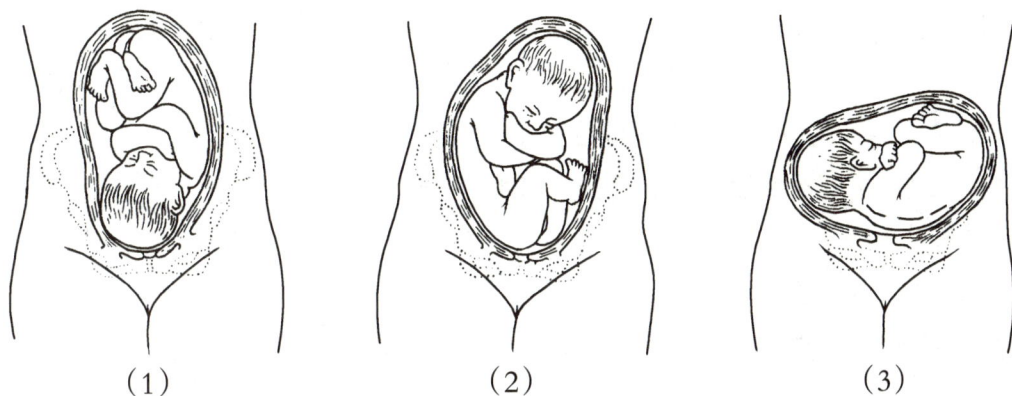

图 4-4 胎产式
（1）纵产式—头先露；（2）纵产式—臀先露；（3）横产式—肩先露。

（2）胎先露（fetal presentation）：最先进入骨盆入口的胎儿部分。纵产式有头先露及臀先露，横产式为肩先露。

（3）胎方位（fetal position）：胎儿先露部的指示点与母体骨盆的关系（简称胎位）。枕先露以枕骨、面先露以颏骨、臀先露以骶骨、肩先露以肩胛骨为指示点。根据指示点与母体骨盆左、右、前、后、横的关系而有不同的胎位（图4-5）。在各种胎位中只有枕前位为正常胎位。

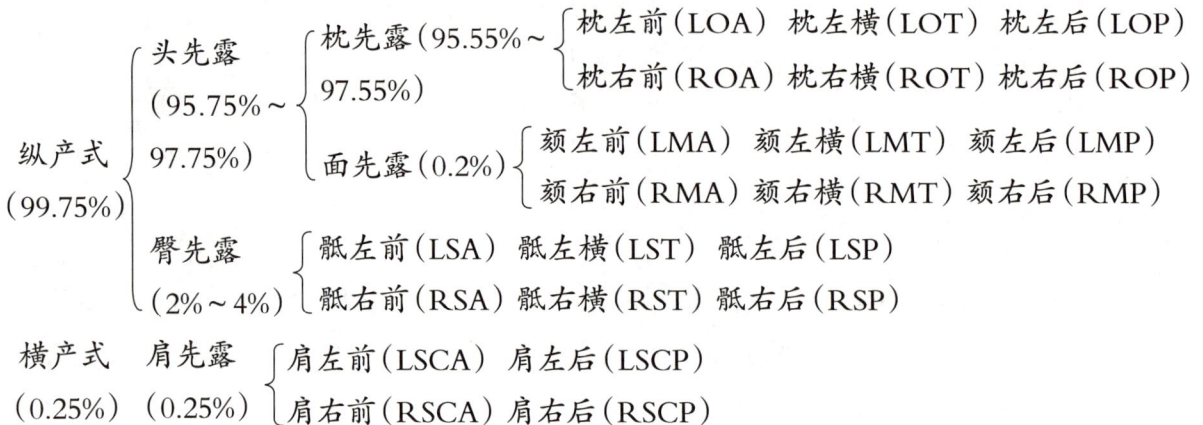

纵产式（99.75%）
　头先露（95.75%～97.75%）
　　枕先露（95.55%～97.55%）
　　　枕左前（LOA）枕左横（LOT）枕左后（LOP）
　　　枕右前（ROA）枕右横（ROT）枕右后（ROP）
　　面先露（0.2%）
　　　颏左前（LMA）颏左横（LMT）颏左后（LMP）
　　　颏右前（RMA）颏右横（RMT）颏右后（RMP）
　臀先露（2%～4%）
　　骶左前（LSA）骶左横（LST）骶左后（LSP）
　　骶右前（RSA）骶右横（RST）骶右后（RSP）
横产式（0.25%）　肩先露（0.25%）
　　肩左前（LSCA）肩左后（LSCP）
　　肩右前（RSCA）肩右后（RSCP）

图4-5　胎产式、胎先露和胎方位的关系和种类

（三）辅助检查

1. 超声检查　显示胎儿数目、胎产式、胎先露及胎方位、胎心搏动情况及胎盘位置、分级，测量胎头双顶径、头围、腹围、股骨长等多条胎儿径线，并可测量羊水量，观察胎儿有无明显体表畸形等。超声多普勒法能探出胎心音、胎动音、脐带血流音及胎盘血流音。

2. 胎儿心电图　在胎儿心脏异常的诊断中有较重要价值。于妊娠12周后能显示较规律的图形，于妊娠20周后检出的成功率高。

3. 其他　肝肾功能检查、血糖测定，抽取羊水进行遗传性疾病检查。

（四）心理-社会状况

了解孕妇的心理状态以及孕妇的家庭对妊娠态度及支持情况。

【常见护理诊断／问题】

1. 疲乏　与子宫增大、心脏负担加重有关。

2. 知识缺乏：缺乏妊娠期常见问题的护理知识。

3. 焦虑、恐惧　与分娩临近、担心自己和胎儿安危有关。

【护理目标】

1. 孕妇疲乏感减轻或消失。

2. 孕妇掌握妊娠期常见问题的护理方法。

3. 孕妇情绪稳定。

【护理措施】

妊娠中晚期，由于胎儿的生长发育较快，母体的负担逐渐增加，同时妊娠中晚期各种并发症发生较多,孕妇应注意营养、休息,适度活动。胎儿的各器官逐渐发育,因此还需注意监测胎儿的发育情况及有无并发症发生。此期间,孕妇需要更多的关心与照顾,自我监护是早期发现妊娠合并症的重要手段之一。

（一）一般护理

1. 饮食护理

（1）蛋白质:我国营养学会提出在妊娠 4~6 个月期间,孕妇每日应增加进食蛋白质 15g,在 7~9 个月期间,每日应增加进食蛋白质 25g,每日吃鸡蛋 2 个,可补充蛋白质 15g,进食适量的鱼、肉。孕妇摄入蛋白质不足,不仅影响胎儿体格生长、发育,而且影响胎儿大脑的发育,同时可使孕妇贫血、妊娠高血压的发生率增加。

（2）碳水化合物:是机体热量的主要来源。妊娠中期以后,每日进主食 400~500g,可以满足需要。

（3）维生素:妊娠期间孕妇对维生素的需要量增加,加之维生素参与机体重要的生理过程,是生命活动中不可缺少的物质,主要由食物提供。维生素分为水溶性(维生素 B 族、维生素 C)和脂溶性(维生素 A、维生素 D、维生素 E、维生素 K)两大类。B 族维生素广泛存在于谷类、动物肝脏、干果、绿叶菜、牛奶、肉、鱼、家禽、黄豆中;维生素 C 广泛存在于新鲜蔬菜和水果中。

（4）矿物质

1）铁:孕妇的食物中,若铁的含量不足易致缺铁性贫血,故主张自妊娠 4~5 个月开始口服硫酸亚铁或富马酸亚铁。动物肝脏、动物血、瘦肉、蛋黄、豆类、贝类及各种绿叶菜均为含铁多的食物。

2）钙和磷:我国营养学会建议自妊娠 16 周起每日摄入钙 1 000mg,于妊娠晚期增至 1 500mg,以服用枸橼酸钙为佳。牛奶中含钙、磷较多,其他如肉类、豆类、海产品等也含丰富的钙、磷。

3）碘:孕期碘的需要量增加,若孕妇膳食中碘的供给量不足,可发生单纯性甲状腺肿。目前提倡在整个孕期用含碘食盐。

2. 活动与休息护理　妊娠期妇女因身心负荷加重,易疲惫,需要充足的休息和睡眠。每日应有 8~9 小时的睡眠,午休 1~2 小时。居室内保持安静、空气流通,卧床时宜左侧卧位,以增加胎盘供血和缓解子宫右旋。一般孕妇可坚持日常工作到 28 周,28 周后可适当减轻工作量,避免长时间站立或重体力劳动。

3. 衣着　孕妇衣服应宽松、柔软、舒适,冷暖适宜。不宜穿紧身衣,以免影响血液循环及妨碍胎儿发育和活动。胸罩的选择以舒适、合身、足以支托增大的乳房为标准,以减轻不适感。孕期宜穿轻便舒适的平底鞋,不宜穿高跟鞋,以免引起身体重心前移,引起腰背疼痛。

（二）特殊护理

1. 乳房护理　妊娠后需为母乳喂养做准备,应在妊娠 6 个月后,常用温水清洗双侧乳房,除去污垢,乳头上涂以油脂,每日以手指轻轻捏乳头数分钟,锻炼乳头表皮韧性,以防母乳喂养时发生乳头皲裂,造成感染,引起乳腺炎。但不要过分揉搓乳头,防止引起子宫收缩,导致流产或早产。乳头凹陷者,可行乳头牵拉纠正,以免哺乳时发生新生儿吸吮困难。每次产前检查均应检查乳房护理情况,必要时反复指导,直至孕妇熟练掌握,认真执行。

2. 胎儿护理

（1）胎动计数:胎动是胎儿在子宫内的活动,是孕妇自我监测胎儿宫内安危的最好方法。一般妊娠20周开始自觉胎动,胎动在夜间和下午较为活跃,胎动计数≥10次/2h为正常,<10次/2h或减少50%者,提示子宫胎盘功能不足,胎儿缺氧,需及时到医院就诊。

（2）胎教:现代科学技术对胎儿的研究发现,胎儿的眼睛能随送入的光亮而进行活动,触其手足产生收缩反应,外界声音可传入胎儿听觉器官,能引起心率改变。

常用的胎教方法:①音乐胎教是对胎儿进行音乐训练,注意选择轻松愉快的音乐,音量不可过强;②语言胎教可以通过经常和胎儿说话,朗读优秀的文学作品;③抚摸胎教是对胎儿进行抚摸训练,激发胎儿的活动积极性。

（三）心理护理

护理人员应了解孕妇对妊娠的心理适应程度,给孕妇提供心理支持,帮助孕妇消除由体形改变而产生的不良情绪。告知孕妇,母体是胎儿生活的环境,孕妇的生理和心理活动都会影响胎儿,应保持心情愉快。孕妇的情绪变化可以通过血液和内分泌调节的改变对胎儿产生影响,如孕妇经常心境不佳、悲伤、紧张、焦虑、恐惧等,会使胎儿脑血管收缩,减少脑部供血量,影响脑部发育。让孕妇获得孕期自我护理知识,维持母婴健康状态。

（四）健康指导

1. 指导孕妇定期做好产前检查　通过对孕妇的系统产前检查、孕期指导及胎儿监护,及时发现并处理异常情况。

2. 教会孕妇识别分娩先兆　分娩发动前,出现预示孕妇不久即将临产的症状,称为先兆临产,如不规律宫缩（假临产）、胎儿下降感、见红。

3. 指导做好分娩的准备　包括精神准备、身体准备、用物及交通工具的准备。

【护理评价】

1. 孕妇疲乏感是否减轻或消失。

2. 孕妇是否掌握妊娠期常见问题的自我护理方法。

3. 孕妇是否情绪稳定。

第三节　妊娠期常见问题及护理

一、恶 心 、呕 吐

1. 临床表现　在妊娠6周左右出现厌恶油腻、恶心、晨起呕吐等早孕反应症状,可能与 hCG 增多、胃酸分泌减少、胃排空时间延长等有关。若妊娠早期孕妇出现持续的恶心呕吐,并引起脱水、酮症甚至酸中毒,为妊娠剧吐。

2. 护理要点　指导孕妇少量多餐,进清淡、易消化的食物,多吃偏干和碱性的食物,饭后散步。当妊娠剧吐导致不能进食进水时,应住院治疗,纠正水、电解质紊乱,纠正营养失调,防治酮症酸中毒。

二、尿 频、尿 急

1. 临床表现　由于妊娠子宫增大,压迫膀胱引起尿频尿急症状。其常发生在妊娠 12 周内及妊娠晚期胎先露入盆后。

2. 护理要点　指导孕妇有尿意及时排空,不必通过减少液体摄入量来缓解症状。

三、白 带 增 多

1. 临床表现　妊娠期受性激素影响,阴道分泌物增加是常见生理现象。若因卫生不洁或机体抵抗力下降出现白带形状改变、外阴瘙痒等症状,多为生殖道炎症。

2. 护理要点　正常情况下,指导孕妇保持外阴部清洁,穿透气性好的棉质内裤,经常更换,外阴部每日用清水冲洗 1～2 次。阴道分泌物过多的孕妇应及时到医院就诊;发生感染时,应在医师指导下用药规范治疗。

四、下 肢 水 肿

1. 临床表现　由于增大子宫的压迫,下肢静脉回流受阻,孕妇在妊娠后期易发生下肢水肿,大多因长时间站立、行走等引起,经休息后可消退,属生理变化。若发生下肢明显凹陷性水肿或经休息后不消退,应警惕病理情况。

2. 护理要点　指导孕妇左侧卧位,以缓解增大的子宫对下腔静脉的压迫,避免长时间站立引起下肢静脉回流不畅,加重水肿。卧位休息时,可适当抬高下肢。适当限制盐的摄入,但不必限制水分。病理性水肿应及时到医院进行检查。

五、便　　秘

1. 临床表现　妊娠期由于肠蠕动减缓,粪便在大肠停留时间延长,而液体入量少及缺乏户外运动,妊娠期常出现便秘的症状,尤其是妊娠前即有便秘者。

2. 护理要点　指导孕妇养成每日定时排便的习惯,适度运动,增加富含纤维素食品及水果摄入,多进流质食物,必要时遵医嘱使用缓泻剂。

六、痔　　疮

1. 临床表现　由于妊娠子宫压迫,腹压增高,直肠静脉回流受阻直肠静脉压增高,导致静脉曲张,孕妇易发生痔疮或使原有痔疮加重。妊娠期痔疮的发生及症状均较明显,疼痛及出血较常见,另外便秘孕妇痔疮症状加重。

2. 护理要点　指导孕妇避免便秘,应多吃蔬菜,少吃辛辣,要增加富含粗纤维食物摄入,促进肠蠕动,同时指导孕妇合理运动,多补充水分。若痔疮出血严重,应及时到医院治疗。

七、下肢及外阴静脉曲张

1. 临床表现　因增大子宫对下肢及外阴静脉压迫,影响静脉回流,导致约有 20% 孕妇患静脉曲张,以经产妇多见。

2. 护理要点　指导孕妇避免两腿交叉或长时间站立、行走,并注意时常抬高下肢;指导孕妇穿弹力裤或弹力袜,避免穿妨碍血液回流的紧身衣裤;会阴部有静脉曲张者,分娩时应防止曲张静脉破裂导致大出血。

八、腰　背　痛

1. 临床表现　因妊娠次数过多、过密,又不注意补充维生素 D 及钙时,容易引起骨质疏松。部分孕妇自觉腰骶部及肢体疼痛不适,可能与胎盘分泌松弛素使骨盆韧带及椎骨间关节、韧带松弛有关。

2. 护理要点　指导孕妇适当补充维生素 D 和钙剂,穿平底鞋,在拾捡或抬举物品时,保持上身直立,弯曲膝部,用两下肢的力量抬起。工作长时间要求弯腰,妊娠期间应适当调换工作。疼痛者,必须卧床休息(硬床垫),局部热敷。产后 6～8 周腰背痛自然消失。

九、下肢肌肉痉挛

1. 临床表现　因钙和维生素 D 缺乏或腿部过劳、受凉时,妊娠后期孕妇常发生腓肠肌挛缩,夜间发作较重。

2. 护理要点　指导孕妇饮食中增加钙、维生素 D 的摄入,避免腿部疲劳、受凉,伸腿时避免脚趾尖伸向前,走路时脚跟先着地。若发生痉挛,可局部热敷按摩,直至痉挛消失。必要时遵医嘱口服钙剂。

十、仰卧位低血压综合征

1. 临床表现　妊娠末期，孕妇若较长时间取仰卧姿势，增大子宫压迫下腔静脉，使回心血量及心排血量突然减少，出现低血压。

2. 护理要点　告知孕妇避免长时间仰卧位，指导左侧卧位后症状可自然消失，不必紧张。

十一、贫　　血

1. 临床表现　因妊娠期血液稀释，红细胞计数、血红蛋白均低于非孕期，故孕妇易出现贫血，以缺铁性贫血最多见。

2. 护理要点　孕妇应适当增加含铁食物的摄入，如动物肝脏、瘦肉、蛋黄、豆类等。因病情需要补充铁剂时，宜饭后服用，饮用富含维生素 C 的水果汁，避免饮茶，以促进铁的吸收。服用铁剂后大便可能会变黑，或可能导致便秘或轻度腹泻，向孕妇解释，不必担心。

第四节　妊娠期管理及胎儿监护

一、妊娠期管理

（一）产前检查时间

产前检查应从确诊早孕时开始，一般情况下首次产前检查时间应在 6~8 周为宜，妊娠 20 周起进行产前系列检查。妊娠 20~36 周，每 4 周检查一次，自妊娠 36 周起每周检查一次。高危妊娠者应酌情增加产前检查次数。

知识拓展

围生医学

围生医学（perinatology）是研究围生期内对围生儿及孕产妇卫生保健的一门科学，对保障母婴健康具有重要意义。我国现阶段围生期指从妊娠满 28 周（即胎儿体重 ≥1 000g 或身长 ≥35cm）至产后 1 周。一些国家将围生期从妊娠 20 周或 24 周开始算起。围生期死亡率是衡量产科和新生儿科质量的重要指标，因此产前检查是围生期保健的关键。

（二）产前检查内容

1. 健康史

（1）一般状况：询问孕妇年龄，<18 岁或≥35 岁者为高危孕妇；了解是否从事接触有毒物质或放射线等工作。

（2）本次妊娠的经过：了解早孕反应、胎动情况；饮食、睡眠和运动情况；有无感染及用药史；有无阴道流血、头痛、眼花、心悸、气短、下肢水肿等症状。

（3）孕产史：了解有无流产、难产、产后出血等情况，了解新生儿出生状况。

（4）既往史：了解有无高血压、心脏病等，询问夫妻双方有无家族遗传性疾病。

（5）推算预产期（expected date of confinement，EDC）：按照末次月经（LMP）的日期，推算预产期。方法：从末次月经第 1 天算起，月份减 3 或加 9，日数加 7，即为预产期的时间。若为农历日期，可按照农历推算，月份减 3 或加 9，日数加 15。若孕妇记不清末次月经的日期，则可根据早孕反应开始时间、胎动开始时间、宫底高度、B 超检查结果等加以估算。

2. 体格检查　观察孕妇发育、营养及精神状态；注意步态及身高，身材矮小（<145cm）者常伴有骨盆狭窄；注意检查心肺有无病变；检查乳房情况；检查脊柱及下肢有无畸形；注意有无水肿；测量血压、体重。

3. 产科检查　包括腹部检查、骨盆测量和阴道检查等。

（1）腹部检查：孕妇排尿后仰卧，头部稍垫高，露出腹部，双腿略屈曲稍分开，使腹肌放松。检查者站在孕妇右侧进行检查。

1）视诊：注意腹形及大小，腹部有无妊娠纹、瘢痕及水肿等。若腹部向下悬垂（悬垂腹），可能伴有骨盆狭窄。

2）触诊：妊娠中晚期，应采用四步触诊法（four maneuvers of Leopold）检查子宫大小、胎产式、胎先露、胎方位以及胎先露部是否衔接。检查前 3 步，检查者面向孕妇头侧，第 4 步检查者则应面向孕妇足端（图 4-6）。软尺测量子宫高度（耻骨联合上缘至子宫底的距离）及腹围。子宫高度与孕周不符时，需进一步核对预产期及超声检查等。

第 1 步手法：检查者两手置于宫底部，判断宫底高度，估计胎儿大小与妊娠周数是否相符。然后，以双手指腹相对轻推，判断宫底部的胎儿部分。

第 2 步手法：检查者双手分别置于孕妇腹部两侧，一手固定，另一手按压检查，两手交替，分辨胎背及胎儿四肢部分。

第 3 步手法：检查者右手拇指与其余 4 指分开，置于孕妇耻骨联合上方，握住胎先露部，进一步查清是胎头或胎臀，并左右推动以确定是否衔接。先露部若为头，则浮球感明显；若为臀，则按压空虚。

第 4 步手法：检查者面向孕妇足端，双手置于胎先露部两侧，向骨盆入口方向深按，再次判断胎先露部的诊断是否正确，并确定入盆程度。

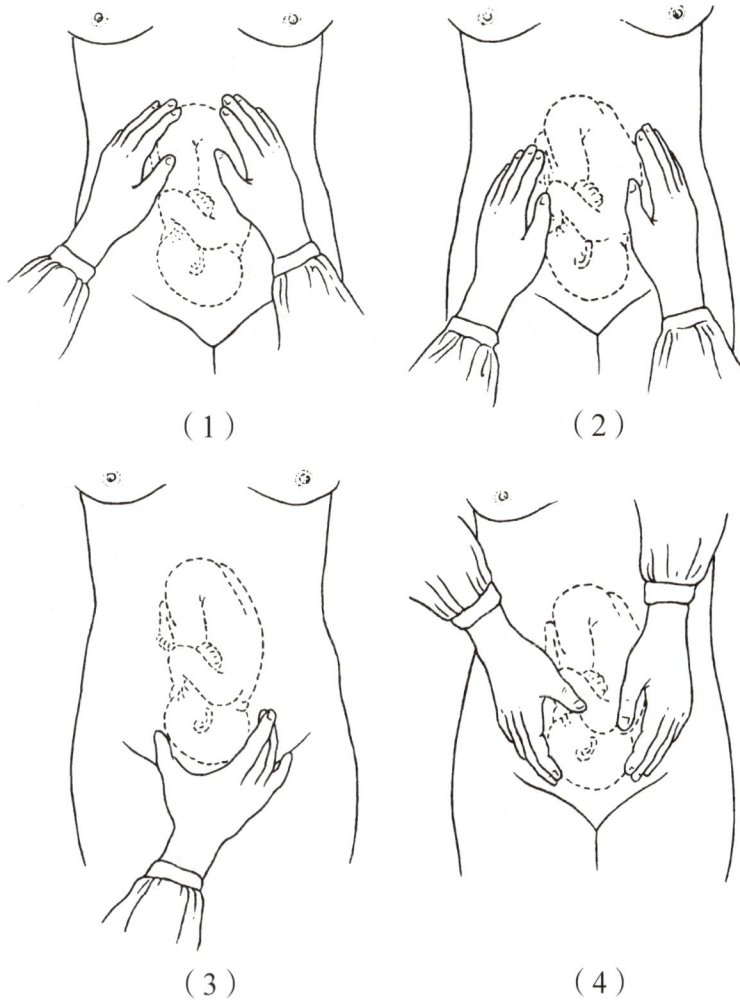

图 4-6 胎位检查的四步触诊法

3）听诊：胎心在靠近胎背上方的孕妇腹壁上听得最清楚。枕先露时，胎心在脐下方左或右；臀先露未衔接，胎心在脐上方左或右，先露衔接后，胎心在脐左或右下方；肩先露时，胎心在靠近脐部下方听得最清楚（图 4-7）。

（2）骨盆测量：骨盆大小及其形态是决定胎儿能否经阴道分娩的重要因素之一。主要方法有骨盆外测量和骨盆内测量两种。

骨盆外测量：测量多采用骨盆测量器，操作简便，临床应用广泛。

1）髂棘间径（IS）：孕妇取伸腿仰卧位。测量两侧髂前上棘外缘的距离（图 4-8），正常值为 23～26cm。

2）髂嵴间径（IC）：孕妇取伸腿仰卧位，测量两侧髂嵴外缘最宽的距离（图 4-9），正常值为 25～28cm。

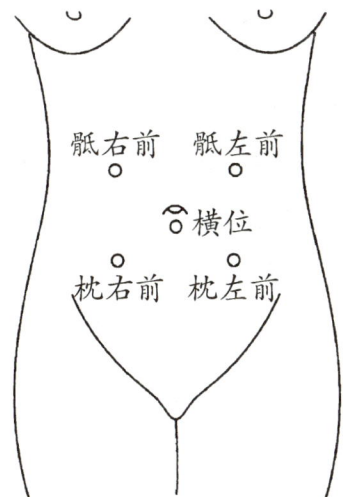

图 4-7 不同胎位胎心音听诊部位

以上两条径线可间接推测骨盆入口横径长度。

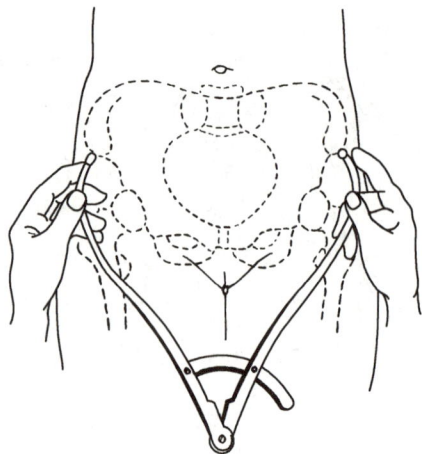

图 4-8 测量髂棘间径

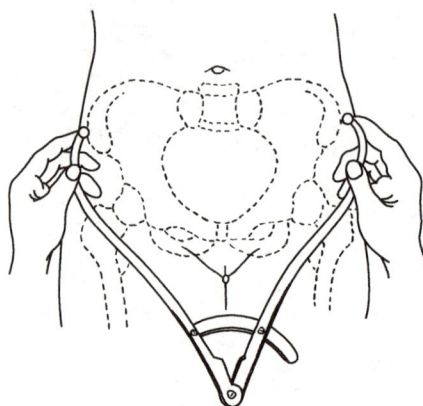

图 4-9 测量髂嵴间径

3）骶耻外径（EC）：孕妇取左侧卧位，右腿伸直，左腿屈曲，测第五腰椎棘突下（相当于米氏菱形窝上角）至耻骨联合上缘中点的距离（图 4-10），正常值为 18～20cm。此径线是骨盆外测量中最重要的径线，可间接推测骨盆入口前后径长度。

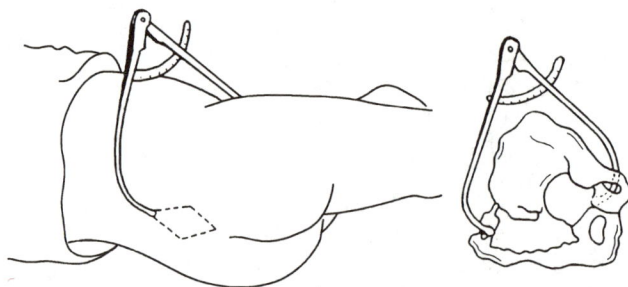

图 4-10 测量骶耻外径

4）坐骨结节间径（T0）：又称出口横径。孕妇取仰卧位，两腿屈曲，双手紧抱双膝，测量两坐骨结节内侧缘间的距离（图 4-11），正常值为 8.5～9.5cm。若出口后矢状径值与坐骨结节间径值之和大于 15cm 时，表明骨盆出口狭窄不明显。

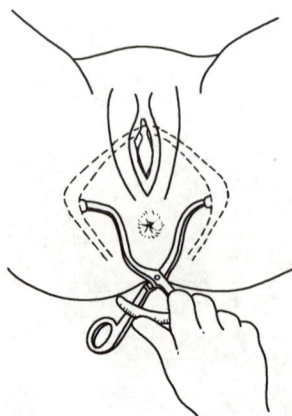

图 4-11 测量坐骨结节间径

5) 耻骨弓角度:检查者双手拇指指尖斜着对拢,放置于耻骨联合下缘,左右两拇指平放在耻骨降支上面,两拇指间角度即为耻骨弓角度(图 4-12),正常值为 90°,小于 80° 为异常。

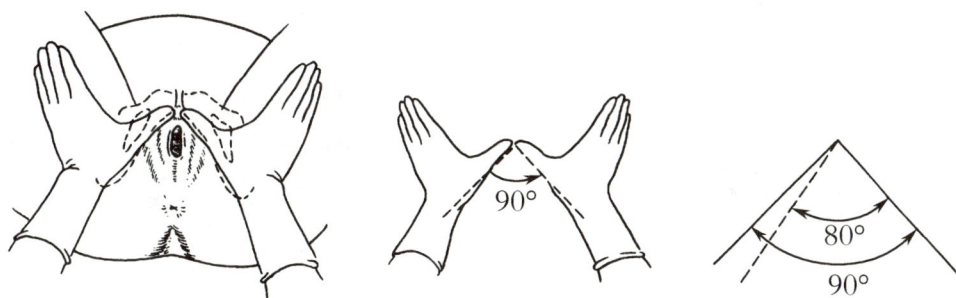

图 4-12　测量耻骨弓角度

骨盆内测量:适用于骨盆外测量有狭窄者。测量时期以妊娠 24～36 周、阴道松软时进行为宜。过早测量常因阴道较紧影响操作,近预产期测量则容易引起感染等。测量时,孕妇取仰卧截石位,外阴部消毒。检查者戴无菌手套并涂滑润油,动作轻柔。

1) 对角径(DC):也称骶耻内径,是耻骨联合下缘至骶岬上缘中点的距离,正常值为 12.5～13cm。方法是检查者将一手的示指、中指伸入孕妇阴道,用中指尖触及骶岬上缘中点,示指上缘紧贴耻骨联合下缘,用另一手示指正确标记此接触点,抽出阴道内的手指,测量中指尖至此接触点的距离,即为对角径,若测量时阴道内的中指尖触不到骶岬,表示对角径值 >12.5cm(图 4-13)。对角径值减去 1.5～2cm 即为骨盆入口前后径长度,又称真结合径,正常值约为 11cm。

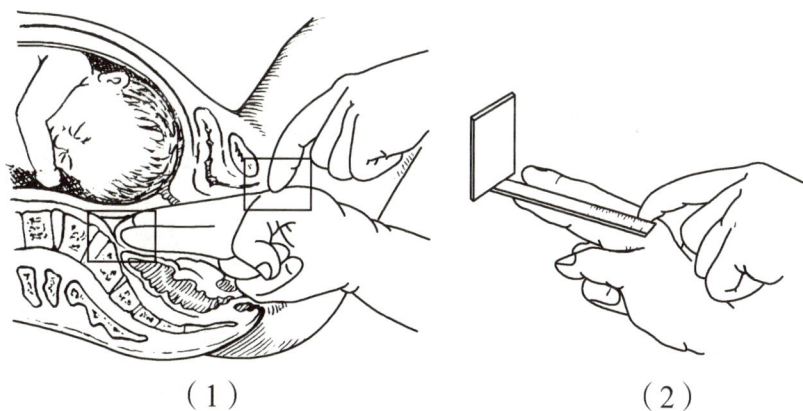

（1）　　　　　　　　　　　　（2）

图 4-13　测量对角径

2) 坐骨棘间径:测量两坐骨棘间的距离,检查者将一手示、中指放在阴道内,分别触及两侧坐骨棘,估计其间的距离(图 4-14),正常值约为 10cm。此径线代表中骨盆横径。

3) 坐骨切迹宽度:即骶棘韧带宽度,为坐骨棘与骶骨下部间的距离,代表中骨盆后矢状径(图 4-15)。检查者阴道内的示指置于骶棘韧带上移动,若能容纳 3 横指(5.5～6cm)为正常,否则属中骨盆狭窄。

(3) 阴道检查:妊娠期可行阴道检查,特别是有阴道流血和分泌物异常时。通过检查了解有无先天畸形、囊肿、赘生物等。

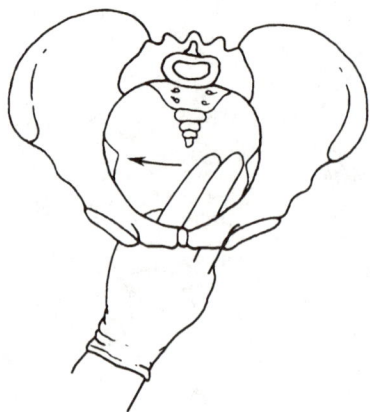

图 4-14　测量坐骨棘间径　　　图 4-15　测量坐骨切迹宽度

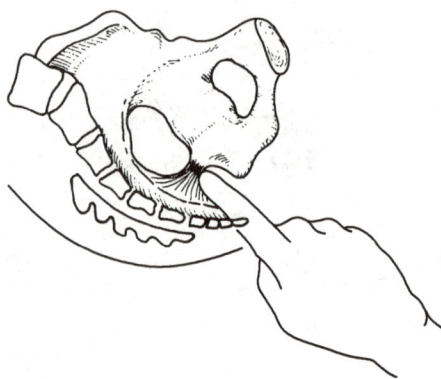

二、胎 儿 监 护

（一）胎儿宫内情况的监护

1. 妊娠早期　行妇科检查确定子宫大小是否与孕周相符。超声检查了解胚胎发育情况。

2. 妊娠中期　测量宫底高度和腹围，判断胎儿大小是否与孕周相符，监测胎心音，筛查胎儿畸形，通过 B 超测量胎头双顶径值估计胎儿大小，核对孕周。

3. 妊娠晚期

（1）定期产前检查：了解胎儿生长发育情况。B 超检查了解胎儿发育情况的同时，可判断胎方位、胎盘位置及胎盘成熟度，估计羊水量等。

（2）计数胎动：胎动监测是最简便有效的评价胎儿宫内情况的方法之一，可通过孕妇自测或 B 型超声监测。胎动计数≥10 次 /2h 为正常，<10 次 /2h 或减少 50% 者，提示子宫胎盘功能不足，胎儿缺氧。

（3）胎儿电子监护：能连续观察并记录胎心率（fetal heart rate，FHR）的动态变化，同时能反应胎心率、子宫收缩、胎动三者间的关系，以评估胎儿宫内安危情况。胎儿电子监护分为产前监护和产程中的监护。

1）胎心率的监测：正常变异的胎心率基线主要由交感神经和副交感神经共同调节。用胎儿电子监护仪记录的胎心率有两种基本变化：胎心率基线及胎心率一过性变化。

胎心率基线：是指在无胎动、无宫缩影响时，持续 10 分钟以上的胎心率平均值。从每分钟心搏次数及 FHR 变异两方面估计胎心率基线。

正常 FHR 维持在 110～160 次 /min，随着妊娠的进展，胎心率呈下降的趋势。FHR>160 次 /min 或 <110 次 /min，历时 10 分钟称为心动过速或心动过缓。

胎心率一过性变化：受胎动、宫缩、触诊及声音等刺激，胎心率发生暂时性加快或减慢,持续 10 余秒或数十秒后又恢复到基线水平,称为胎心率一过性变化。是判断胎儿宫内安危的重要指标。胎心率一过性变化评价指标见下表(表 4-2)。

表 4-2　胎心率一过性变化评价指标

名称	定义	原因及意义
加速	是指子宫收缩后胎心率基线暂时增加 15 次 /min 以上,持续时间 >15s	提示胎儿供氧正常,是胎儿良好的表现。加速原因是胎儿的躯干局部或脐静脉暂时受压。散发的、短暂的胎心率加速是无害的,但若脐静脉持续受压,则进一步发展为减速
减速	短暂性胎心率减慢依据出现、持续的时间和形态分三种类型	
早期减速	减速发生几乎与子宫收缩同时开始,宫缩达到峰值时胎心率达到最低点,宫缩停止后即恢复到基线。下降幅度 <50 次 /min,时间短,恢复快(图 4-16)	宫缩时胎头受压,脑血流量一过性减少(一般无伤害性)的表现,常出现于活跃期。不常见,一旦出现应引起注意,可以尝试改变母亲的体位缓解胎头受压,并密切监护
变异减速	减速与宫缩无特定关系,下降迅速且下降幅度大(>70 次 /min),持续时间长短不一,但恢复迅速(图 4-17)	一般认为是宫缩时脐带受压兴奋迷走神经引起的。对胎儿的影响取决于脐带受压的程度和时间,减速时间越长,振幅变化越大,造成危害就越大
晚期减速	减速多在宫缩高峰后开始出现,即胎心率减速滞后于宫缩高峰期,下降缓慢,下降幅度 <50 次 /min,持续时间长,恢复缓慢(图 4-18)	一般认为是胎盘功能不良、胎儿缺氧的表现,应紧急处理

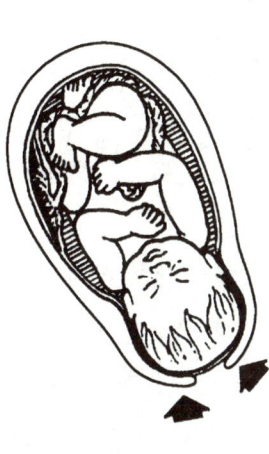

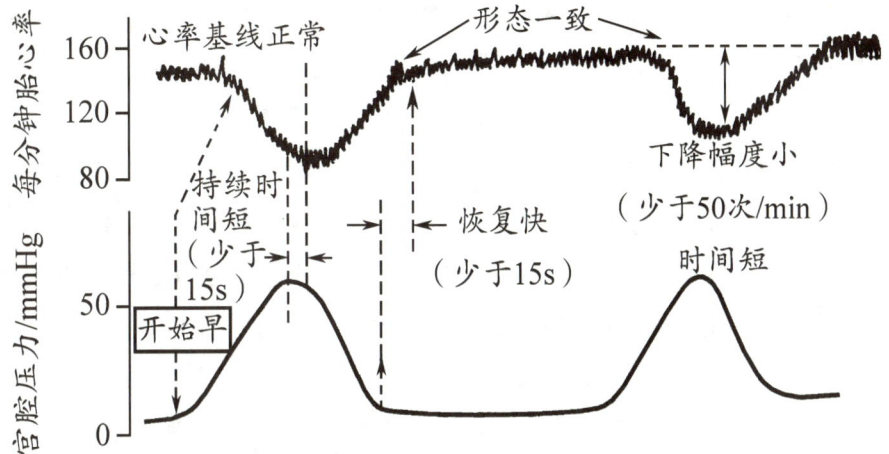

图 4-16　胎心率早期减速

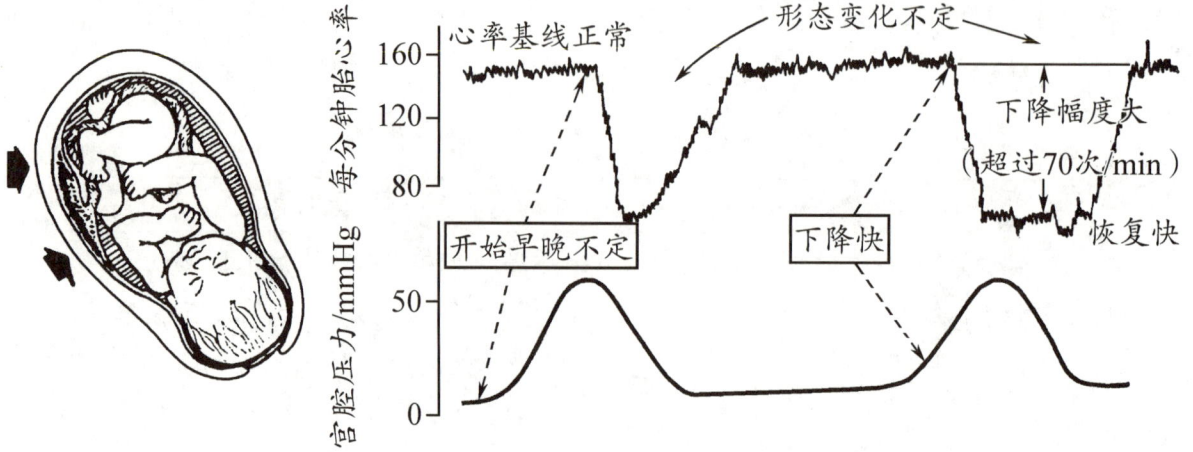

图 4-17　胎心率变异减速

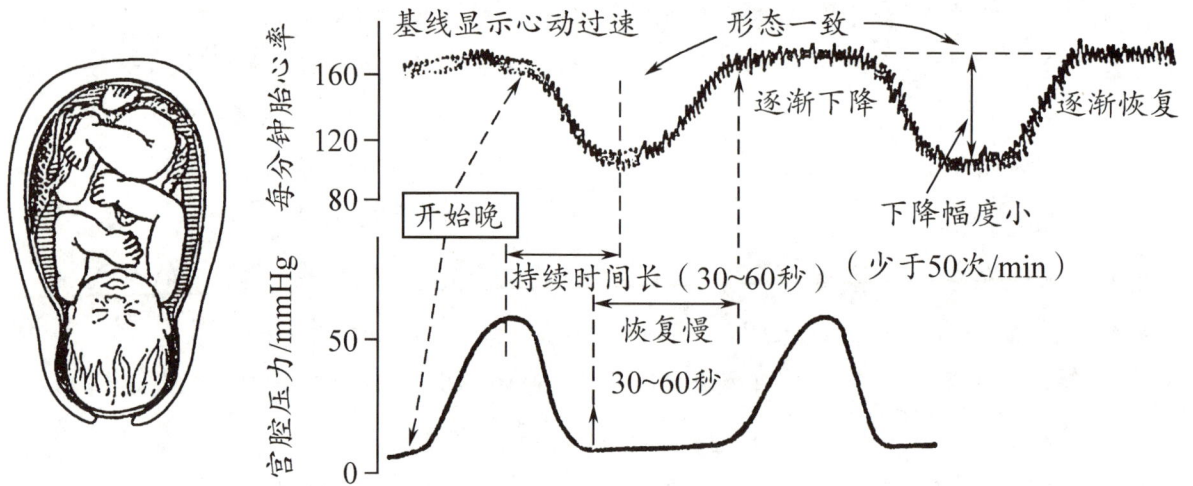

图 4-18　胎心率晚期减速

2）预测胎儿宫内储备能力（表4-3）。

表 4-3　预测胎儿宫内储备能力

项目	定义及方法	结果判定
无应激试验（NST）	观察无宫缩、无外界负荷刺激情况下FHR 的变化和胎动后的反应,以了解胎儿的储备能力 方法:孕妇取半卧位,一个探头放在胎心音区,另一个探头放在宫底下3指处,在描记胎心率的同时,孕妇自觉有胎动时手按机钮在描记胎心率的纸上做记号,至少连续记录20min	1. 每20min 有3次以上胎动伴胎心率加速≥15 次/min,持续时间≥15s,为 NST 有反应型,胎儿储备能力良好,1周后再复查 2. 若胎动数与胎心加速数少于前述情况或胎动时无胎心加速,为 NST 无反应型。NST 无反应型时排除胎儿睡眠情况,如复查仍为无反应型,应寻找原因或进一步做生物物理评分

项目	定义及方法	结果判定
宫缩应激试验（OCT）	使用缩宫素诱导宫缩。通过子宫收缩时减少或阻断绒毛间隙的血流、影响母婴之间气体交换的生理性一过性缺氧，从而了解胎儿的储备能力 方法：符合试验条件的子宫收缩为每10min 有 3 次宫缩，而且每次宫缩持续 30~40s。观察 20min 内宫缩时胎心率的变化	1. 无晚期减速和明显的变异减速为阴性，提示胎盘功能良好 2. 多次宫缩后反复出现晚期减速为阳性，提示胎盘功能减退

（4）胎儿生物物理监测：即综合胎心电子监护及 B 超检查所示某些生理活动，以判断胎儿有无急、慢性缺氧的一种产前监护方法。根据曼宁（Manning）评分法（表 4-4），共五项指标，每项 2 分，满分 10 分，10~8 分无急、慢性缺氧，8~6 分可能有急性缺氧或慢性缺氧，6~4 分有急性缺氧或慢性缺氧，4~2 分有急性缺氧伴慢性缺氧，0 分有急、慢性缺氧。

表 4-4　曼宁评分法

项目	2 分（正常）	0 分（异常）
无应激试验（20min）	≥2 次胎动伴胎心加速≥15 次/次/min，持续≥15s	<2 次胎动；胎心加速 <15 次/min，持续 <l5s
胎儿呼吸运动（30min）	≥1 次，持续≥30s	无；或持续 <30s
胎动（30min）	≥3 次躯干和肢体活动（连续出现计 1 次）	≤2 次躯干和肢体活动
肌张力	≥1 次躯干和肢体伸展后恢复到屈指，手指摊开合拢	无活动；肢体完全伸展；伸展缓慢，部分恢复屈曲
羊水量	羊水暗区垂直直径≥2cm	无或羊水最大暗区垂直直径 <2cm

（二）胎盘功能检查

通过胎盘功能检查可以间接了解胎儿在宫内的健康状况。

1. 雌三醇（E_3）测定　孕妇尿雌三醇及血清游离雌三醇随孕周而增加，以维持正常妊娠。可测尿雌激素/肌酐（E/C）比值，>15 为正常值，10~15 为警戒值，<10 为危险值。

2. 胎盘生乳素（HPL）　妊娠足月 HPL 值为 4~11mg/L，若该值于妊娠足月 <4mg/L，或突然降低 50%，提示胎盘功能低下。

3. 特异性 β 糖蛋白测定　若该值于妊娠足月 <170mg/L，提示胎盘功能下降。

（三）胎儿成熟度检查

测定胎儿成熟度的方法,除计算胎龄、测子宫长度、腹围[胎儿体重(g)=宫高(cm)×腹围(cm)+200]及B型超声测量(BPD>8.5cm)外,还可通过经腹壁羊膜腔穿刺抽取羊水,进行下列项目检测:

1. 羊水卵磷脂/鞘磷脂(L/S)比值　L/S比值随孕周而上升,该值>2提示胎儿肺成熟。

2. 磷脂酰甘油　在妊娠35周时可测出,提示胎肺成熟,正确性高于L/S。

3. 羊水泡沫试验　是一种快速而简便测定羊水中表面活性物质的试验,可判断胎肺成熟度。

第五节　妊娠期体重管理

孕期体重适宜增长是母婴健康的重要基础。孕妇体重变化可以反映孕妇和胎儿生长发育正常与否,若孕妇孕期体重增长过高或过低,都会对分娩以及胎儿的健康造成影响,做好孕期体重管理意义重大。

一、妊娠期体重变化

正常情况下,妊娠13周前体重无明显变化,以后平均每周约增加350g,正常妊娠晚期每周体重增加不超过500g,至妊娠足月时,体重平均增加12.5kg。

孕妇体重异常变化表现为孕妇孕期体重增加过少或者过多,对胎儿的健康都会有不同程度的影响。妊娠期体重增长过少或过慢易导致胎儿发育迟缓、早产、低体重儿等;增长过多或过快则可导致妊娠高血压、妊娠糖尿病、巨大儿、难产等。

（一）孕妇体重增长过少对胎儿的影响

1. 影响发育　母体无法为胎儿提供充足的营养,胎儿发育迟缓甚至停滞。

2. 低体重儿　孕妇体重增长过少,胎儿体重低于正常新生儿,皮下脂肪少、保温能力相对较差、呼吸功能及代谢功能也比较弱,免疫力和抵抗力相对正常体重的胎儿都要差一些,更容易患病。

（二）孕妇体重增长过多对胎儿的影响

1. 容易引发难产　孕妇体重增长过多,胎儿的体重也同样增加,体重越重,难产的可能性就越大;其产道会因为脂肪压迫而使得弹性减弱,容易出现宫缩乏力、产后出血,严重还会导致新生儿窒息等情况。

2. 容易出现巨大儿　孕妇孕期摄入过多的营养,导致胎儿增长过快过重。

二、护　理

（一）科学监测体重

妊娠期孕妇应根据妊娠前体重指数（BMI）估算妊娠期体重增长总量和增长速率：BMI= 体重（kg）/[身高（m）]²。

根据妊娠前 BMI 对应理想体重增长重量，就可以判断整个孕期体重增加合适范围。目前常用妊娠前 BMI 对应孕期增重标准（表 4-5）。

表 4-5　妊娠前 BMI 对应孕期增重标准

妊娠前 BMI	孕期增重标准数 /kg
BMI<18.5	12.5 ~ 18
18.5≤BMI<24	11.5 ~ 16
24≤BMI<28	7 ~ 11.5
BMI≥28	5 ~ 9，特别肥胖者应单独咨询医生

指导孕妇每周至少一次进行体重监测，可以通过在家使用安全秤测量体重，动态了解孕妇体重变化情况。孕期体重不增加或增加体重小于正常，可能是胎儿宫内发育迟缓或孕妇营养不良；如体重超过每周 500g，除营养过剩导致的肥胖外，还应考虑水肿、双胎、羊水过多等，应明确原因及时处理。

（二）膳食指导

妊娠期应均衡膳食，注意食物合理搭配，提高食物营养价值及蛋白质的利用率；养成良好的进餐习惯，应重视早餐、少食多餐，但不提倡夜间加餐；可适当增加粗粮、蔬菜等能量低食物，让孕妇产生饱足感而不容易发胖。不同妊娠期各有不同膳食指导特点。

1. 妊娠早期膳食原则　①饮食清淡，易于消化；②少量多餐；③摄入足量富含碳水化合物的食物；④进食富含叶酸食物。

2. 妊娠中晚期膳食原则　①适当增加鱼、禽、蛋、瘦肉、海产品摄入；②适当增加奶类摄入；③摄入含铁丰富的食物。

3. 妊娠期膳食指导建议见表 4-6。

表 4-6　妊娠期每日膳食指导建议

种类	妊娠早期	妊娠中晚期
谷类、薯类及杂豆	200 ~ 300g	300 ~ 400g
水	1 200ml	1 200ml

种类	妊娠早期	妊娠中晚期
蔬菜类	300~500g（以绿叶菜为主）	300~500g（绿叶菜占 2/3）
水果类	100~200g	200~400g
鱼、禽、蛋、肉类（含动物内脏）	150~200g（其中鱼类、禽类、蛋类各 50g）	200~250g（其中鱼类、禽类、蛋类各 50g）
奶类及奶制品	200~250g	300~500g
大豆类及坚果	50g	40~60g
植物油	15~20g	25~30g
盐	6g	6g

（三）合理运动

运动不足是导致孕妇肥胖的常见原因,孕期需合理运动,以中等强度运动为宜,如散步、快走、孕妇体操、孕妇瑜伽等。步行是常用、安全的运动方法,每天步行持续时间 20~40 分钟,餐后 30 分钟开始,坚持每周至少 3~4 次。运动时要注意保暖,衣服样式要宽松,穿合脚的平底鞋,避免过度疲劳,不要做大幅度和急促的动作,特别注意避免过度拉伸关节,尤其在妊娠后期。运动中注意及时补充水分。

章末小结

本章学习重点是妊娠期妇女的生理心理特点、妊娠期护理、常见症状及护理,能按护理程序完成不同孕期妇女的护理评估、常见护理诊断/问题、实施护理措施。学习难点为妊娠期妇女的护理评估、护理措施。在学习过程中注意早期妊娠与中、晚期妊娠的护理重点的不同,能熟练掌握不同妊娠阶段常见问题及处理。在工作中紧紧围绕"母婴健康"这个中心,体现人文关怀,关心、关爱孕妇。注重理论联系实际,各项护理措施科学、有效,能按预期目标及时完成护理评价,培养提高运用知识解决问题的能力。

（赖素艺）

❓ 思考与练习

1. 胎盘功能有哪些?

2. 章女士,29 岁。停经 7 周,乏力、恶心 5 天就诊。平素月经规律,末次月经为 2021 年 9 月 3 日。体格检查:无异常。妇科检查:外阴已婚未产型;阴道畅;宫颈光滑,紫蓝色;子宫略增大,质柔软;双附件未见异常。辅助检查:尿妊娠试验（+）,超声检查示宫内妊娠,见胎心搏动。护士告知她已怀孕,处于妊娠早期。章女士又惊又喜,丈夫也非常高兴,他们咨询责任护士"我们需要注意什么有利于孩子生长""孩子什么时候出生"等一系列问题。

请思考:

(1)预产期是哪天?怎样计算?

(2)对章女士如何实施健康指导?

3. 刘女士,28岁。已婚,平素月经规律,现停经48天,感觉恶心、食欲减退。经过检查,确诊早孕,刘女士表现惊讶、不敢相信,而后接受事实,但恶心、呕吐使她很不舒服,也让她紧张,担心会影响胎儿健康,她询问责任护士为什么会有这些反应。

请思考:

(1)为确定诊断,最快速、准确的方法是什么?

(2)妊娠早期会出现哪些反应?

4. 汪女士,26岁。初孕妇,妊娠 38^{+3} 周,自觉胎动不如以前活跃,担心胎儿状况不良,今天特来院检查。经检查,孕妇一般状况良好,胎心率 138 次 /min,枕右前位,胎先露已入盆,测宫底高度 32cm,腹围 102cm。

请思考:

(1)如何正确解释胎动变化的情况。

(2)可以做哪项检查来解除孕妇的担忧?

第五章 分娩期妇女的护理

05章 数字资源

1. 具有健康的心理和爱岗敬业、乐于奉献的职业品格,能给予服务对象人文关怀。
2. 掌握分娩期妇女的护理评估、护理措施。
3. 熟悉分娩期妇女的特点、护理诊断、护理目标、分娩镇痛的方法及护理。
4. 了解分娩期妇女的护理评价。
5. 学会分娩期的护理技能。

工作情景与任务

导入情景:

邬女士,26 岁。初孕妇,现妊娠 39 周,今晨阴道排出少量血性分泌物,无腹痛,阴道无流水,她很紧张,担心胎儿安全,也害怕会发生难产,赶紧到医院咨询,助产士小王接待了她。

工作任务:

1. 作为母婴护理从业人员,应具备的职业素质。
2. 小王向邬女士解释阴道排出血性分泌物的原因。
3. 顺产和难产由哪些因素决定?

第一节 影响分娩的因素

妊娠满 28 周及以后,胎儿及其附属物从母体全部娩出的过程,称为分娩(delivery)。影响分娩的四因素包括产力、产道、胎儿及产妇的精神心理因素。各因素均正常并能相互适应,胎儿能顺利经阴道娩出,为正常分娩。

一、产　力

产力是将胎儿及其附属物从子宫内逼出的力量,包括子宫收缩力、腹肌及膈肌收缩力和肛提肌收缩力。

（一）子宫收缩力

子宫收缩力简称宫缩,是临产后的主要力量,贯穿整个分娩过程。正常宫缩具有以下特点:

1. 节律性　宫缩的节律性是临产的重要标志。表现为子宫体肌不随意、有节律的阵发性收缩。每次宫缩都是由弱到强(进行期),维持一段时间(极期),随后又逐渐由强到弱(退行期),最后消失进入间歇期(图5-1)。如此反复直至分娩结束。临产初期宫缩持续30秒,间歇期5～6分钟。随着产程进展,持续时间逐渐延长,间歇期逐渐变短,宫口开全后,宫缩持续时间可达60秒,间歇期缩至1～2分钟。

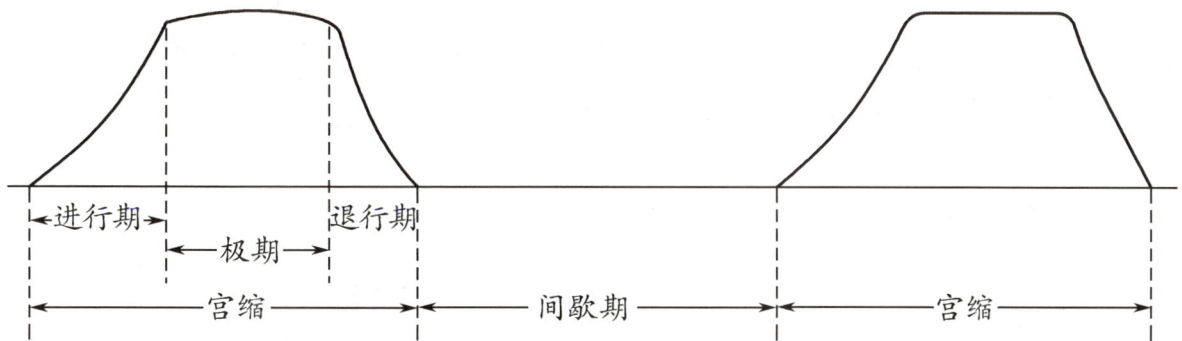

图 5-1　正常宫缩节律性

2. 对称性和极性　正常宫缩起自两侧子宫角,迅速向宫底中线集中,左右对称,然后向子宫下段扩散,均匀遍及整个子宫,此为子宫收缩的对称性。宫缩以宫底部最强最持久,向下逐渐减弱,此为子宫收缩的极性。

3. 缩复作用　宫缩时子宫体部肌纤维缩短变粗,间歇期肌纤维松弛但不能完全恢复到原来的长度,经过反复的收缩,肌纤维越来越短,此为子宫收缩的缩复作用。

（二）腹肌及膈肌收缩力

腹肌及膈肌收缩力是第二产程胎儿娩出的重要辅助力量。当宫口开全、先露部下降至盆底时,反射性地引起排便感,使产妇主动屏气用力,腹肌和膈肌收缩使腹内压增高,促使胎儿娩出。过早地使用腹压易造成宫颈的水肿,导致产程延长。

（三）肛提肌收缩力

当胎先露下降压迫盆底时,引起肛提肌的收缩,帮助先露部进行内旋转;当先露部位于耻骨弓下时,可协助胎头仰伸及娩出;胎儿娩出后,还有助于胎盘娩出。

二、产　道

产道是胎儿娩出的通道,包括骨产道和软产道两部分。

(一)骨产道

骨产道指真骨盆,其大小、形状与分娩关系密切。骨盆各平面及径线(内容见第二章　第一节　女性生殖系统解剖　骨盆各平面构成及径线)。

(二)软产道

由子宫下段、宫颈、阴道及骨盆底软组织构成的弯曲管道。

1. 子宫下段的形成　由非孕时长约 1cm 的子宫峡部逐渐被拉长至 7～10cm 而形成。由于子宫上下段的肌壁厚薄不同,在两者间的子宫内面形成环状隆起,成为生理缩复环(图5-2)。

2. 宫颈的变化　临产前宫颈管长 2～3cm,临产后逐渐短缩、展平直至消失。随着分娩的进展,由于宫缩、前羊水囊及胎先露的扩张作用,宫颈外口逐渐扩大达 10cm,即宫口开全。初产妇多是宫颈管先消失后再扩张,经产妇则多是宫颈管消失与扩张同时进行(图5-3)。

3. 阴道、骨盆底及会阴的变化　临产后,前羊水囊及胎先露下降压迫骨盆底,使软产道下段扩张成一个向前弯的长筒,前壁短后壁长,阴道外口开向前上方。阴道黏膜皱襞展平使腔道加宽。同时,肛提肌向下及向两侧扩展,肌纤维拉长,使 3～4cm 厚的会阴体变为 2～4mm,以利于胎儿通过。分娩时,由于会阴体部承受压力大,可造成裂伤。

三、胎　儿

胎儿大小、胎位、胎儿发育有无异常均与分娩能否正常进行有关。

(一)胎儿大小

胎头是胎儿最大、可塑性最小、最难通过产

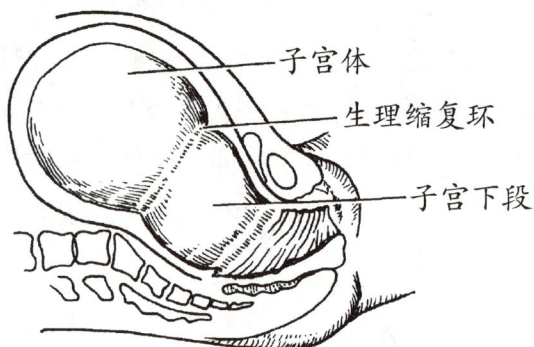

图 5-2　生理缩复环

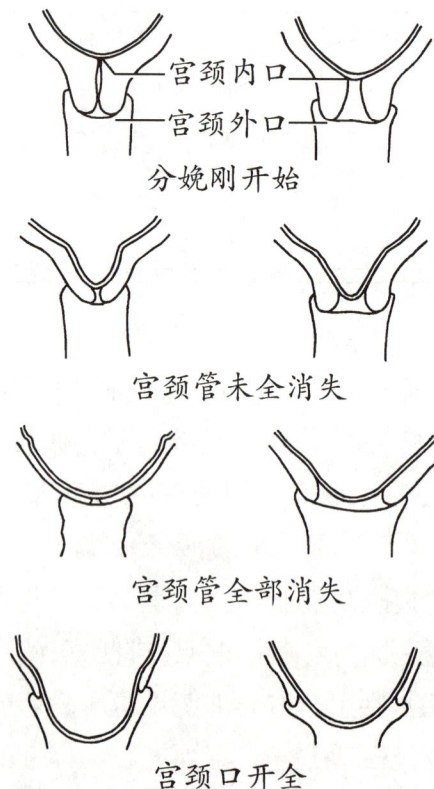

图 5-3　宫颈管消失与宫口扩张

（1）初产妇　　（2）经产妇

道的部分。胎儿过大导致胎头径线过大,分娩时不易通过产道;胎儿过熟致颅骨过硬,胎头不易变形,也可引起相对头盆不称,造成难产。

1. 胎头颅骨　由顶骨、额骨、颞骨各2块及枕骨1块构成(图5-4)。胎儿各颅骨间留有缝隙称颅缝。两颅缝交界空隙较大处称囟门,胎头前部菱形的称前囟(大囟门),后部三角形的称后囟(小囟门)。囟门是确定胎方位的重要标志。分娩时颅骨可轻度重叠使其变形,胎头体积缩小,有利娩出。

2. 胎头径线(图5-4)

(1)双顶径:两顶骨隆突间的距离,足月胎儿平均值为9.3cm,是胎头最大横径,可通过B超测量此横径来估计胎儿大小。

(2)枕额径:鼻根至枕骨隆突的距离,足月胎儿平均值为11.3cm,胎头常以此径衔接。

(3)枕下前囟径:前囟中点至枕骨隆突下方的距离,足月胎儿平均值为9.5cm,胎儿俯屈后以此径通过产道。

(4)枕颏径:颏骨下方中央至后囟顶部的距离,足月胎儿平均值为13.3cm,是最大径线,胎头若以此径线衔接则不能通过产道。

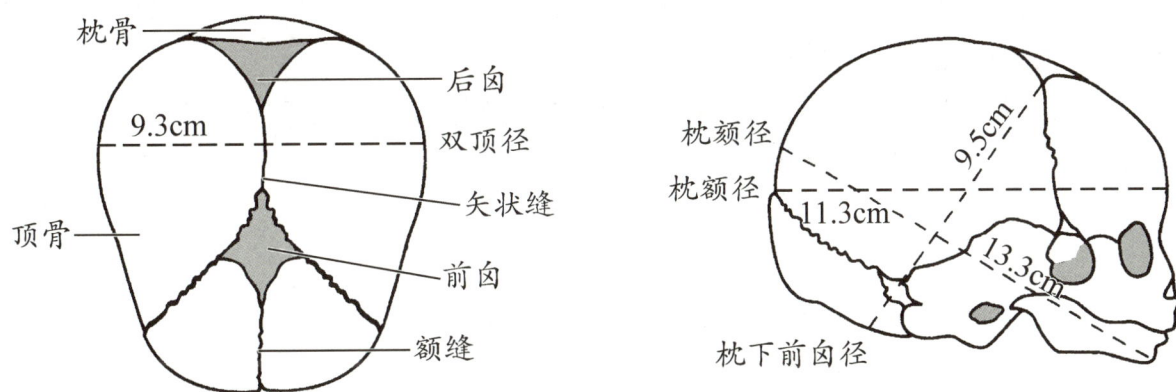

图5-4　胎头颅骨、颅缝、囟门、径线

(二)胎位

若为纵产式,胎儿容易通过产道。胎儿以头的周径最大、肩径次之、臀周径最小。若胎头可以顺利通过产道,则肩和臀的娩出一般没有困难。因此,头先露有利于胎头娩出。臀位时胎头娩出困难,横位时妊娠足月的活胎不能通过产道。

(三)胎儿发育异常

胎儿某一部位发育异常使胎头或胎体过大,通过产道常发生困难,如脑积水、联体双胎、巨大儿等。

四、产妇的精神心理因素

分娩对于产妇是一种压力源,产妇在很多情况下产生焦虑和恐惧等心理情绪反应。

如:担心胎儿畸形、难产、怀疑自己对分娩的承受力、分娩疼痛、分娩中出血、分娩意外、住院造成的陌生感、医院环境的刺激及与家人分离的孤独感等。

产妇紧张、焦虑和恐惧的心理状态可刺激交感神经兴奋,儿茶酚胺分泌增加,血管收缩、血压升高、心率加快、呼吸急促。因血管收缩,一是导致子宫缺血缺氧使产妇疼痛感显著,二是可引发胎儿窘迫、宫缩乏力,导致宫口扩张缓慢、胎儿下降速度减慢,产程延长,如不及时纠正,产妇可因过度消耗发生循环衰竭,甚至威胁母儿生命。

护理人员应加强分娩期教育,了解产妇的心理需求,在整个分娩过程中给予产妇情感和行为上的支持,尊重产妇的判断,鼓励其参与决策的制订。通过教会产妇使用呼吸技巧和躯体放松技术以减轻疼痛,开展导乐陪伴分娩、家庭式产房、水中分娩等多种方式,帮助产妇缓解不良情绪、树立自然分娩的信心。

第二节　枕先露的分娩机制

分娩机制(mechanism of labor)是指胎儿先露部为了适应骨盆各平面的不同形状与大小,被动地进行一系列适应性转动,以其最小径线通过产道的全过程。临床上以枕左前位最多见,故以枕左前位的分娩机制为例说明(图5-5)。

1. 衔接　胎头双顶径进入骨盆入口平面,胎头颅骨最低点接近或达到坐骨棘水平,称为衔接也称入盆。胎头呈半俯屈状态以枕额径衔接,胎头矢状缝位于骨盆入口平面右斜径上,枕骨位于骨盆的左前方。初产妇多在预产期前1~2周,经产妇多在分娩开始后衔接。

2. 下降　胎头沿着骨盆轴前进的动作,称为下降。下降贯穿于分娩的全过程,与其他动作相伴随。下降动作呈间歇性,即宫缩时胎头下降,间歇时胎头稍回缩。初产妇胎头下降较经产妇慢,与宫口扩张缓慢、软组织阻力大有关。临床上以胎头下降的程度作为判断产程进展的重要标志。

3. 俯屈　当胎头入盆后以枕额径降至骨盆底时,呈半俯屈状态的胎头枕部遇肛提肌的阻力,进一步俯屈,使下颌紧贴胸部,枕额径变为枕下前囟径,以适应产道的最小径线继续下降。

4. 内旋转　胎头到达中骨盆时,为适应中骨盆形态、大小,枕部向前旋转45°达耻骨联合后方,使矢状缝与中骨盆及骨盆出口前后径相一致的动作,称为内旋转。一般在第一产程末完成。

5. 仰伸　胎头完成内旋转后,宫缩和腹压继续迫使胎头下降,而肛提肌收缩力则将胎头向前推进,二者合力使胎头沿骨盆轴方向推动,当胎头枕骨达耻骨联合下缘时,以耻骨弓为支点,逐渐仰伸,胎头的顶、额、鼻、口、颏相继娩出。当胎头仰伸时,胎儿双肩沿左斜径进入骨盆入口。

6. 复位及外旋转　胎头娩出后,为使胎头与胎肩恢复正常关系,胎头枕部向左旋转

45°称为复位。胎肩在下降过程中为适应中骨盆及出口平面的形状,前(右)肩向前、向母体中线旋转45°,使双肩径转成与出口前后径一致。胎头随之在外继续向母体左外侧旋转45°,以保持胎头与胎肩的正常关系,称为外旋转。

7. 胎肩及胎儿娩出 完成外旋转后,胎儿前(右)肩在耻骨弓下先娩出,后(左)肩从会阴前缘娩出。胎儿双肩娩出后,胎体及胎儿下肢随之顺利娩出。

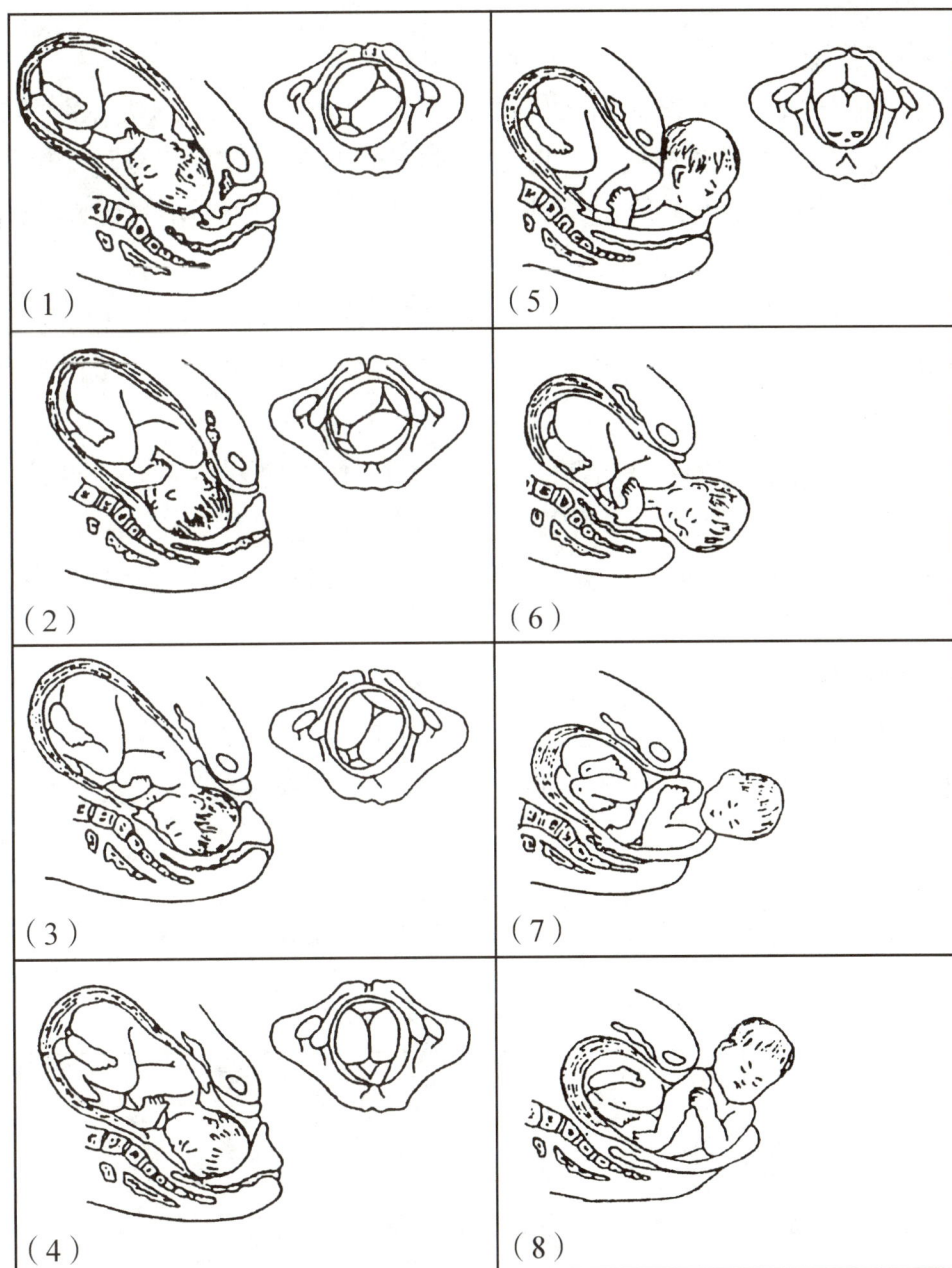

图 5-5 枕左前位的分娩机制示意图

第三节　先兆临产、临产诊断及产程分期

一、先兆临产及临产诊断

（一）先兆临产

分娩开始之前，孕妇常出现一些预示不久将临产的症状，称先兆临产。

1. 不规律宫缩　临产前 1~2 周，孕妇常有不规律宫缩，其特点：①宫缩时疼痛感主要集中在下腹部，不伴有宫颈管消失、宫口扩张和胎先露下降；②宫缩持续时间短（<30 秒），间歇时间长（>10 分钟），且不规律；③宫缩常在夜间出现，次日清晨消失；④若给予强镇静药物，宫缩可被抑制，故它又称为假临产。

2. 胎儿下降感　在临产前 1~2 周，因胎先露部进入骨盆入口，子宫底高度下降，孕妇自觉上腹部较前舒适，有轻松感，食欲增强，食量增多，呼吸较前轻快。因下降的胎先露压迫膀胱，常出现尿频。

3. 见红　分娩开始前 24~48 小时内，由于宫颈内口附近的胎膜与该处的子宫壁分离，毛细血管破裂可有少量出血，与阴道分泌物混合从阴道排出，称为见红。它是分娩即将开始的比较可靠的征象。若阴道流血量多于平时月经量，应考虑为病理性妊娠晚期出血的可能。

（二）临产诊断

临产的主要标志是出现规律宫缩，持续 30 秒或以上，间歇 5~6 分钟，且强度逐渐增强，伴有进行性宫颈管消失、宫口扩张和胎先露下降。给予强镇静药物，宫缩不能被抑制。

🔧 知识拓展

Bishop 宫颈成熟度评分法

指标	分数			
	0	1	2	3
宫口开大情况 /cm	0	1~2	3~4	≥5
宫颈管消退 /%（未消退为 2~3cm）	0~30	40~50	60~70	≥80
胎先露位置（坐骨棘水平 =0）	-3	-2	-1~0	+1~+2
宫颈硬度	硬	中	软	软
宫口位置	朝后	居中	朝前	朝前

注：根据评分情况预估试产的成功率；满分 13 分，>9 分均成功，7~9 分的成功率 80%，4~6 分的成功率 50%，≤3 分均失败。

二、产 程 分 期

（一）总产程

总产程即为分娩全过程，是指从规律宫缩开始至胎儿、胎盘娩出为止。它具体分为三个产程。

（二）产程划分

1. 第一产程（宫颈扩张期）　从规律宫缩开始至宫口开全，分为潜伏期和活跃期。潜伏期是指从临产到宫口扩张 <4cm；活跃期是指宫口扩张≥4cm 到宫口开全。初产妇宫颈较紧，宫口扩张缓慢，潜伏期一般不超过 20 小时；经产妇宫颈较松，宫口扩张较快，潜伏期不超过 14 小时。

2. 第二产程（胎儿娩出期）　从宫口开全至胎儿娩出。初产妇最长不应超过 3 小时，经产妇不应超过 2 小时；实施硬膜外麻醉者，初产妇最长不应超过 4 小时，经产妇不应超过 3 小时。

3. 第三产程（胎盘娩出期）　从胎儿娩出至胎盘娩出。约需 5～15 分钟，不超过 30 分钟。超过 30 分钟胎盘未娩出称为胎盘滞留。

第四节　分娩期妇女特点

一、生 理 特 点

（一）第一产程

1. 腹部阵发性疼痛　产程开始后规律宫缩，使产妇出现腹部阵发性疼痛，产程初期，因宫缩持续时间较短强度较弱，产妇疼痛感不明显。随产程进展，宫缩持续时间渐长，间歇时间逐渐缩短，且强度逐渐增加，产妇的疼痛感增强。由于长时间疼痛刺激，产妇不能很好休息，使体能消耗增大。

2. 宫口扩张　在规律宫缩和胎先露压迫的作用下，宫颈管逐渐缩短直至展平消失，宫口逐渐扩张直至开全，阴道检查或肛门检查可以确定宫口扩张程度。宫口扩张潜伏期较慢，进入活跃期后加快。当宫口扩张至直径 10cm 时称为宫口开全，此时宫口边缘消失，子宫下段、宫颈及阴道形成宽阔的管腔。

3. 胎先露下降　胎先露下降程度以坐骨棘为标志，是决定能否经阴道分娩的重要观察指标。定时检查明确胎头颅骨最低点的位置（平坐骨棘为"0"即：S=0，位于坐骨棘水平以上用负值表示，位于坐骨棘水平以下用正值表示），观察产程进展。

4. 胎膜破裂　简称破膜。宫缩时，子宫羊膜腔内压力增高，胎先露部下降入盆后，将羊水阻断为前后两部分，胎先露部前面羊水称前羊水，形成前羊水囊，有助于扩张宫口。当羊膜腔压力达到一定程度时胎膜自然破裂。自然破膜多发生在第一产程末宫口近开全时。

（二）第二产程

1. 腹部阵发性疼痛感增强　进入第二产程后,子宫收缩持续时间更长,可达到50～60秒或以上,间歇时间缩短仅为1～2分钟。因子宫收缩的增强,腹部阵痛感加剧,产妇不能正常休息和进食,容易疲劳。

2. 排便感　当胎头下降抵达盆底时,压迫直肠前壁,产妇出现反射性排便感,不自主屏气增加腹压,此时,腹肌、膈肌、肛提肌均开始参与分娩过程。

3. 肛门松弛、会阴变薄　第二产程随着胎头下降压迫盆底组织,会阴逐渐膨隆,极度伸展,厚度由原来3～4cm延展至2～4mm,肛门括约肌变得松弛。

4. 胎头拨露　宫缩时胎头露出阴道口,宫缩间歇期,胎头又缩回阴道内,称胎头拨露。

5. 胎头着冠　当胎头双顶径越过骨盆出口横径,宫缩间歇时胎头不再回缩,称胎头着冠。

6. 胎儿娩出　产程继续进展,胎头娩出。接着发生胎头复位及外旋转,随之前肩和后肩娩出,胎体很快娩出,后羊水随之涌出。经产妇的第二产程短,有时仅需几次宫缩即可完成胎儿娩出。

7. 生命体征　分娩过程中,因产力的增强以及机体能量消耗引起的代谢加速,体温可有轻度增高,一般不超过38℃,脉搏和呼吸频率加快。血压在宫缩时平均增高5～10mmHg。

（三）第三产程

1. 腹部阵痛感减轻　胎儿娩出后,宫缩暂时停止,产妇有轻松感。数分钟后宫缩再次出现,产妇再次出现腹部阵痛,程度较轻。随着子宫继续收缩,宫腔容积明显缩小,胎盘不能相应缩小而与子宫壁发生错位剥离。剥离面出血形成积血,子宫继续收缩使胎盘完全剥离而娩出。

2. 胎盘完全剥离征象　①子宫体变硬呈球形,宫底升高达脐上;②阴道口外露的脐带自行下降延长;③少量阴道流血;④用手掌尺侧在产妇耻骨联合上方轻压子宫下段时,子宫底上升而外露脐带不回缩。

3. 胎盘娩出方式　①胎儿面娩出式:即胎盘从中央开始剥离,而后向周围剥离,其特点是胎盘娩出后才有阴道流血,此方式临床多见。②母体面娩出式:即胎盘从边缘开始剥离,血液沿剥离面流出,其特点是先有较多的阴道流血,随后胎盘娩出。

4. 产妇疲乏　第一产程、第二产程产妇消耗了大量的体能,又没有得到及时补充,在胎儿娩出后表现出疲乏无力、嗜睡,甚至因体内热量不足出现寒战。

5. 生命体征变化　产妇的呼吸变浅、变慢,心率减慢,体温变化不大。因胎儿娩出后,产妇腹部压力骤减,回心血量暂时性减少,心排血量减少,短时间内可有血压下降,严重者可能出现产妇晕厥及休克。

二、心 理 特 点

1. 紧张、焦虑与恐惧　①知识缺乏引起:初产妇由于没有分娩经验,产前若从其他产妇处接受了分娩如何痛苦和危险的信息,又听到其他产妇的呻吟或哭叫,导致紧张、恐惧。②疼痛不适引起:随着产程的进展,宫缩逐渐增强,腹痛也逐渐加重,产妇期待尽快结束分娩,又因害怕疼痛,常导致紧张、恐惧心理。

2. 分离与依赖　①陌生的分娩环境、与家属分离,绝大多数产妇表现出强烈的依赖性,对父母、丈夫的依赖心理很强;②宫缩引起腹痛增强会加重依赖心理,表现为强烈要求有亲人在身边陪伴,否则会加重恐惧与烦躁;③部分产妇孤独感强烈,用手牵拉陪伴者或医务人员的手不肯松开,害怕无人陪伴,害怕出现异常情况无人帮助。产妇得不到应有的心理安慰,可能出现无助、悲观失望。

3. 缺乏自信　产妇自信心的丧失与恐惧密切相关。部分产妇因惧怕疼痛和出现意外,对自然分娩缺乏信心,时刻担心自己不能顺利完成分娩,不管是否有剖宫产的指征都强烈要求剖宫产。产妇的心理状态影响产程进展,可导致宫缩乏力,产程延长。

三、社 会 特 点

分娩的经历对于女性及其家庭会产生影响,甚至导致心理疾病。①产妇在分娩时希望得到丈夫、亲人、朋友的陪伴和支持。家属随着产程进展也会表现出焦虑不安,希望陪伴在产妇身边,给予支持和帮助,免去对产妇的担忧。②第二产程产妇基本适应产房环境。但随着产程进展,产妇会更加紧张、焦虑与烦躁,产妇家属会因产妇分娩即将进入关键时刻和与产妇分离而倍加紧张、焦急和担忧。③在胎儿娩出后,因产妇家属将注意力转移到新生儿,可能疏忽对产妇的照顾,增加产妇的心理压力。

第五节　产 程 护 理

工作情景与任务

导入情景:

邓女士,28 岁。初孕妇,现妊娠 39 周,阵发性腹痛并逐渐增强 4 小时入院待产。产前检查各项记录均无异常,听诊心肺无异常,精神较紧张。产科检查:宫缩持续 50 秒、间歇 3～4 分钟,胎心 140 次 /min,宫口开大 4cm,先露为头,枕左前位,胎头颅骨最低点 S＝－1,目前腹部阵痛已经 10 小时,宫口已经开全。

工作任务:

1. 作为母婴护理从业人员,应具备的职业素质。

2. 评估该产妇目前所处的产程。

3. 对该产妇的护理措施。

一、第一产程的护理

【护理评估】

对产妇评估应具有科学严谨的工作态度,要全面、准确、及时,评估过程中要充分体现对产妇的关爱,为产妇提供个体化的、及时优质的护理服务。

(一)健康史

1. 一般情况　包括姓名、年龄、孕次、产次、末次月经和预产期。

2. 本次妊娠经过　阅读产前检查记录,包括全身检查、产科检查、实验室检查及特殊检查结果,了解妊娠期有无并发症及处理情况。

3. 生育史　包括妊娠的次数,是否有妊娠合并症及并发症,分娩方式,胎儿出生体重,新生儿出生状况。

4. 既往史　了解是否有药物过敏史、手术史,是否患心脏病、高血压、糖尿病、肝肾疾病等。

5. 家族史　家族中是否有遗传性疾病、血液病、高血压等慢性疾病。

(二)身体状况

测量体温、脉搏、呼吸、血压,评估宫缩情况、胎产式、胎方位、胎先露及下降程度、子宫颈口扩张情况、胎心率,检查产道是否异常,观察是否破膜、会阴状况。

(三)心理 – 社会状况

1. 了解此次妊娠的背景　是计划妊娠还是意外妊娠,是否为不孕症经治疗后怀孕。

2. 评估对分娩是否有足够的心理准备　如是否学习过有关分娩的知识,是否了解过分娩过程。

3. 评估对分娩的反应　分娩过程中的产妇往往表露"担心腹中孩子能否健康,能不能顺产,自己将会面临哪些情况"。产妇如果过度恐惧、焦虑、紧张,会不断叫喊:"我痛死了,我不生了""我没力气了,快给我剖宫产吧"。

4. 产妇需要关心、支持和帮助　了解产妇需要哪些支持和帮助,新入院的产妇会产生明显的孤独和依赖感,需要丈夫、父母或家人全程陪护、关心、支持和帮助。

(四)辅助检查

应用胎儿电子监护仪可描记宫缩曲线,可以看出宫缩强度、宫缩持续时间和间歇时间,是反映宫缩的客观指标。同时,可观察胎心率的变化与宫缩、胎动的关系,能够判断胎儿在宫内的安危情况。

【常见护理诊断/问题】

1. 急性疼痛　与逐渐增强的子宫收缩有关。

2. 舒适度减弱　与子宫收缩、膀胱充盈、胎膜破裂有关。

3. 知识缺乏：缺乏配合分娩的相关知识。

4. 潜在并发症：产力异常、胎儿窘迫。

5. 焦虑、恐惧　与疼痛和担心胎儿健康有关。

【护理目标】

1. 产妇疼痛感减轻。

2. 产妇舒适感增强。

3. 产妇能描述正常分娩过程，并能与医务人员配合。

4. 产力异常和胎儿窘迫能被及时发现和处理。

5. 产妇情绪稳定，有信心配合医务人员完成分娩过程。

【护理措施】

（一）一般护理

1. 观察生命体征　测体温、脉搏、呼吸，每日 2 次；在宫缩间歇时每 4～6 小时测量血压 1 次。若发现血压升高增加测量次数，应报告医师，给予相应处理。正常情况下每 8 小时测量体温 1 次，若胎膜早破或有感染征象的产妇，应 4 小时测量体温 1 次，体温超过 37.5℃，应报告医师。

2. 补充水分和热量　第一产程时间长，因宫缩产妇体力消耗较大、出汗多，应鼓励产妇在宫缩间歇期及时补充水分，少量多次进高热量、易消化的食物，不能进食者，必要时静脉输液，以保证体力。

3. 活动与休息　临产后若宫缩不强、胎膜未破的产妇，可在室内适当活动，听音乐、看电视以缓解紧张情绪，有助于宫口扩张和胎先露下降。若初产妇宫口近开全，经产妇宫口扩张 4cm，应卧床并尽量取左侧卧位。助产人员可协助产妇经常变换体位，选择产妇感觉最舒适的体位，有助于产妇身体放松、腹部疼痛感减轻。

4. 清洁护理　临产后由于阴道有血性分泌物、出汗，破膜后阴道有羊水会弄湿产妇的衣裤、床单、被褥，应帮助产妇及时更换床单、衣服。保持外阴部清洁干燥，以促进舒适和预防感染。

5. 指导排尿和排便　临产后应鼓励产妇每 2～4 小时排尿 1 次，以免膀胱充盈影响宫缩、阻碍胎先露下降。若排尿困难应考虑头盆不称的可能，必要时进行导尿。鼓励产妇及时排便，过去临产初期为了加速产程进展给予产妇温肥皂水灌肠，目前临床上已多不主张。

（二）特殊护理

1. 分娩知识宣教　向产妇及家属耐心讲解分娩的过程，增强产妇对自然分娩的信心。为产妇提供信息支持，包括分娩过程、产程进展情况、每次检查的目的和结果、治疗和护理措施的目的等,建立良好的医患关系,促进产妇在分娩过程中密切配合,顺利完成分娩。

2. 认真观察产程,防止并发症发生 细致观察产程,检查结果应及时记录,发现异常产程及时处理,目前多使用产程图观察。产程图分为伴行产程图和交叉产程图,常用交叉产程图(图5-6)。产程图横坐标为临产时间(小时),左侧纵坐标为宫口扩张程度(cm),右侧为先露部下降程度(cm),用红色"○"表示宫颈扩张,蓝色"×"表示胎先露部最低点所处的位置,从临产开始画产程图。用红线连接"○",蓝线连接"×",所绘成的两条曲线分别为宫口扩张曲线和胎头下降曲线。

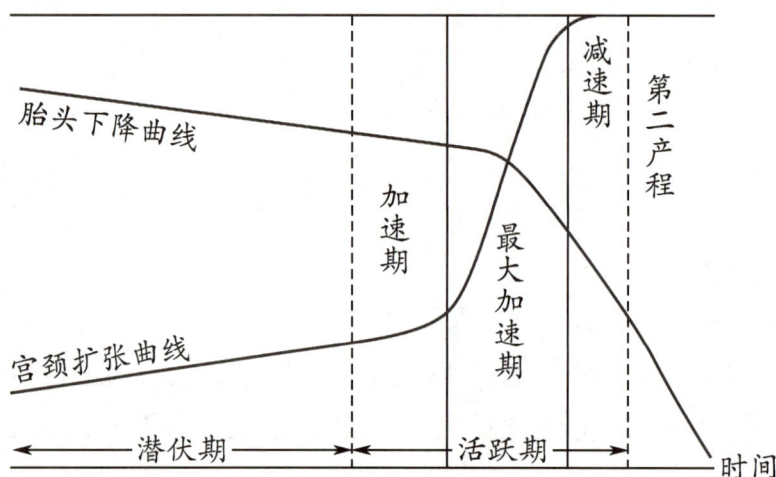

图 5-6　交叉产程图

(1)观察宫缩:潜伏期每2~4小时观察1次,活跃期每1~2小时观察1次,连续观察3次宫缩并予以记录。最简单的方法是护理人员将手平放于产妇腹壁上,宫缩时宫体部隆起变硬,间歇期松弛变软。定时连续观察宫缩持续时间、强度、规律性及间歇时间,并予以记录。也可使用胎儿电子监护仪进行连续描记。

(2)听胎心音:在宫缩间歇期,常用胎心听诊器、多普勒胎心听诊仪在产妇腹壁听胎心音,潜伏期每隔1~2小时听1次;活跃期每15~30分钟听胎心音1次,每次听诊1分钟并记录;也可用胎儿电子监护仪连续监测胎心。若在宫缩间歇期听诊胎心音,胎心率<110次/min或>160次/min,均提示胎儿窘迫,应给予及时处理。

(3)观察宫口扩张及胎头下降:宫口扩张及胎头下降是产程进展的重要标志,目前临床采用阴道检查了解宫口扩张及胎头下降情况。潜伏期每4小时查1次,活跃期每2小时查1次。

(4)破膜护理:破膜后立即听胎心音,观察羊水的颜色、量,并记录时间。若为头先露,羊水混有胎粪伴有胎心率异常,提示胎儿窘迫,应报告医师并给予相应处理。阴道检查有无条索状物,如破膜后先露未入盆,嘱产妇取臀高左侧卧位,防止脐带脱垂。破膜超过12小时未分娩者,遵医嘱给予抗生素预防感染。

（5）阴道或肛门检查：可明确宫颈扩张程度、胎方位、胎先露下降程度，了解产道情况。阴道检查时要严格无菌操作，肛诊检查时要防止引发局部污染而致感染。

3. 产妇送入分娩室的时机　初产妇宫口开全、经产妇宫口开大4cm且宫缩规律有力时，应将产妇送进分娩室，将产妇安置在产床上。

（三）症状护理

1. 疼痛　宫缩引起腹痛，可引起产妇精神紧张、烦躁不安。应正确评估产妇对疼痛的耐受性，有针对性地给予指导，让家人、丈夫陪伴产妇，也可选择导乐陪伴分娩，加强精神鼓励和支持。指导产妇宫缩时双手轻揉下腹部，安慰产妇，以减轻不适感。向产妇解释分娩过程中腹部阵痛是子宫收缩引起，在宫缩时，鼓励产妇做深呼吸，并可按摩其腹部或腰骶部，以缓解疼痛。宫缩间歇时，指导产妇注意休息，以保持体力。

2. 腰痛　宫缩压迫引起暂时性或持续性腰骶部疼痛，应帮助产妇按摩、热敷腰骶部，以减轻疼痛感。

3. 阴道流液　多由胎膜破裂羊水流出引起，需经阴道检查确诊，并向产妇讲解注意事项，进行相应护理。

4. 下肢肌肉痉挛　解释并安慰产妇，将其痉挛的腿放平伸直，一手轻压膝盖，一手使脚背屈，缓解肌肉痉挛，并进行局部肌肉按摩。

（四）心理护理

产妇入院时面对陌生的人、事、物，感到紧张、恐惧与焦虑，护理人员应协助产妇办理入院手续，向产妇及家属做自我介绍；介绍产房环境、工作人员、入产房要求、休养室位置、待产室及产房的设备、浴厕位置；介绍可提供的物品如热水瓶、产妇吸水垫、拖鞋等。保持镇静、温和的态度，说话声音平和温柔。设置家庭式温馨产房，有利于产妇休息和放松。在需要检查或处理之前应告知检查过程和所需时间，让产妇有心理准备，消除紧张、恐惧与焦虑心理，有效配合医务人员的检查及护理。

（五）健康指导

指导产妇保持轻松心情，增强分娩信心，积极配合医护人员的处理及护理，做好迎接新生儿的准备。

【护理评价】

1. 产妇疼痛感是否减轻。

2. 产妇舒适程度是否增强。

3. 产妇是否能简要描述正常分娩过程并做好产程配合。

4. 是否发生产力异常、胎儿窘迫。

5. 产妇情绪是否稳定。

二、第二产程的护理

【护理评估】

（一）健康史

评估第一产程的经过及护理,胎头下降情况、胎儿宫内情况。

（二）身体状况

了解宫口开全时间,宫缩持续、间歇时间,胎心率及羊水的性状与颜色,观察胎头拨露情况,有无排便感。评估产妇的生命体征、膀胱充盈情况及产妇会阴条件。

（三）心理－社会状况

进入第二产程由于宫缩持续时间较长,强度增强,产妇阵痛感增强,表现出明显焦虑、不安,家属也表现出紧张不安。

（四）辅助检查

产程中可选用胎儿电子监护仪监测胎心率和宫缩情况。

【常见护理诊断／问题】

1. 有受伤的危险 与分娩速度、胎儿窘迫、手术助产等有关。

2. 知识缺乏:缺乏正确使用腹压知识。

3. 焦虑、恐惧 与疼痛和担心胎儿健康有关。

【护理目标】

1. 未发生母婴损伤。

2. 产妇正确使用腹压,积极参与分娩过程。

3. 产妇情绪稳定,有信心配合医务人员完成分娩过程。

【护理措施】

（一）一般护理

测体温、血压、脉搏、呼吸。鼓励并帮助产妇排尿,避免膀胱充盈。

（二）特殊护理

1. 密切监测胎心率 第二产程宫缩频而强,胎儿发生窘迫的概率加大,需密切观察胎儿宫内情况,通常5分钟听胎心1次,必要时用胎儿电子监护仪监测。若发现胎心率异常,应通知医师尽快结束分娩。

2. 指导产妇屏气 宫口开全后指导产妇运用腹压。方法是产妇双足蹬在产床上,两手握产床把手,宫缩时深吸气屏住,然后如排便样向下屏气用力以增加腹压。宫缩间歇时嘱产妇放松休息。宫缩再现时,重复做同样的屏气动作,如此反复直至胎头着冠。胎头着冠后,宫缩时应让产妇哈气,宫缩间歇时稍微用力,使胎头缓慢娩出,防止胎头娩出过快造成会阴裂伤。

3. 接产准备 与产妇沟通,以便护理操作中的积极配合;操作轻柔、准确;将以人为本、关心关爱产妇融入护理工作细节。

（1）物品准备：备好产包、外阴冲洗和消毒所用器械、消毒液、新生儿吸痰管、喉镜、衣物、氧气、常用急救药品等。预热新生儿辐射保暖台。

（2）产妇准备：让产妇仰卧于产床上，两腿屈曲分开，臀下置便盆，垫治疗巾。

1）擦洗：用消毒肥皂棉球擦洗外阴，顺序是大阴唇、小阴唇、阴阜、大腿内上 1/3、会阴及肛门周围。

2）冲洗：用温开水冲掉肥皂水，冲洗的顺序：从上到下，从外到内，冲洗时，用消毒棉球堵住阴道口，以防冲洗液流入阴道。用干棉球擦干。

3）消毒：取出堵在阴道外口的棉球，用 0.5% 聚维酮碘溶液消毒外阴 2 遍，消毒顺序是小阴唇、大阴唇、阴阜、大腿内上 1/3、会阴及肛门周围。移去便盆和治疗巾，铺无菌巾。

（3）接产人员准备：按外科手消毒法常规刷手、穿手术衣、戴手套、打开产包、铺好消毒巾、准备接生。

4. 接产　正确保护会阴，协助胎头俯屈，胎头以最小径线在宫缩间歇期缓慢通过阴道口，预防会阴撕裂。

接产步骤：当胎头拨露阴唇后联合紧张时，开始保护会阴至胎儿双肩娩出为止。接产者站在产妇右侧，在会阴部铺上消毒巾，接产者右手拇指与其余四指分开，右肘支在产床上，用手掌鱼际顶住会阴部，宫缩时向上内方托压，同时左手轻下压胎头枕部，协助胎头俯屈和下降。宫缩间歇时保护会阴的手应放松，避免压迫过久引起会阴水肿。当胎头着冠后，枕部在耻骨弓下露出时，左手协助胎头仰伸，嘱产妇在宫缩时张口哈气解除腹压，在宫缩间歇时指导产妇稍屏气用力，使胎头缓慢娩出。胎头娩出后，左手挤出口鼻内的黏液和羊水，协助胎头复位和外旋转，使胎儿双肩径与骨盆出口前后径一致。左手向下轻压胎儿颈部，使前肩先娩出，再托胎颈向上，使后肩缓慢娩出（图 5-7）。双肩娩出后，方可松开保护会阴的右手，双手协助胎体及下肢相继娩出。

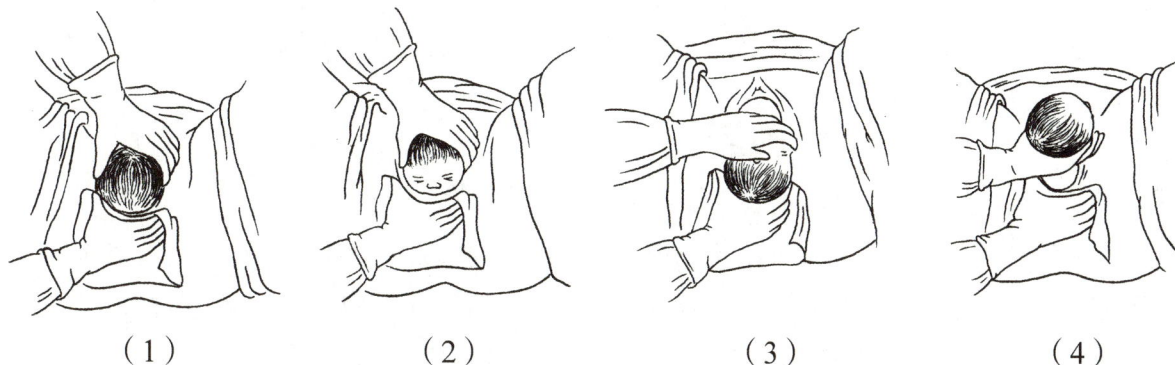

图 5-7　接产步骤

（1）保护会阴，协助胎头俯屈；（2）保护会阴，协助胎头仰伸；
（3）保护会阴，协助前臂娩出；（4）保护会阴，协助后臂娩出。

5. 记录胎儿娩出时间。

无创自然分娩

降低剖宫产率、促进自然分娩是目前国内外妇产科专家及妇幼保健协会的共识和愿望,中国妇幼保健协会已经在全国范围内提倡无创自然分娩。无创自然分娩让产妇在分娩过程中取最舒适体位,无需保护会阴,接生者右手五指置于胎头上防止胎头娩出速度过快,无需用力。

(三)心理护理

护理人员、导乐、家属陪伴在产妇身边,关心、理解、支持产妇,协助产妇饮水、擦汗,及时反馈产程进展情况,消除产妇焦虑。

(四)健康指导

指导产妇积极与医务人员配合,注意及时补充营养,防止疲劳与体力衰竭发生,以保证产程顺利进行。

【护理评价】

1. 母儿是否发生损伤。

2. 产妇是否能正确使用腹压。

3. 产妇情绪是否稳定。

三、第三产程的护理

【护理评估】

(一)健康史

了解第一、第二产程经过及处理,产妇及新生儿情况。是否有难产。

(二)身体状况

1. 新生儿 ①新生儿阿普加评分(Apgar score):用于判断新生儿有无窒息及窒息的程度。②新生儿一般情况评估:测量新生儿身高、体重,检查体表有无畸形。

2. 产妇 ①评估胎盘剥离征象,有无阴道流血,注意出血量、颜色。②胎盘娩出后,检查胎盘胎膜是否完整,有无胎盘小叶或胎膜缺损。观察胎盘边缘有无断裂血管,判断是否有副胎盘。③评估软产道有无裂伤。④分娩结束后,产妇留在分娩室内观察2小时,重点观察血压和脉搏、子宫收缩情况、子宫底高度、阴道流血量、膀胱是否充盈等。

(三)心理-社会状况

评估产妇与新生儿之间的互动,观察产妇对新生儿的反应,以了解亲子关系。评估家属对新生儿健康、外形是否满意,能否接受新生儿。

（四）辅助检查

根据产妇及新生儿情况选择必要的检查。

【常见护理诊断／问题】

1. 照顾者角色紧张　与新生儿健康状况有关。

2. 潜在并发症：新生儿窒息、产后出血。

3. 悲伤　与产后疲惫、会阴伤口疼痛、新生儿健康状态有关。

【护理目标】

1. 父母接受新生儿，并开始亲子互动。

2. 无产后出血及新生儿窒息发生。

3. 产妇情绪稳定。

【护理措施】

（一）新生儿护理

1. 清理呼吸道　新生儿娩出后，首先清除呼吸道的黏液和羊水，用新生儿吸痰器轻轻吸口腔、咽部及鼻腔的黏液和羊水，防止发生吸入性肺炎。当确认已吸净而仍未啼哭时，可用手抚摸新生儿背部或轻拍新生儿足底，使其啼哭。若新生儿大声啼哭，表示呼吸道已通畅。

2. 新生儿阿普加评分及其意义　新生儿阿普加评分用于快速评估新生儿出生后一般状况。以新生儿出生后 1 分钟的心率、呼吸、肌张力、喉反射及皮肤颜色 5 项体征为依据，每项为 0~2 分（表 5-1），满分为 10 分。8~10 分为正常新生儿；4~7 分为轻度窒息，又称青紫窒息，需清理呼吸道、人工呼吸、吸氧等；0~3 分为重度窒息，又称苍白窒息，需紧急抢救，喉镜直视下气管内插管给氧。重度窒息的新生儿，需在出生后 5 分钟、10 分钟时行再次评分，直至两次评分均≥8 分。

表 5-1　新生儿阿普加评分法

体征	0 分	1 分	2 分
每分钟心率	0	<100 次	≥100 次
呼吸	0	浅慢，不规则	正常
肌张力	瘫软	四肢稍屈曲	四肢活动好
喉反射	无反应	有些动作	恶心、咳嗽
皮肤颜色	青紫、苍白	躯干红、四肢青紫	全身红润

3. 脐带处理　目前临床多采用气门芯套扎法，用 75% 乙醇溶液消毒脐带根部周围，用一把血管钳套上带线气门芯在距脐根上 0.5cm 处钳夹脐带，距血管钳上 0.5cm 剪断脐带，套入气门芯，挤出残余血液。用 5% 聚维酮碘溶液消毒脐带断面，干燥后用无菌纱布包盖好，再用脐带布包扎固定。

4. 保暖　产妇进入第二产程时,助产士应预先将新生儿辐射保暖台预热。在新生儿出生后,用无菌纱布擦干其全身羊水、胎脂和血迹,立即采取保暖措施,以防止机体散热过快。

5. 身体外观的评估　脐带处理完毕后,检查新生儿身体外观各部位是否正常,若有异常,需记录。

6. 其他　擦净新生儿足底胎脂,按足印及母亲的拇指印于新生儿出生报告单,将标明母亲姓名、床号、新生儿性别、体重、出生时间的手腕带系于新生儿右手腕,标明有相同信息的卡片系在衣服或包被上。将新生儿抱给母亲,让母亲确认新生儿性别,协助产妇在产后30分钟内首次哺乳。

(二)产妇护理

1. 一般护理　观察产妇的精神状态及生命体征。

2. 特殊护理

(1)协助胎盘娩出:观察胎盘完整剥离后,在宫缩时以一手握住宫底并按压,同时另一手轻拉脐带,协助胎盘娩出。当胎盘娩出至阴道口时,接生者用双手捧住胎盘,向同一方向旋转并缓慢向外牵拉,使胎膜完全娩出(图5-8)。若胎膜部分断裂,则用血管钳夹住断裂上段胎膜,继续向同方向旋转,直至胎膜完全娩出。

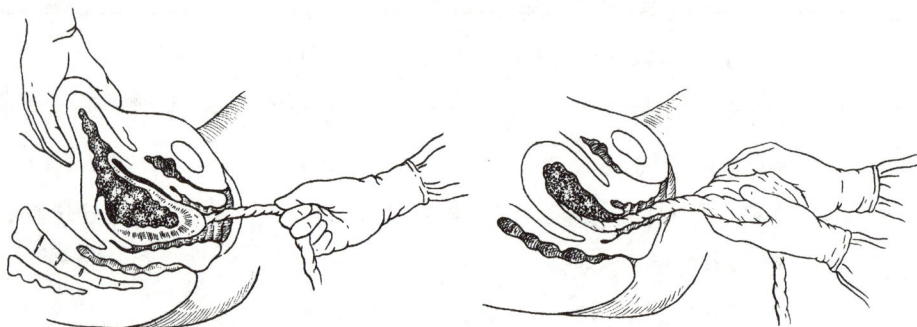

图 5-8　协助胎盘、胎膜娩出

(2)检查胎盘胎膜:测量胎盘的直径、厚度;检查胎盘母体面,有无胎盘小叶缺损;提起胎盘,检查胎膜是否完整;再检查胎盘胎儿面边缘有无血管断裂,及时发现副胎盘(图5-9)。

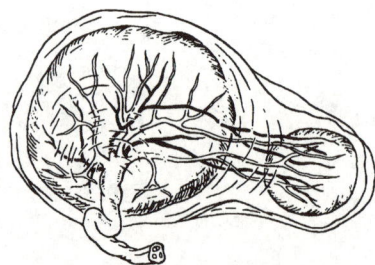

图 5-9　副胎盘

(3)检查软产道:胎盘娩出后,仔细检查会阴、小阴唇内侧、尿道口周围、阴道及宫颈有无裂伤,若有裂伤及时缝合。

(4)预防产后出血:胎儿肩部娩出后,遵医嘱给予缩宫素10U肌内注射,促进宫缩预防产后出血。

(5)产后观察:在产房观察2小时,注意子宫收缩、子宫底高度、膀胱充盈情况、阴道流血量、会阴及阴道有无血肿等;每半小时测量血压、脉搏一次。若发现宫底升高、子宫软或阴道出血多时,立即报告医师处理。观察 2 小时无异常者,将产妇及新生儿送至母婴休养室。

3. 心理护理　产后要及时稳定产妇的情绪,不可太兴奋,也不可太抑郁。若新生儿出生后情况稳定,护理人员应鼓励和协助产妇尽早与新生儿的皮肤接触、目光交流、触摸和拥抱,促进亲子互动,给予产妇情感支持。

4. 健康指导　指导产妇产后尽量闭目休息,适量进食,并做好喂养新生儿的准备。

【护理评价】

1. 产妇是否愿意照顾新生儿,首次吸吮是否成功。

2. 是否发生产后出血,是否发生新生儿窒息。

3. 产妇情绪是否稳定。

第六节　分娩镇痛方法及护理

分娩疼痛常由宫缩时子宫缺血缺氧、胎先露下降压迫盆底软组织、子宫颈扩张刺激盆壁神经等引起,分娩期剧烈的疼痛可以导致体内神经内分泌反应,使产妇发生血管收缩、胎盘血流减少、酸中毒等,对产妇及胎儿带来影响。分娩镇痛的目的是有效缓解疼痛,利于增加子宫血流。

一、分娩镇痛方法

常用的分娩镇痛方法有两种,即非药物性镇痛和药物性镇痛。

(一)非药物性镇痛方法

1. 呼吸减痛法　产妇根据宫缩强度,调整呼吸频率和节律,达到减轻分娩疼痛的目的。产程开始时指导产妇进行缓慢的腹式呼吸,随着产程的进展,宫缩增强时,指导产妇胸式呼吸,当宫口开全时,指导产妇采取喘息－吹气式呼吸,先快速地呼吸 4～6 次后,再用力地呼气 1 次,注意不要造成过度换气。

2. 自由体位选择　可选取坐位、蹲位、站位、跪位、俯卧位、侧位、半卧位、膝胸卧位等自由体位,以自我感觉舒适、疼痛程度减轻为原则,一般不主张平卧位,防止产妇长时间仰卧,增大的子宫压迫腹部大血管致回心血量减少,引起仰卧位低血压综合征。

3. 按压止痛法　宫缩疼痛开始时,深吸气后用拳头按压腰骶部或耻骨联合处镇痛(图 5-10),呼气时放松。

4. 腹部按摩法　当宫缩疼痛时,将两手置于腹壁两侧,以脐孔为中心,吸气时由两侧到中央,呼气时由中央到两侧按摩(图 5-11)。

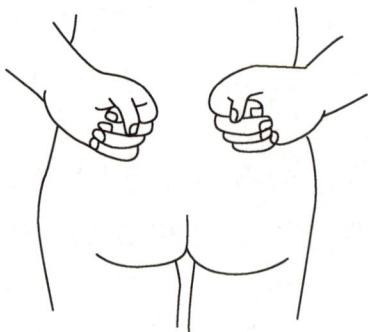

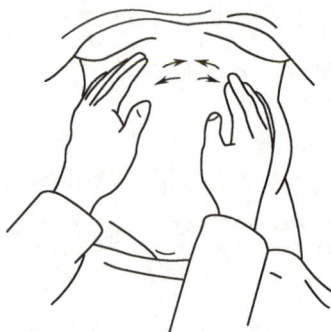

图 5-10　压迫镇痛　　　　　　　　　图 5-11　腹部按摩镇痛

5. 热敷　可选择温水浴或湿毛巾热敷腰背部减轻疼痛。

6. 音乐止痛法　产程中产妇聆听喜爱的音乐,分散对疼痛的注意力,缓解疼痛。

7. 导乐球镇痛法　导乐球可缓解分娩时的疼痛,它的作用主要是在宫缩间歇期,指导产妇坐靠在富有弹性的导乐球上,在宫缩期可以放松盆底肌肉,缓解疼痛,同时训练产妇采取不同的身体姿势及呼吸技能,转移注意力,松弛肌肉,减少恐惧、紧张的心理,从而达到精神性无痛分娩的效果。

知识拓展

导乐陪伴分娩

导乐是希腊语"Doula"的音译,原意是"女性照顾女性",即在产妇分娩的全过程,请一名有过生育经历、富有奉献精神和接生经验的女性始终陪伴在产妇身边,这位陪伴女性就是导乐。在分娩过程中提供服务的导乐,也可称为分娩的陪伴者、分娩陪伴的专业人员或分娩的助手等。导乐陪伴分娩是指产妇在分娩的全过程,有一个经过技术培训的导乐陪伴,能持续地给予生理和情感上的支持以及必要的信息和知识,使产妇感到舒适、安全,再配以安全有效的镇痛手段,减轻产妇的疼痛,缓解产妇的焦虑情绪,同时可以缩短产程,降低非医疗指征的剖宫产率。

8. 水中分娩镇痛法

（1）水中分娩优点:在水中可以减轻产妇的疼痛感,增加会阴部和软产道的弹性,有利于缩短产程,也减少了孕妇的会阴侧切率。

（2）适应证:胎儿体重在 3 000g 左右,产妇身体健康,无妊娠并发症。

（3）禁忌证:患有心脏病、有难产倾向、有妊娠并发症的产妇不能在水中分娩。

（4）方法:水中分娩室备有分娩水池,产妇腰部以下浸泡在经过特殊处理的温水中,水温保持在 36~37℃,环境温度为 26℃。在助产士指导下,合理换气、放松,直至胎儿娩出,新生儿在水中的时间不能超过一分钟。

9. 其他方法　经皮神经电刺激疗法、芳香疗法、催眠术、穴位按摩等。

（二）药物镇痛方法

在采用非药物性镇痛方法后仍不能缓解分娩疼痛时，可以遵医嘱使用分娩镇痛药物，通过硬膜外自控镇痛泵技术、腰－硬联合阻滞技术、吸入麻醉镇痛技术等方法，缓解或消除分娩疼痛（表5-2）。常用药物为布比卡因、芬太尼及哌替啶等。

表 5-2　药物镇痛法

方法	优点	缺点
连续硬膜外镇痛	镇痛平面恒定，运动阻滞减少	难以及时调整给药剂量
腰－硬联合阻滞技术镇痛	镇痛起效快，用药量少	常暂时影响下肢运动
产妇自控硬膜外镇痛	自行给药易于掌握用药剂量，减轻不良反应	起效慢
氧化亚氮吸入镇痛	镇痛作用强，起效快，作用消失快，操作方便	有误吸的风险

二、护　理

【护理评估】
（一）健康史

1. 妊娠资料　查阅产前检查记录，有无妊娠并发症及合并症。了解产科检查的各项指标。

2. 分娩史　询问产妇过去对疼痛的敏感性，了解产妇以往分娩时应对疼痛的方式、方法。

3. 用药情况　详细询问本次妊娠用药情况，有无药物过敏史。

4. 既往史　了解有无心脏病、高血压、糖尿病等疾病，有无吸烟嗜好。

（二）身体状况

评估宫缩时产妇是否心率加快、血压升高、呼吸变浅、全身出汗、恶心、呕吐等。如需硬膜外麻醉，应该评估有无神经系统及脊柱异常病史，最后一次进食时间及进食的质和量。

（三）心理－社会状况

产妇是否诉说疼痛难忍，表现为呻吟、哭泣、焦虑等。家属是否表现为焦虑不安。

（四）辅助检查

根据镇痛方式选择必要的检查。

1. 疼痛　与规律宫缩有关。

2. 舒适度减弱　与规律宫缩、胎膜破裂、膀胱充盈有关。

3. 焦虑、恐惧　与疼痛、缺乏分娩相关知识有关。

【护理目标】

1. 产妇感到疼痛程度减轻。

2. 产妇舒适感增加。

3. 产妇情绪稳定,分娩过程积极配合。

【护理措施】

(一)一般护理

医务人员指导产妇宫缩间歇期进食,保持体力。家庭式产房可由丈夫、家人、导乐陪伴分娩,有助于缓解疼痛。

(二)特殊护理

1. 非药物镇痛护理

(1) 呼吸训练和放松训练:呼吸训练是指教会产妇腹式呼吸及屏气,可减轻疼痛及促进产程进展。应用于第一产程可使腹肌放松,从而增加腹腔容量;应用于第二产程可增加腹压,促使胎儿娩出。放松训练是指腹部及会阴部肌肉放松,甚至全身肌肉放松,有效的放松训练可使产妇在宫缩间歇期恢复体力。

(2) 转移注意力:向产妇说明分娩是自然生理过程,产程进入活跃期后除指导产妇做深呼吸外,可用音乐、图片、谈话等方法转移产妇对疼痛的注意力。

(3) 其他镇痛法:可按压腰骶部酸胀处或按摩子宫,以减轻产妇疼痛感;也可用热敷、淋浴等方法减轻疼痛,有条件的应允许产妇选择分娩体位。

2. 药物镇痛护理　按医嘱给予镇静止痛剂可缓解疼痛。用药时注意剂量、时间、方法。用药后观察产妇对药物的反应,包括观察产妇的血压、呼吸、脉搏、宫缩情况及膀胱充盈情况等,同时严密观察胎心率,如有异常应及时报告医师和协助处理。

(三)心理护理

护理人员应态度和蔼、耐心解释,使产妇增强信心,达到顺利分娩的目的。

(四)健康指导

指导产妇保持轻松愉快的心情,积极与医护人员配合,有效减轻疼痛,并做好迎接新生儿的准备。

【护理评价】

1. 产妇疼痛是否减轻。

2. 产妇是否舒适感增加。

3. 产妇是否情绪稳定,分娩过程是否积极配合。

第七节　产房管理

一、产房的布局与设施

（一）待产室布局、设备

待产室应与分娩室相连,环境安静,使产妇有温馨舒适的感觉。备有分娩电子监护仪、骨盆测量器、血压计、胎心听诊器、卷尺、便盆、灌肠器、输液器、输液支架,并备一次性备皮包、阴道检查包等。待产室旁应有卫生间、污物间、杂物间。

（二）分娩室布局、设备

严格区分无菌区、清洁区、污染区。分娩室应宽敞、空气流通、周围环境清洁安静。有充足的灯光、冷暖设备、空气净化装置、氧气装置、急救车(内装急救用物及药品)、新生儿急救台、无菌柜等。

1. 产床　多功能产床分前后两截,前半截的末端两侧置支腿架。产床上置床垫,上包橡皮布或塑料布,再罩上布单。

2. 产包　用双层包布包裹。内有大单1块,消毒巾5块,裤套2只,接生衣1件,脐带卷1份,纱布数块,止血钳2~3把,脐带剪刀1把,换药碗1只,弯盘1只等。

3. 器械　产房内备有难产及缝合器械,如产钳、胎头吸引器、阴道拉钩、剪刀、针(圆针、三角针)、有齿小镊子、无齿小镊子、长无齿镊子等。

4. 急救用具和药品　①应备无菌输液、输血用具,各种注射器、针头、氧气装置,新生儿吸痰管、气管插管、开口器、拉舌钳、沙袋等。②应备宫缩剂(缩宫素、麦角新碱)、卡孕栓、低分子右旋糖酐、氯丙嗪、哌替啶、25%硫酸镁、10%葡萄糖酸钙、1%~2%普鲁卡因、维生素C、维生素K_1、尼可刹米、洋地黄、氨茶碱、地西泮等。

5. 消毒用品　刷手用品、刷手消毒液、肥皂水棉球、会阴冲洗壶、冲洗消毒溶液、75%乙醇溶液、2.5%碘酒、0.5%聚维酮碘溶液、5%聚维酮碘溶液、无菌液体石蜡、指甲剪等。

6. 新生儿用物　新生儿辐射保暖台、婴儿磅秤、软尺、衣服、包被、尿布等。

二、待产室、分娩室的日常管理

（一）待产室的日常管理

1. 工作人员管理　进入待产室要更换隔离衣、口罩、帽子、鞋子。

2. 待产室空气、地面清洁管理　①地面无污迹,每天用3%~5%来苏水拖地,清理墙壁、无影灯与桌面等处,每日擦抹一次;②每日用紫外线或电子灭菌灯定时消毒;③每周彻底清扫一次,每周作空气细菌培养。

3. 物品管理　①物品排列有序,消毒与未消毒物品严格分开,并有标志;②浸泡的消毒液,每周更换 1 次,各种消毒液浓度要达到要求。

(二)分娩室的日常管理

1. 工作人员的日常管理　①凡进入分娩室的工作人员必须更换产房的衣、帽、口罩、裤、鞋,帽子必须盖住头发,穿戴符合要求后方可入内,私人物品不得入内;非本室工作人员不得随意入室。②工作人员不得在室内闲谈,保持分娩室安静,不随便离岗。

2. 严格履行消毒制度,防止交叉感染　①一切清洁工作均应湿式打扫,物体表面每日用 500mg/L 有效氯消毒液擦拭一次,地面用含 1 000mg/L 有效氯消毒液擦拭;②产房内的空气每日消毒 2 次,每次 2 小时,产房每周彻底清扫消毒一次;③氧气湿化瓶及吸引器瓶每日用 1 000mg/L 有效氯消毒液浸泡 30 分钟;④浸泡消毒手术器械,应标明时间,一切无菌物品必须注有灭菌日期;⑤对空气物品表面,每月做细菌监测,物品表面细菌少于 8 个 /cm²,空气细菌少于 500 个 /m³。

3. 保证用物供应　①产房内各种用物须定时消毒,随时准备好急救药品和器械,并专人负责保管检查。②产包及敷料送供应室高压蒸汽灭菌,凡 15cm × 15cm × 20cm 的敷料包内均投入指示卡,包外贴上指示卡,以证实已消毒灭菌。消毒的有效期为 7 天,到期未用者,重新灭菌后再用。③无菌罐、无菌镊(钳)、碘酒瓶、酒精瓶、灌肠筒、冲洗壶等,每周高压蒸汽灭菌两次,干无菌罐及持物钳每 4 小时更换一次。

4. 非传染病产妇分娩后用物的处理　①用过的接生器械及物品必须一用一消毒,尽量用高压蒸汽灭菌。若用 2% 戊二醛溶液,灭菌浸泡时间为 10 小时,消毒为 30 分钟,其浸泡器械使用前必须用生理盐水彻底冲洗,溶液每周更换。②每次接生后必须消毒产房,产床每次使用后,应用消毒液擦洗,更换床上的单子,并整理好一切用品和器具。③手术废弃物品须置黄色塑料袋内,密闭运送,焚化处理。

5. 传染病产妇分娩后用物的处理　①用过的器械以 2 000mg/L 有效氯消毒液浸泡 60 分钟后取出清洗擦干,打包送供应室高压灭菌后备用。②一次性敷料送焚烧炉焚烧,非一次性布类用 1 000mg/L 有效氯消毒液浸泡 60 分钟或送环氧乙烷室消毒后,送洗衣房清洗。③物体表面及地面用含有效氯 2 000mg/L 的溶液擦拭,并用过氧乙酸熏蒸进行空气消毒。

6. 产床、接送病人的平车、器械车、凳、用具及地面均以 500mg/L 有效氯消毒液擦拭消毒。平车上物品保持清洁,接送隔离病人的平车,用后严格消毒,可用 2 000mg/L 有效氯消毒液刷洗。

> **章末小结**　本章学习重点是分娩期妇女的生理心理特点、产程的分期,能运用护理程序完成对产妇的护理评估,列出常见护理诊断 / 问题并实施护理措施。学习难点为分娩期产妇的护理评估、护理措施。在学习过程中注意比较三个产程的区别,以宫口扩张和胎先露下降程度为依据,判断产程进展。产程护理实施

中,充分体现关爱、尊重、理解产妇的职业道德,展现严谨、细心、真诚的职业素质。对产妇进行科学的健康指导,从而提高运用知识解决问题的能力。

(黄红芬)

? 思考与练习

1. 陈女士,28岁。妊娠40周,因腹痛难忍急诊入院。产科检查:宫缩持续40~45秒,间歇2~3分钟,胎心148次/min,宫口开大4cm。

请问:

(1)陈女士首要的护理问题是什么?

(2)简述首要护理问题的护理要点。

2. 颜女士,26岁。妊娠39周临产,宫缩间歇3~4分钟,持续30秒,阴道有少许流血,无流液。产妇紧张不安,不断喊叫:"痛死我了,我不生了。"产科检查:骨盆及胎位正常,胎心率150次/min,宫口未开,头先露,位于坐骨棘上3cm。

请问:

(1)颜女士首要的护理问题是什么?

(2)简述首要护理问题的护理要点。

3. 蔡女士,29岁。第一胎,妊娠39周,腹部阵痛6小时入院待产。产科检查:枕左前位,宫缩持续40秒、间歇3~4分钟,胎心140次/min,宫口开大3cm,触及前羊水囊,先露为头,S=-1,现腹部阵痛10小时,宫口已开全。

请问:

(1)该产妇处于第几产程?

(2)对蔡女士应该如何护理?

第六章 │ 产褥期妇女的护理

06 章 数字资源

工作情景与任务

导入情境:

王女士,25 岁。妊娠 40 周,于今晨 7 点顺利分娩一男婴,体重 3 000g。产后 2 小时助产士将母子送回产科休养区,入母婴同室(rooming-in)休养,护士接待了母子。

工作任务:

1. 母婴护理从业人员应具备的职业素质。
2. 产褥期妇女的护理评估。
3. 产褥期妇女常见护理问题。
4. 产褥期妇女的护理措施。

从胎盘娩出至产妇全身各器官(除乳腺外)恢复或接近正常未孕状态的一段时期,称为产褥期(puerperium),一般为 6~8 周。妇女在妊娠期身体各系统所发生的变化,在产褥期逐步恢复至孕前状态,此期是产妇康复的关键时期,认识产褥期妇女的身心变化特点,做好产褥期护理,对维护和促进母婴健康至关重要。

第一节　产褥期妇女特点

一、生理特点

（一）生殖系统

1. 子宫复旧（involution of uterus）　包括子宫体的缩复、子宫内膜的修复、子宫颈的复原和子宫血管的变化。

（1）产后子宫的缩复：表现为子宫体积的缩小和重量的减轻。于产后 1 周子宫缩小至约妊娠子宫 12 周大小，产后 10 天降入盆腔，产后 6～8 周恢复未孕状态；此时，子宫重量也由分娩结束时的约 1 000g，恢复至 50～70g。

（2）子宫内膜的修复：在胎盘娩出后，子宫腔内遗留的蜕膜将发生变性、坏死、脱落，随恶露排出体外，由子宫内膜基底层再生形成新的功能层，此时整个子宫腔内膜除胎盘附着部位外均由新生的功能层覆盖，此过程约需 3 周，至产后 6 周胎盘附着部位的内膜也修复完全。

（3）子宫下段与子宫颈的变化：胎盘娩出后，因子宫下段肌纤维的缩复作用逐渐恢复为妊娠前的子宫峡部；胎儿、胎盘娩出后子宫颈外口因充血、水肿而呈"袖口"状，此后将迅速收缩，产后第 2 天宫颈口仅能容纳 2 指，产后 1 周宫颈内口关闭，宫颈管复原，4 周恢复至妊娠前大小。因分娩时多在宫颈 3 点及 9 点处发生轻度的撕裂，所以经阴道分娩的初产妇，产后子宫颈口外形由产前的"○"形，变为产后的"一"字形横裂。产后子宫肌层血管被迅速收缩的子宫平滑肌挤压，血流量减少，可使子宫出血减少；胎盘剥离面的血管断端血栓形成也可有效止血，若产后子宫收缩不良或局部血栓脱落，可发生产后出血。

2. 阴道、外阴的变化　产后 3 周阴道黏膜皱襞重新出现。外阴水肿多在产后 2～3 天逐渐消退，处女膜残留为处女膜痕。

3. 盆底组织的变化　在分娩期，盆底肌纤维及其筋膜因过度伸展而水肿，同时可伴有部分肌纤维的撕裂，可导致盆底肌肉张力下降，随着盆底肌纤维水肿的消退，肌张力可逐渐恢复。产后早期进行适度的锻炼可加速恢复。若裂伤严重或产后过早从事蹲位、重体力劳动，可导致阴道壁膨出及子宫脱垂的发生。

4. 卵巢、输卵管的变化　不哺乳妇女多在产后 6～10 周月经复潮，产后 10 周左右恢复排卵；哺乳妇女月经恢复延迟，可以有哺乳期无月经现象，但排卵时间多在产后 4～6 个月恢复；妊娠期输卵管发生充血、水肿在产褥期逐渐消退恢复正常。

（二）乳房

产褥期乳房的主要变化是分泌乳汁，包括乳汁的产生和射乳反射两个过程（详见第七章　第一节　哺乳期妇女生理特点）。

（三）血液、循环系统的变化

1. 血液　产褥早期血液仍处于高凝状态,纤维蛋白原、凝血酶、凝血酶原于产后 2～4 周降至正常;产后 1 周血红蛋白回升。白细胞数总数在产褥早期较高,可达 $(15～30)×10^9/L$,中性粒细胞、淋巴细胞可减少,产后 1～2 周恢复正常;血小板数增加,血沉通常在产后 3～4 周恢复正常。

2. 循环　产后 72 小时内血容量增加 15%～25%,产后 2～3 周恢复未孕状态。有心脏病的产妇此时期要警惕心衰的发生。

（四）消化、泌尿、内分泌系统的变化

1. 消化　妊娠期妇女肠蠕动减弱,胃酸分泌减少,所以产后 1～2 天内产妇常有食欲不佳,且多口渴,多在产后 1～2 周恢复。部分产妇因产褥期缺少运动,腹肌及盆底肌肉松弛,肠蠕动减慢,易发生便秘。

2. 泌尿　妊娠期体内有大量水潴留,绝大部分以尿的形式排出体外,所以在产后的最初 1 周内尿量增加;因分娩对膀胱的挤压,产后 24 小时内逼尿肌收缩功能下降,易发生尿潴留。

3. 内分泌　雌激素、孕激素在产后 1 周降至妊娠前水平;胎盘生乳素产后 6 小时已测不出;而垂体催乳素水平,在哺乳妇女体内明显增高,不哺乳者于产后 2 周下降至非妊娠期水平。

（五）腹壁的变化

初产妇腹壁的红色妊娠纹逐渐形成白色妊娠纹;因妊娠期受增大子宫的影响,腹壁弹力纤维有部分断裂、腹直肌有不同程度分离,导致腹壁肌肉松弛,多数产妇于产后 6～8 周逐渐恢复紧张度。

二、心理特点及常见影响因素

（一）心理特点

在产褥期,产妇需要从妊娠期的不适和分娩期的疼痛中逐渐恢复,同时还要承担起哺育新生儿的使命,其心理常发生一系列变化。

1. 情绪不稳定期　常见于产后 1 周内。分娩后的初期,产妇常常回忆分娩过程,各种感受历历在目,对情绪会产生影响,若有不良的分娩刺激将成为潜在的应激源,同时也极易受周围环境的影响而出现情绪波动,易激惹,心理较为脆弱,处于不稳定状态。

2. 焦虑期　常见于产后第 2 周。此时产妇的注意力开始逐渐转向自身的康复和新生儿的照料,看到新生儿时有幸福感,但当涉及太多的抚育问题时,常因身体虚弱,又缺乏护理新生儿的技能,心有余而力不足的感觉油然而生,于是产生焦虑,甚至恐惧。

3. 抑郁期　可见于产后第 3 周。部分产妇可出现这一期的心理变化。当产妇分娩的辛苦没有得到家人的认可,自己的某种愿望没能得到满足,可致心境低落,暗自落泪,甚

至可引发产后抑郁症。

4. 亲子情感形成期　常见于产后第 4 周。因产妇身体的逐渐康复,有了一定的体力,多数人开始主动学习并参与照料新生儿,因母乳喂养的频繁接触,提升了母亲的责任感,而日常的照料,更增进了母子情感,此时的产妇心系新生儿,亲子情感开始形成。

(二)常见影响因素

产后产妇的心理变化可受生理变化、心理素质、社会等多因素的影响,可产生积极或消极的心理改变。

1. 生理因素　胎盘娩出后,因产妇体内雌激素、孕激素水平的迅速下降,是影响心理变化的生理基础。此外,来自伤口、子宫收缩所致的疼痛,妊娠期的不适和分娩期感受的回忆,是引起情绪变化的诱因。

2. 心理因素　性格内向不善表达者、有精神心理疾病史或家族史者,易发生心理问题。

3. 社会因素　家庭是社会影响因素中的主要因素。新生儿发育正常与否,丈夫及其他家人的态度,将直接影响产妇的心理。

三、社会特点及常见影响因素

(一)社会特点

社会特点主要表现为产妇的社会支持系统,包括:

1. 家庭　家庭是社会的基本单位。家庭承担着为产妇提供物质和精神支持的主要责任。

2. 社交范围　产妇有一定的社交范围可促进产后恢复。因社交圈内的好友,是产后支持系统的重要组成部分,为产妇提供重要的辅助支持作用。工作单位同事们的关心,也对产妇的康复起到积极促进作用。

(二)常见影响因素

1. 夫妻关系　夫妻恩爱,家庭和睦,是产妇获得家庭支持的基础。
2. 代际关系　尊重长辈,孝敬老人,代际关系融洽,是获得父母支持的基础。
3. 人际关系　热爱工作,诚实为人,关爱他人是获得好友和同事支持的基础。

知识拓展

产褥期妇女心理调适

根据鲁宾(Rubin)的研究结果,一般经历 3 个时期:

1. 依赖期(taking-in phase)　产后 1~3 天。新生儿的日常照料由他人完成,对孩子的关心仅限于言语。

2. 依赖－独立期（taking-hold phase） 产后3～14天。因产后性激素水平的下降，常出现情绪不稳定，表现哭泣、情感淡漠，若不能及时调适，极易发生产后抑郁症等心理疾病。

3. 独立期（letting-go phase） 产后14～28天。产妇、丈夫、新生儿形成的新家庭逐步和谐，产妇能承担起母亲的职责，独立为孩子哺乳，能熟练完成更多的日常护理任务。

第二节　正常产褥期妇女护理

产褥期护理是指应用护理程序完成对产褥期妇女和新生儿护理的过程。产褥期是产妇身心恢复的关键时期，以母婴健康为中心，以其家庭为基础，以人为本，关心关爱产妇和新生儿，指导产妇家庭其他成员积极加入母婴护理过程。通过整体的护理服务，促进母体的康复，预防产褥期并发症；同时，维护新生儿的健康，促进新生儿的生长发育，使母婴安全度过产褥期。

【护理评估】

为产后妇女进行护理评估要及时、全面、准确，评估过程中充分体现对产妇的关爱，为提供准确的护理服务奠定基础。

（一）健康史

1. 本次分娩相关信息　详细了解分娩经过是否有异常情况，处理方式，处理结果；有无软产道裂伤、产时出血过多、新生儿窒息等。仔细阅读分娩记录，查阅分娩期用药情况。

2. 身体代谢情况　重点询问产后食欲、大小便是否正常。

（二）身体状况

1. 症状评估　产后产妇有无头晕、乏力、口渴、腹痛、伤口疼痛、腹胀等全身不适的症状。

2. 体征评估　产后需每日定时为产妇进行生命体征监测、子宫复旧检查、会阴局部检查、恶露检查、伤口检查。

（1）生命体征：产妇在产后24小时内可以有轻微的体温升高，但不超过38℃；脉搏减缓，一般每分钟60～70次；呼吸深慢，每分钟为14～16次；多数产妇血压较为平稳。

（2）乳房情况：了解有无乳房胀痛，检查乳头有无内陷及皲裂，询问哺乳情况。

（3）伤口检查：观察剖宫产伤口敷料是否完整，有无渗血，伤口愈合程度，有无红肿、溢脓等感染情况。

（4）子宫大小：子宫复旧是渐进的过程。正常产后第1天子宫底高度平脐部，以后每日下降约1～2cm，产后10天降入盆腔。检查时应嘱产妇排空膀胱，仰卧于床上，双下肢屈曲，腹部祖露，检查者站在产妇右侧，手指并拢平放于腹部触摸宫底高度。

（5）会阴情况：观察会阴有无红肿、化脓，恶露污染伤口情况，伤口愈合程度。对局部出现疼痛并伴有肛门部坠胀感者,应及时报告医生,检查是否有阴道壁及外阴血肿的存在。

(6)恶露(lochia)情况:恶露又称为产露,是指胎盘娩出后残留在宫腔内的蜕膜组织发生变性、坏死、脱落,伴有血液、宫腔渗液、宫颈黏液等物质经阴道排出,为恶露。恶露有血腥味,无臭味,持续 4～6 周,总量 250～500ml。

观察恶露的色、量、气味。正常产后血性恶露持续 3～4 天,色红,量多,含有血液、坏死蜕膜、宫颈黏液;浆液性恶露持续约 10 天,色淡粉,含有坏死蜕膜、少量红细胞和白细胞、宫腔渗液、宫颈黏液、少量细菌;白色恶露,持续约 3 周,色白,量少,黏稠,含有大量白细胞、坏死蜕膜组织、表皮细胞、细菌。

(7)大、小便情况:膀胱过度充盈可影响子宫收缩引发产后出血。产后 4 小时应询问产妇排尿量,检查膀胱是否充盈,有无尿潴留;产后活动少,肠蠕动慢,易发生便秘。

(8)褥汗:产后的第一周出汗较多,尤其是睡眠初醒时更明显。因妊娠期体内潴留的过多水分,有一部分是通过皮肤以褥汗的方式排出体外。

(三)辅助检查

产褥期可疑有感染者可行血常规、尿常规检查;若产后出血怀疑宫腔有组织物残留者可行腹部 B 超检查。

(四)心理 - 社会状况

询问产妇对分娩的感受,了解产妇的心理状态,评估产妇有无焦虑、抑郁等心理问题。了解产妇的家庭等社会支持程度。

【常见护理诊断/问题】

1. 疼痛 与产后宫缩、外阴水肿、会阴或剖宫产伤口有关。
2. 尿潴留 与产时膀胱受压黏膜水肿、会阴伤口疼痛有关。
3. 便秘 与产后卧床久、饮食不当及活动量少有关。
4. 母乳喂养无效 与乳头内陷、乳汁少、哺乳方法不当有关。
5. 有感染的危险 与产后抵抗力下降、伤口、尿潴留、乳汁排出不畅等有关。
6. 焦虑 与产时疲劳、产后哺育新生儿负担过重、社会支持度不良有关。

【护理目标】

1. 产妇的疼痛减轻或缓解。
2. 产妇及时排尿,无尿潴留。
3. 大便排泄下常。
4. 产妇掌握正确哺乳方法,完成新生儿有效喂养,新生儿发育正常。
5. 产妇体温正常,无感染发生。
6. 心情愉快,焦虑缓解或消除。

【护理措施】

（一）一般护理

1. 休养环境　产妇的休养室应清洁、安静。室内空气流通，每日换气两次，每次15～30分钟；室温24～26℃，湿度50%～60%。夏季防止门窗紧闭引起室温过高，产妇发生中暑；冬季要注意保温，防止产妇受凉及新生儿寒冷损伤综合征的发生。床铺应清洁、干燥。

2. 产后观察　监测生命体征，无异常的产妇每日测量2次，当体温超过38℃时立即报告医生，详细检查身体有无异常情况。观察阴道流血量，产后24小时内，尤其在产后2小时警惕产后出血的发生；询问有无腹痛及乳房胀痛，检查乳房有无硬结存在。

3. 休息及体位　产妇要有足够的睡眠，保证身体恢复和乳汁分泌。医护操作应集中进行，适当限制探视。休息宜侧卧位，防止长时间仰卧位，避免子宫复旧过程中形成子宫后位。若有会阴侧切伤口，应指导产妇卧向健侧，防止恶露污染伤口影响愈合。

4. 产后活动　正常产后第1天可下床在室内走动，第2天开始产后健身操的运动。早期活动有利于子宫收缩及恶露的排出，预防产后出血及下肢静脉血栓的形成；有益于肠蠕动的恢复，增进食欲，预防便秘。但产褥期内产妇不宜过早参加重体力劳动，不能长时间站立、蹲位，因盆底肌肉张力未恢复，有引发子宫脱垂的风险。

5. 褥汗护理　注意保暖，勤换内衣，防止受凉感冒。褥汗通常在产后持续1周后逐渐消失。

6. 排尿护理　产褥初期有尿频现象，产后1周内较明显，可帮助排出体内多余水分。产后4小时内督促产妇排尿1次，若在产后4～6小时未自行排尿，可诱导排尿（详见第六章　第三节　产褥期常见问题护理）。

7. 饮食护理　产后第1天应进含水较多的流食、半流食物，清淡而富含营养，有足够的热量，逐步过渡到普食。哺乳妇女更应加强营养，多进营养丰富的汤汁饮食，注意饮食的色、香、味，增进产妇的食欲，增加乳汁分泌量。

8. 肠道的护理　产后便秘多见。指导产妇早期下床活动，避免长时间卧床，适当摄入蔬菜及粗纤维食物，可预防便秘发生。一旦发生便秘，遵医嘱给产妇服用缓泻剂、外用开塞露或肥皂水灌肠。

（二）特殊护理

1. 子宫护理　检查子宫复旧及恶露，分别在产后即刻、30分钟、1小时、2小时各1次，以后每日的同一时间检查1次。详细检查子宫底高度、子宫收缩的情况，挤压子宫底排出宫腔内积血，同时观察恶露色、量、气味，及时更换会阴垫。每次检查后均应详细记录检查及护理指导内容。若发现子宫复旧不良、血性恶露经久不消、恶露有臭味等情况，均提示有感染的可能，应及时报告医师进一步检查，并配合医师完成标本采集、送检；遵医嘱给产妇使用抗生素等，配合完成相应的治疗措施。

2. 外阴护理　护理操作开始前需要按床单位进行围帘遮挡，注意保护产妇的隐私，尊重产妇；与产妇沟通，让产妇理解外阴护理的意义，获得护理操作中的配合；操作轻柔、准确;将以人为本、关心关爱产妇融入工作细节中。

（1）外阴部常规护理：用 0.05% 聚维酮碘溶液擦洗外阴，每日 2 次，每次 3 遍；保持局部清洁、干燥，便后应及时擦洗。会阴有伤口时应另外单独消毒局部，用 0.5% 聚维酮碘溶液以伤口为中心消毒 3 遍，严格执行无菌操作，防止感染发生（详见第十六章　母婴常用护理技术）。

（2）外阴部异常情况的护理

1）外阴水肿：用 50% 硫酸镁或 95% 乙醇湿热敷；产后 24 小时可用红外线灯照射。

2）外阴血肿：较小血肿可在产后 24 小时局部热敷或用红外线灯照射，较大的血肿应配合医师切开处理。

3）会阴有伤口者，应观察局部有无红肿、硬结及异常分泌物，有硬结者可用大黄、芒硝外敷或用 50% 硫酸镁、95% 乙醇湿热敷，有感染迹象时应及时报告医师，已化脓者应提前拆开缝线引流，及时换药，遵医嘱全身使用抗生素，产后 7～10 天后可用 1∶5 000 高锰酸钾溶液坐浴。

3. 乳房护理

（1）乳房清洁护理：乳房应保持清洁、干燥。每次哺乳前后用清水洗乳头和乳晕，避免用肥皂和酒精擦洗乳头，防止皲裂。乳头有痂垢可用油脂浸软后用水清洗，不可强行掀起，防止乳头损伤。

（2）母乳喂养指导：哺乳原则是按需哺乳。

1）哺乳安排：产后半小时内开始哺乳，产后 2～7 天是乳汁分泌的重要时期，应增加哺乳次数，反复刺激乳汁分泌，每昼夜可达 8～12 次，每次哺乳时间由开始时的 3～5 分钟，逐渐延长至 15～20 分钟。哺乳期以 10 个月至 1 年为宜，也可延长至 2 年及以上。

2）哺乳方法（详见第七章　第二节　正常哺乳期妇女的护理）。

（三）心理护理

要及时对产妇进行心理护理，帮助产妇稳定情绪，树立自信，促进早日康复。

1. 建立良好的医患关系　产妇进入休养室时要热情接待，态度和蔼、语言亲切，认真询问产妇的需求，耐心倾听其对分娩的感受和心中的不悦，根据情况及时劝导并解答提出的问题，满足产妇的合理需求，建立良好的医患关系，稳定产妇的情绪。

2. 早期建立亲子关系　母婴同室可促进母子的早期接触，除哺乳外，产妇可及早参与新生儿的日常护理，培养母子亲情，加快建立亲子关系。

3. 缓解焦虑　加强知识宣教。产褥初期部分产妇缺乏自我护理和育儿知识，可引起焦虑。指导产妇学习相关知识，培养护理技能，可减轻或消除焦虑。

4. 心理适应　鼓励产妇勇于承担起母亲的责任，帮助产妇树立自信，尽快掌握护理、喂养新生儿的技能，心理上尽快适应并接纳这位家庭的新成员，用积极的态度去认识、考虑新生儿的需求。良好的心理调适能稳定产妇的情绪，对康复有着重要的促进意义。

（四）健康指导

1. **生活指导**　生活规律,饮食营养搭配合理,早期适度运动,促进机体康复。

2. **计划生育指导**　产后6周恶露排干净后,生殖器官检查恢复正常,可恢复性生活。应指导产妇及早采取适合的避孕措施。哺乳期妇女宜选择工具避孕,不宜选择药物避孕,防止影响乳汁分泌和药物进入乳汁。

3. **产后访视**

（1）时间安排:正常产后安排3次访视,分别在出院后3天、产后14天、产后28天。

（2）产后访视内容:①了解产妇的饮食、睡眠、大小便等情况;②询问哺乳情况;③观察子宫复旧、恶露及会阴伤口情况,发现异常及时指导和处理。

4. **产后母婴检查**　母婴于产后6周到医院常规全身检查,评估母体的康复情况,评估婴儿(出生后5周~1周岁)的发育状态。

（1）母体检查:①监测生命体征,心、肺等检查有无异常;②检查生殖器官恢复程度,会阴伤口愈合情况;③检查乳房乳汁充盈度,乳头有无异常;④盆腔B超检查。对有异常情况,有针对性选择辅助检查。

（2）婴儿检查:①详细询问婴儿喂养情况,大、小便情况;②观察婴儿精神状态,营养状况,皮肤状况,哭声、四肢活动能力;③测量身长、体重、头围,查看囟门状况,检查心、肺、肝、脾等有无异常。

经过检查,对母婴存在的问题给予及时的指导,维护母体全面康复,婴儿健康成长。

【护理评价】

1. 产褥期母婴日常护理方法是否掌握。

2. 母乳喂养是否成功。

3. 体温是否正常,有无并发症发生。

4. 焦虑是否消除。

第三节　产褥期妇女常见问题及护理

一、发　　热

（一）产后生理性发热原因及表现

1. **吸收热**　产妇在分娩过程中消耗能量大,因而产生大量代谢产物,产后逐渐被吸收,常在产后24小时内出现发热现象,但体温不超过38℃。

2. **泌乳热**　产后3~4天乳房血管、淋巴管极度充盈,可致体温升高达37.8~39℃,可持续4~16小时。

（二）产后病理性发热原因及表现

1. **乳腺炎**　产后若乳房受到挤压,乳汁排出不畅,形成乳汁淤积,可诱发乳腺炎;当乳头皲裂发生时,细菌可由裂伤口进入,也可致乳腺炎的发生。其表现常有体温升高,乳房局部可出现红、肿、热、痛,重者可出现高热,形成局部脓肿,触之有波动感。

2. 上呼吸道感染　产妇因妊娠及分娩的消耗,抵抗力下降,褥汗时受凉或与流行性感冒病人接触,均可致产妇上呼吸道感染而发热。

3. 产褥感染　产妇抵抗力较低,分娩时产道损伤成为细菌侵入的门户,再加上有血性恶露的环境,细菌极易繁殖,可使产妇在产后2~3天始发热,生殖器官感染严重者,体温可达39~40℃,感染使血性恶露经久不消,并有臭味,可致休克,甚至危及产妇的生命。

【护理评估】

（一）健康史

详细询问发热的时间,发热程度;分娩方式,有无手术助产;乳汁分泌情况,乳头是否有损伤等相关因素。

（二）身体状况

1. 全身检查　监测生命体征,评估体温的升高程度。评估上呼吸道、肺、心、肝、肾、泌尿道等重要器官是否存在发热因素。

2. 产科检查　①子宫复旧评估:子宫复旧速度是否正常,宫体是否有压痛。②恶露转归评估:血性恶露是否超过产后5天。③会阴伤口评估:有无红肿、脓性分泌物,是否如期愈合。

3. 乳房检查　乳头有无皲裂;乳房有无红肿、硬结、波动感,乳汁充盈程度。

（三）心理状况

产妇因发热引起的身体不适,不能完成自我和新生儿护理,易引起焦虑。

（四）辅助检查

根据产妇情况,可选择血常规、尿常规、阴道分泌物培养、药敏试验,选择敏感抗生素;考虑宫腔有胎盘、胎膜等组织物残留时,可选择盆腔B超检查。

【常见护理诊断／问题】

1. 体温过高　与代谢产物的吸收或感染有关。

2. 舒适度减弱　与全身发热引发的身体不适有关。

3. 潜在并发症:感染性休克、败血症。

4. 焦虑　与不能完成自我及新生儿护理有关。

【护理目标】

1. 体温恢复正常。

2. 舒适度改善。

3. 未发生并发症。

4. 焦虑消除。

【护理措施】

（一）生理性发热

1. 吸收热　可持续观察产妇体温 24 小时变化，体温低于 38℃无需特殊处理。

2. 泌乳热　连续观察体温 24 小时。若体温超过 38.5℃可物理降温，嘱产妇多饮温白开水，一般不需药物处理。

（二）病理性发热

1. 乳腺炎护理　轻症者，乳房内有包块时，应迅速协助产妇排出淤积乳汁，可用手法或吸奶器排奶，体温低于 38℃，且未形成脓肿的，可增加新生儿吸吮次数，有助于积存的乳汁排出，有乳头皲裂可用羊脂膏外涂，促进损伤乳头修复；重症者，局部形成脓肿，配合医师切开引流，患侧乳房停止哺乳，遵医嘱全身使用抗生素。

2. 上呼吸道感染护理　注意保暖，多饮热水，必要时遵医嘱用药。

3. 生殖道感染护理　遵医嘱使用抗生素抗感染；做好外阴部清洁护理。

（三）健康指导

产褥期做好生活护理，在多汗阶段应注意保暖防止受凉。指导正确哺乳，及时排空乳房，防止乳汁淤积，不要给婴儿养成含乳头睡觉的习惯，防止乳头损伤，哺乳前后用温水清洁乳头，防止感染。注意外阴部清洁、干燥，恶露期勤换会阴垫。

二、疼　痛

（一）形成原因及表现

1. 产后宫缩痛（after-pains）　产后 1~2 天出现因子宫收缩引起的下腹部疼痛，哺乳时加重，持续 2~3 天，多见于经产妇。

2. 伤口痛　分娩时造成的会阴裂伤或侧切缝合处可致疼痛，产后 3~5 天拆线后，多数人的疼痛消失；剖宫产所致的伤口疼痛，多于术后 1~2 天消失。

3. 感染性疼痛　因生殖道感染，炎性分泌物的刺激引起疼痛。其多为外阴痛、下腹痛。

（二）护理要点

1. 宫缩痛　向产妇及家属解释清楚疼痛形成原因，让产妇了解这是产后的一个生理过程，无需特殊处理。

2. 伤口疼痛　外阴保持局部清洁、干燥，预防感染。每日 2 次，以伤口为中心清洁消毒。伤口处有水肿、硬结，可用 50% 硫酸镁湿热敷，可缓解疼痛；剖宫产伤口的疼痛，需遵照医嘱用止痛剂。

三、尿 潴 留

（一）原因

1. 疼痛所致　外阴伤口及水肿,均可导致产后妇女因疼痛不敢排尿,造成尿潴留。

2. 膀胱麻痹　第二产程延长的产妇常出现产后尿潴留,因胎头在产道内滞留过久,挤压膀胱黏膜导致水肿,产后短时间内膀胱逼尿肌收缩不良,处于麻痹状态,可致尿潴留。

（二）护理要点

1. 疼痛导致尿潴留　积极做好伤口的清洁护理,有水肿者通过湿热敷消除肿胀,减轻疼痛,鼓励产妇排尿,防止尿潴留。

2. 膀胱麻痹　诱导排尿反射及导尿。常用方法:①让产妇听流水声或用温水冲洗外阴,通过反射诱导排尿;②下腹部热敷(在产后 24 小时以后进行)、按摩下腹部,刺激膀胱收缩引发排尿;③针刺关元、气海、三阴交、阴陵泉等穴位诱导排尿;④遵医嘱肌内注射甲硫酸新斯的明 1mg,兴奋膀胱逼尿肌诱导排尿;⑤上述方法无效时,应遵医嘱在严格消毒下予以导尿,必要时可留置导尿管 1~2 天,拔尿管前半日开始夹闭导尿管,定时开放,锻炼膀胱功能,消除尿潴留,同时给予抗生素预防感染。

四、便 秘

（一）原因

1. 肠蠕动减慢　产后产妇因长时间卧床所致。

2. 饮食结构不合理　饮食过于细腻,摄入过多蛋白质,少粗纤维食物等。

（二）护理要点

1. 促进肠蠕动　加强产妇产后运动。正常产妇在产后 24 小时即可室内走动,剖宫产术后适当推迟下床活动时间,产后 2 周可进行较轻家务劳动。产后早期活动可促进肠蠕动,预防便秘发生。

2. 饮食调节　适当增加粗纤维食物的摄入,粗细搭配,适量摄入新鲜蔬菜和水果,通过调节饮食结构预防便秘。

3. 配合用药　严重便秘者,用上述方法无效时,可遵医嘱给产妇使用乳果糖等缓泻剂,也可临时使用开塞露,促进粪便排出。

五、产后抑郁情绪

产妇在产后通常会经过一段情绪不稳定时期,多发生在产后 1~3 周,表现为心境低落,表情淡漠,行为活动减少,不主动与人交流,常常暗自落泪。

（一）形成原因

1. 生理因素　胎盘娩出后,体内雌激素、孕激素水平下降,导致内分泌失调,可引起情绪的波动。

2. 压力因素　不适应角色,难以承担起母亲的职责,担心新生儿的哺育问题。

3. 社会因素　产妇缺乏社会支持系统,家人过分注重新生儿,忽略了对产妇的关注,使产妇精神上得不到关怀,心灵上得不到抚慰,而产生产后抑郁情绪。

（二）护理要点

1. 心理调节　是稳定产妇情绪的重要环节。多与产妇交谈,了解其内心不适,有针对性地给予关怀、鼓励、安慰。

2. 缓解压力　帮助产妇学会新生儿护理技能,母子多接触,增进母子感情,使产妇尽快适应母亲的角色,承担起责任,能有效缓解心理压力。

3. 强化社会支持系统　鼓励产妇多与丈夫、父母及朋友联系,赢得社会支持系统的支持。

4. 药物治疗　有情绪低落者应及时确诊是否产后抑郁症,建议到心理科就诊,一经确诊,需遵医嘱应用抗抑郁药物治疗,防止发生母婴意外事件。

第四节　产后康复护理

产后康复是指产妇在产后全身各组织器官(除乳腺外)恢复至孕前的健康状态。产后康复护理是运用医学护理方法,帮助产后妇女促进身心恢复,可有效提高康复质量。

一、概　　述

妊娠期为了满足胎儿生长发育的需要,母体全身各系统均发生相适应的变化,以生殖系统变化最显著,产后逐渐恢复至非孕状态。

（一）妊娠、分娩对腹直肌和盆底肌的影响

妊娠期子宫的逐渐增大,腹部膨隆,腹直肌和盆底肌被牵拉,可有不同程度的肌纤维断裂,致使局部组织张力下降,可发生腹直肌分离及盆底肌松弛,尤其经阴道分娩者,盆底组织受到的牵拉影响相对明显,有可能引起女性盆底功能障碍(PFD)、阴道壁膨出、子宫脱垂(uterine prolapse)、压力性尿失禁(SUI)等产后远期并发症。

（二）妊娠、分娩对骨盆关节的影响

妊娠期骨盆关节周围韧带因受体内激素的影响,固定骨盆的作用减弱,到妊娠晚期,因胎头下降入盆,可引起骨盆发生不同程度的变形,甚至发生耻骨分离征;经阴道分娩,胎儿通过产道时,骨盆的各关节受到进一步的影响,可有形态改变。

（三）产后康复的意义

积极开展产后康复护理，可减少并发症的发生，重塑形体，使家庭更和谐，对母婴健康有着重要意义。产后康复内容包括子宫复旧、腹直肌分离恢复、盆底肌力恢复、心理调节、形体训练。

二、护　　理

【护理评估】

（一）健康史

1. 妊娠、分娩史　询问胎产次、分娩方式、新生儿出生体重，是否多胎妊娠、羊水过多症，有无难产史。经阴道分娩者有无手术助产、会阴裂伤、会阴切开术等情况。

2. 全身疾病史　有无重要脏器疾病；是否有慢性咳嗽、便秘等。

3. 其他方面　是否经常锻炼身体，经常性的工作体位，年龄因素。

（二）身体状况

1. 体格检查　包括生命体征、重要脏器评估、腹直肌分离评估、骨盆形态检查。

（1）生命体征：监测体温、脉搏、呼吸、血压，是否正常。

（2）重要脏器评估：检查心、肺、肝、肾有无功能异常。

（3）腹直肌分离评估：在前腹壁中线两侧，有纵行且平行相邻的两条肌肉，称为腹直肌。

1）腹直肌分离：妊娠后因增大子宫的膨胀作用而出现不同程度的分离，多数产妇于产后6～8周恢复至孕前状态，若产后6个月仍未复原，称为腹直肌分离。

2）评估方法：产妇排尿后，去枕平卧于检查床上，腹部袒露，检查者站在检查床右侧，嘱产妇用双手交叉抱于枕后，做仰卧起坐的动作，检查者用手指放于产妇两腹直肌中间。结果判断：若间隙超过2cm，可确诊为腹直肌分离。

（4）产后骨盆形态评估：孕产妇的腰、背及下肢疼痛，常因骨盆形态变化所致，建议产后42天应进行评估。

1）孕产期骨盆变化表现：耻骨分离征可引起疼痛，当孕产妇行走、翻身等活动时，疼痛加剧；若经阴道分娩，骨盆会进一步加重变形，产后出现腰痛、耻骨痛、下肢痛等。这种变形大多数妇女在产后6～8周恢复正常，少数未恢复者，会在产后持续存在疼痛与不适，生活质量下降，甚至影响育儿。

2）常用评估方法：①骨盆测量法（见第四章　第四节　妊娠期管理及胎儿监护）。②骨盆X线正、侧位片测量：应用X线片测量骨盆的各个径线，同时可观察骶髂关节和耻骨联合的间隙，判断有无异常。③骨盆倾斜度检查：测量产妇直立时骨盆入口平面与地平面夹角。

2. 生殖器官评估　依据产后时间的不同，生殖器官恢复程度也不同，评估的方法和内容也不同。

（1）子宫复旧评估：产后 10 天内，每天同一时间，检查子宫底的高度；产后 42 天需 B 超检查判断子宫大小。

（2）产后恶露转归评估：红色恶露持续 3～5 天，浆液性恶露持续 10 天，白色恶露持续 2～3 周，评估是否如期变化。

（3）会阴裂伤修复程度评估：产后 7～10 天及 42 天评估伤口感染、愈合情况。

（4）产后盆底肌力评估：可用妇科内诊检查和盆底生物电生理检查。

1）盆底肌力检测：阴道内诊时嘱产妇做紧缩阴道动作，观察收缩持续时间。

评价标准：无收缩为 0 级，持续 1 秒为 1 级，持续 2 秒为 2 级，持续 3 秒为 3 级，持续 4 秒为 4 级，持续 5 秒为 5 级。3 级以上为肌力正常。

知识拓展

盆底肌力检测意义

盆底肌力测试源于法国，目前欧美国家将其作为产后筛查项目，目的是早期发现肌力异常及时矫正，预防在中、老年时期发生阴道壁膨出、子宫脱垂、尿失禁等疾病。肌力评级分为 0～5 级。临床上认为产后 42 天检查，盆底肌力 3 级以下都需要进行康复治疗。

2）盆底电生理检查：通过仪器检查浅 I 类肌纤维、浅 II 类肌纤维、深 I 类肌纤维、深 II 类肌纤维。正常肌力为 5 级；正常肌肉疲劳度为 0%，负值为异常。

结果判断：I 类肌是主要盆底支撑肌，异常时可致阴道壁松弛，子宫脱垂、阴道前后壁膨出、性功能障碍；II 类肌力异常，可致压力性尿失禁、排便异常。

3. 乳房检查　观察乳房形态，乳头有无皲裂，乳汁分泌是否正常，有无乳汁淤积。

（三）心理 - 社会状况

产后妇女的情绪是否稳定，有无焦虑、抑郁，社会支持系统是否正常。

（四）辅助检查

血常规、尿常规，盆腔 B 超检查。其他可根据身体情况选择检查项目。

【常见护理诊断/问题】

1. 产后康复迟缓　与妊娠期腹壁被过度牵拉和分娩导致的盆底肌损伤有关。

2. 肥胖　与摄入高于机体需要量有关。

3. 自我认同紊乱　与产后面部遗留色素沉着、形体改变有关。

4. 潜在并发症：压力性尿失禁、阴道壁膨出、子宫脱垂、血栓性静脉炎等。

5. 焦虑　与产后恢复慢、生活质量下降有关。

【护理目标】

1. 腹肌松弛现象改善或消除。

2. 盆底肌力提高。

3. 形体恢复,自信心增强。

4. 无并发症发生。

5. 促进康复,提高生活质量,减轻或消除焦虑。

【护理措施】

产后康复关键阶段是产褥期,良好的护理可有效预防并发症的发生。

(一)促进肌力恢复训练

1. 全身康复训练 产后健身操对产妇全身肌力,尤其是盆底肌力的恢复有促进意义。通过运动还可加速恶露的排出,预防便秘及静脉血栓形成。

正常分娩产妇,产后 24 小时可下床适当活动,产后第 2 天可开始做健身操。锻炼应循序渐进,从呼吸运动开始,每日可增加 1~2 节内容,根据体力恢复情况来确定运动强度,勿求过度(图 6-1)。

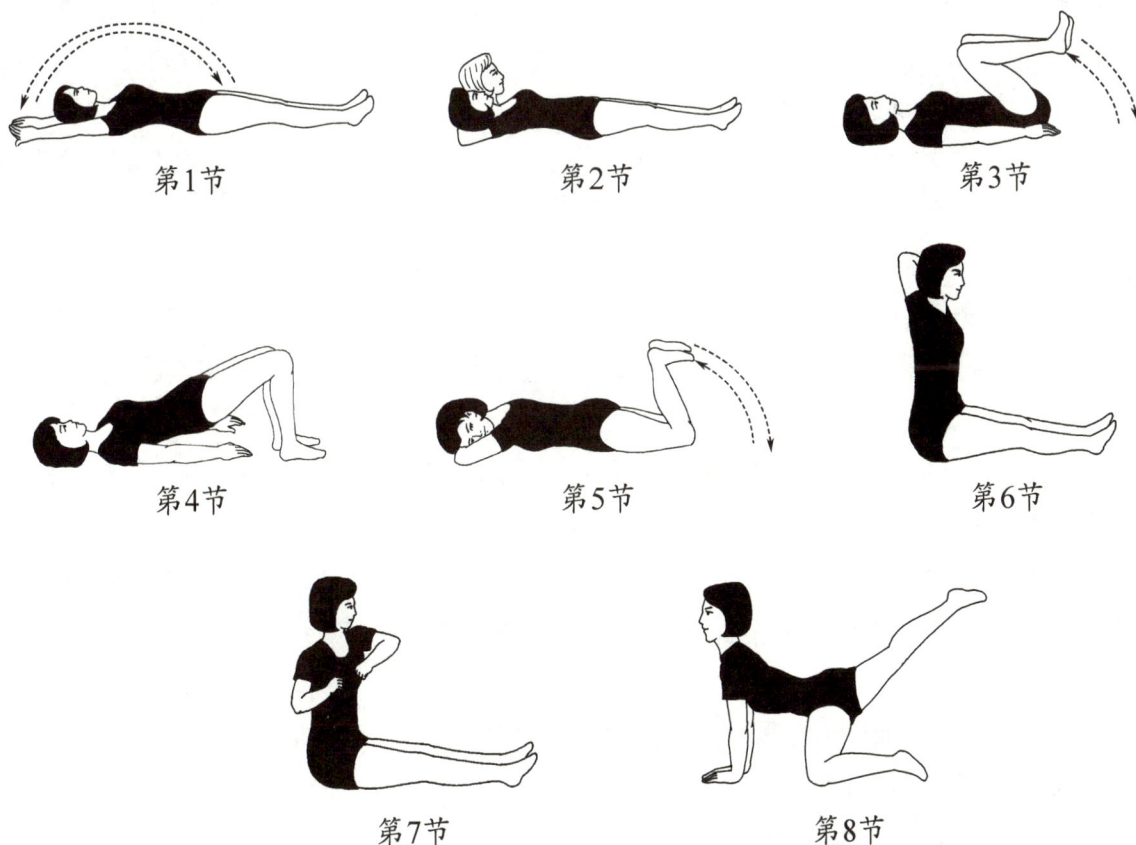

第1节

第2节

第3节

第4节

第5节

第6节

第7节

第8节

图 6-1 产后健身操

第 1 节 调节呼吸运动:产妇仰卧于床上,双上肢分别放于身体两侧,吸气时上肢伸直慢慢抬起弧线划至头部两侧,呼气时将两手慢慢放回床面原处。

第2节　抬头运动:仰卧于床上,两前臂交叉置于枕后,有节律地抬起,反复数次。

第3节　抬腿运动:仰卧于床上,两手置于身体两侧,双下肢抬起呈屈膝屈髋状,然后慢慢放于床面上并伸直,反复数次。

第4节　腹背及提肛运动:仰卧于床上,双上肢屈曲撑于床上,臀部抬离床面,尽力抬高,同时做提肛运动,反复数次。

第5节　俯卧屈膝运动:俯卧于床上,双前臂交叉于头下,双小腿有节律地背侧抬起,反复数次。

第6节　仰卧起坐:仰卧于床上,慢慢坐起后躺下,反复数次。

第7节　腰部运动:坐于床上,双下肢伸直平放于床上,双手半握拳状,双前臂屈曲水平置于胸前,腰部以上的躯干部向左、右扭转,每个方向连续2次,反复数次。

第8节　全身运动:跪姿,双手撑于床面,挺胸收腹,左右腿交替向背后高举,反复数次。

2. 腹直肌分离的腹部护理　妊娠期的生理性分离,可以应用手法按摩、束腹带、产后健身操等方法加速恢复;病理性的分离需手术修复。

(1)手法按摩护理:适应证为产后42天后,恶露排净。接受按摩前排空膀胱,腹部袒露仰卧于检查床上。护理操作人员站在产妇右侧,双手涂介质油后,从中腹部左侧方的腋后线开始向腹中线推送按摩腹肌30次,同法完成右侧,可连续10次,促进腹直肌复位。

(2)手术矫正护理:可选用微创手术、开放手术进行修复,遵医嘱完成术前准备和术后护理。

3. 盆底康复训练　产后42天后,恶露消失,子宫正常大小,无生殖道感染,可根据盆底肌力评估结果,在母婴护理人员指导下,选择适宜的康复方法。

(1)盆底肌力锻炼法:又称Kegel运动。方法为做收缩肛门的动作,每次收缩持续3～5秒后放松,连续做10～15分钟,每日2～3次,6～8周为1疗程。

(2)瑜伽球训练法:产妇坐于球上,第1节为前后滚动球,有痛点时停30秒,达5个痛点后结束;第二节为顺、逆时针滚动各10圈,可连续按摩5组。

(3)生物反馈法:应用生物反馈治疗仪监视盆底肌的电活动,通过信号转换反馈给锻炼者,从而准确地指导自主盆底肌群训练。治疗周期是2～3个月,可根据反馈不断调整适合个体的训练方案。

(4)盆底肌肉电刺激法:通过磁场刺激盆底肌群,使尿道括约肌、肛提肌、阴道肌群等被动收缩,可促进盆底肌力的恢复。

(二)自我形象恢复护理

1. 子宫复位护理　无异常情况的产后妇女,自产后第3～4天起,可行膝胸卧位,每日2次,每次5～10分钟,至产褥期结束,可促进子宫前倾位恢复,预防子宫后倾。

2. 乳房复位护理　哺乳期应加强乳房护理,每次应双乳交替进行哺乳,保持乳房对称。哺乳结束后,可戴棉质胸罩(防止过紧而影响血液循环和乳汁的分泌),可有效预防乳房下垂。

3. 腹肌收缩训练　在日常生活中,无论是站立、行走、坐位都应有意识地收缩腹肌,尤其在站立、行走时应挺胸收腹,持之以恒,促进形体的恢复。

4. 有氧运动　产褥期过后的妇女,可进行户外的有氧运动,每日30分钟。选择空气清新的自然环境散步、跳舞等柔和的体育活动,可增加机体的氧含量,促进血液循环,增强代谢能力,对机体的康复、乳汁的分泌有促进作用。

5. 合理膳食　部分产后妇女因妊娠期贫血未纠正,分娩期能量的大量消耗,产后自感乏力、体质虚弱,食欲缺乏,消瘦;另有部分产妇产后过度进食,营养过剩而致肥胖。所以产后妇女康复的又一要素是均衡营养,合理膳食。三大营养物质每日摄入比例:碳水化合物60%、脂肪25%、蛋白15%,多吃新鲜蔬菜,适量水果。饮食应多样化,多进汤汁饮食,注意生熟搭配、粗细搭配、冷热搭配、荤素搭配,少盐少辛辣调味品。

（三）情绪调节

1. 自我调节法　多用自我暗示法调节情绪。相信自己,只要坚持锻炼,一定会有收获。产后形体的变化很大,康复需要一个过程,暂时的调理方法是通过着装修饰,提升自信心。

2. 环境调节法　整洁、安静的环境,和谐的人际关系,和睦的家庭,营造良好的家庭氛围,可稳定产后妇女的情绪,促进康复。

（四）健康指导

向产后妇女及家属宣教产后促进康复的重要性,调动积极性,共同参与制订康复计划并督促实施,指导产妇规律生活,合理膳食,讲究卫生,劳逸结合,鼓励产妇坚持锻炼,提高产后康复的质量和速度。

第五节　母婴同室的管理

一、环境与设施

（一）环境要求

母婴同室房屋选择应安静、明亮、清洁、通风,室内布置应给人以温馨、舒适的感觉。室温以24～26℃为宜,湿度可达到50%～60%,每一张母婴床单位面积不应小于6m²。

（二）基本设施

1. 产科休养区基本设施　母婴同室休养区、新生儿洗浴室、流动水洗手池及盥洗室、热水供应设备、隔离母婴休养室、治疗室、抢救室、宣教室、卫生间及污物间。

2. 室内设施　每个床单位有产妇休养床1张、婴儿床1张、床头柜1个、靠背椅1把。婴儿床摆放应靠近产妇休养床,室内有通风、保暖、消毒、照明等装置。

二、日 常 管 理

产后产妇、新生儿无异常情况即可入住母婴同室休养,24 小时母亲与新生儿分离时间不得超过 1 小时。

(一)母乳喂养指导

1. 早接触、早吸吮　阴道分娩新生儿断脐后,即可开始哺乳,通常开奶时间不超过 30 分钟。护士协助产妇将新生儿抱于胸前,皮肤相贴(趴在胸前)30 分钟;剖宫产后无异常情况者,可于术后 1 小时开始哺乳,方法同前。

2. 指导正确哺乳　进行哺乳宣教,鼓励母乳喂养,原则为按需哺乳。

(二)产后观察及护理

监测产妇生命体征,检查子宫收缩情况,观察会阴伤口愈合情况、恶露转归、膀胱充盈程度,查看乳房泌乳情况。指导休息体位、外阴部清洁,督促排尿,促进乳汁排出。

(三)新生儿观察及护理

观察新生儿皮肤颜色、呼吸、心率、脐带有无渗血,询问有无呕吐;每日测体温、体重,询问大小便的次数,排出物的性状,黄疸情况,吸吮情况;新生儿每日洗浴 1 次,洗浴后应进行脐带护理;按时预防接种;加强巡视,发现异常及时报告。

(四)消毒隔离制度

1. 母婴同室空气消毒　每日上、下午各通风 1 次,每次 15~20 分钟,通风时母婴保暖;封闭较好的居室应消毒空气,每日 3 次,有探视时再增加 1 次。

2. 产妇床单位每日常规消毒 1 次。

3. 室内禁止吸烟。

4. 限制探视,2 人/次,有传染病者禁止入内。

章末小结

　　本章学习重点是产褥期妇女的生理心理特点、产褥期常见症状,按护理程序能完成对产妇的护理评估、列出常见护理诊断/问题、实施护理措施。学习难点为产褥期产妇的护理评估、护理措施;产后康复盆底肌的检测。在学习过程中注意比较产后正常生理变化与异常情况的区别,注重以生理功能康复为基础,选择制订护理措施。产后母婴同室休养区需严格管理,包括室内空气、室内物品、探视人员,严防院内感染事件发生。产后护理实施中,充分体现人文关怀,关心、关爱产妇,操作轻柔。对产妇的一般护理、特殊护理、心理护理及健康指导有高度的科学性,能按预期目标及时完成护理评价,培养提高运用知识解决问题的能力。

(郭玉兰)

1. 解女士,25 岁。妊娠足月于 2:30 正常分娩,6:40 自诉下腹胀痛。视诊:下腹膀胱区隆起;叩诊:耻骨联合上呈浊音。

请分析:

(1)产妇存在的护理问题是什么?

(2)简述护理措施。

2. 丛女士,33 岁。于 15 分钟前正常顺产一女婴。到目前为止母婴无异常情况。

请说出:

(1)怎样指导丛女士进行哺乳? 产后哺乳的时间安排?

(2)新生儿出生后的第 2 日,产妇向护士小李述说:"给孩子哺乳后放在床上就吐奶。"如果你是小李应怎样向产妇解释? 你能给予正确的指导吗?

3. 王女士,32 岁。足月产后第 3 日起发热,现已持续 8 小时,伴下腹阵痛。身体评估:体温 38.5℃;子宫底位于脐下 3 横指处,无压痛,会阴伤口无肿胀及压痛,恶露色暗红,腥味;双乳房胀痛,有硬结。

请分析:

(1)该产妇发热的原因是什么?

(2)该产妇腹痛的原因是什么?

第七章 | 哺乳期妇女的护理

07章 数字资源

学习目标

1. 具有科学的工作态度和严谨的工作作风,爱岗敬业,全心全意为哺乳期妇女服务。
2. 掌握正常哺乳期妇女的护理评估、护理措施。
3. 熟悉哺乳期妇女的特点、常见护理诊断/问题、护理目标。
4. 了解哺乳期妇女的护理评价。
5. 学会乳房护理技能、哺乳指导。

工作情景与任务

导入情景:

王女士,32岁。足月分娩后3天,于今晨起自觉乳房胀痛、全身发热不适。体格检查:体温38.5℃,脉搏86次/min,呼吸19次/min,血压110/70mmHg。双乳房对称,充盈,表皮下扩张血管清晰可见,局部发热,有触痛,有硬块。

工作任务:

1. 哺乳期妇女的护理评估。
2. 找出常见护理诊断/问题。
3. 能进行常见问题处理及产后哺乳指导
4. 护理中体现人文关怀。

母乳是新生儿最理想的食物,营养丰富,易于吸收。世界卫生组织、联合国基金会向全球的母亲倡议:在生命的最初6个月,应对婴儿进行纯母乳喂养,以实现最佳生长、发育和健康。哺乳还可加速产妇生殖器官的恢复,所以,母乳喂养有益于母子健康。

第一节　哺乳期妇女特点

哺乳期是指从胎盘娩出至婴幼儿断乳为止的时期,通常为10~12个月,也可延长至2年。实施母乳喂养的妇女,分娩后即进入哺乳期。

一、生 理 特 点

（一）生殖系统特点

正常产妇于产后6周子宫大小恢复至非孕状态,但哺乳期妇女因体内性激素水平较低,子宫偏小,子宫壁较软。故为哺乳期妇女行子宫腔手术时,操作应谨慎,防止子宫壁穿孔等损伤发生;阴道壁也软,分娩时展平的阴道黏膜皱襞,于产后3周复现;输卵管由妊娠时充血状态恢复正常;月经复潮延迟,可有哺乳期无月经现象,但卵巢排卵通常在产后4~6个月恢复。所以,产后三个月应开始避孕。

（二）乳房特点

1. 乳房的解剖结构

（1）解剖分区:经乳头做十字线,分成四个象限:内上、内下、外上、外下。

（2）外部结构:乳头、乳晕、乳房体。

（3）乳房的内部结构:①乳腺体是乳房的主要结构,每侧乳房由15~20个腺叶组成,以乳头为中心呈放射状排列,每个腺叶由10~100个腺泡组成,排列在小乳管周围,分泌乳汁;②乳腺导管是多个小乳管汇成小叶间乳管,多个小叶间乳管汇成输乳管,每侧乳房有4~18根,以乳头为中心汇集于乳晕,形成输乳管窦,开口于乳头,称为输乳孔;③腺小叶周围有韧带、脂肪组织;④乳房有丰富的血管、淋巴、神经支配。乳房解剖结构图见图7-1。

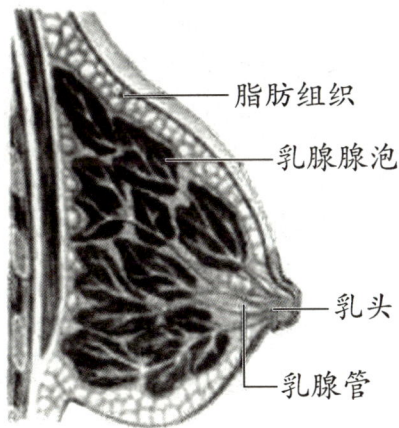

　　脂肪组织
　　乳腺腺泡
　　乳头
　　乳腺管

图7-1　乳房解剖结构图

2. 乳汁的产生　乳汁的产生是神经－体液调节的结果。在妊娠期,孕妇体内的雌激素(E)、孕激素(P)、胎盘生乳素(HPL)水平升高。雌激素促进乳腺管的发育,同时能对抗垂体催乳素(PRL),抑制乳汁的分泌,所以,妊娠期基本无乳汁分泌;孕激素促进乳腺腺泡的发育;而胎盘生乳素与初乳的形成密切相关。产后,产妇体内的雌激素、孕激素、胎盘生乳素水平下降,对抗垂体产生催乳素的作用消除,PRL水平上升,乳汁产生。

3. 射乳反射　射乳反射的产生是因吸吮乳头时,通过神经调节使腺垂体催乳素的产生量增加的同时,也刺激神经垂体释放催产素,使乳腺腺泡周围的肌上皮细胞收缩,迫使乳汁从腺泡经乳腺导管被挤压至乳窦而喷射出乳汁,形成射乳反射。

4. 母乳的成分及其变化　产褥期乳汁有三个时期变化。

（1）初乳期：产后 7 天内分泌的乳汁，乳汁呈淡黄色，含蛋白质及矿物质，尤其是分泌型 IgA（SIgA）可增强新生儿的免疫能力，每次哺乳可吸出乳量 2~20ml。

（2）过渡乳期：产后 7~14 天分泌的乳汁，蛋白含量较前有所减少，乳糖和脂肪含量增加。

（3）成熟乳期：产后 14 天以后分泌的乳汁，乳汁呈白色，其成分占比：蛋白质 2%~3%、脂肪 4%、糖类 8%~9%、无机盐 0.4%~0.5%，以及维生素、免疫抗体，这些营养成分对婴儿的发育起着重要的作用。

5. 影响乳汁量的因素　产褥期妇女乳汁量受多种因素的影响，其中与新生儿吸吮的刺激关系密切，同时，与产妇的营养、情绪、睡眠、体质、用药等也有关。所以，产后要增加新生儿吸吮次数、避免产妇过度疲劳和不良精神刺激，保证产妇良好充足的睡眠和足够的营养，是保证乳汁量的关键。另外还要注意，部分药物可影响乳汁分泌，也可进入乳汁中，影响乳儿(哺乳期的新生儿及婴幼儿的简称)。故哺乳期妇女用药，应考虑是否会对乳儿产生不良影响。

二、心　理　特　点

1. 顾虑　部分产妇担心母乳喂养会影响自己今后的形体，尤其担心乳房下垂，从内心不愿意接受母乳喂养；还有些母亲担心哺乳会占去自己很多时间，影响工作或干扰自己的社会活动；过分自我，强调身体差，自认为哺乳后会进一步削弱体质，影响恢复。

2. 缺乏自信　有些产妇认为自己乳房小，乳汁量一定会不足；部分二胎妈妈在第一胎产后有乳汁不足情况，经验判断二胎产后同样会不足，于是就放弃了母乳喂养的想法，在妊娠期就将奶粉、奶具准备好了，对纯母乳喂养缺乏自信。

3. 焦虑　产后焦虑形成的原因很多。妊娠期、分娩期疲劳延续引起身体不适，母亲角色转变的不适应，均可导致产后焦虑。另外，缺乏母乳喂养技能，产妇总是担心新生儿吃不饱又无法解决时，也可产生焦虑。

三、社　会　特　点

1. 家庭因素影响　一般缺乏丈夫的支持是主要原因。有些丈夫因不了解母乳喂养的益处，认为只要孩子能吃饱，喂什么都行，所以购置了大量代乳品，而缺乏对妻子母乳喂养的鼓励和支持，严重影响产妇母乳喂养的积极性；父母长辈若无明确的支持态度，也会影响产妇母乳喂养的信心。

2. 周围人群的影响　在产妇接触的人群中如果有成功母乳喂养的例子，会给产妇带来积极的影响，坚定母乳喂养的信心；但若有母乳喂养失败的例子，会带来消极的影响，有可能导致母乳喂养失败。

第二节　正常哺乳期妇女护理

在哺乳期，妇女的日常生活是否规律、情绪是否稳定、身体的健康状况、饮食的选择、哺乳期妇女是否能接受婴儿吸吮乳头、吸吮频率等情况，都会影响乳汁的分泌，所以，正常哺乳期妇女也需要护理。营养丰富、足量的乳汁是婴儿健康成长的保障。

【护理评估】

（一）健康史

询问本次妊娠、分娩的过程有无异常。了解既往健康状况，有无重要器官疾病，有无不宜哺乳的疾病存在，如母亲患心脏病心功能Ⅲ～Ⅳ者、血小板减少性紫癜、乙型肝炎病情严重者、其他传染病活动期等。

（二）身体状况

1. 全身检查　监测体温、脉搏、呼吸、血压，检查心、肺、肝、肾等重要器官有无异常。

2. 乳房检查　①乳房发育状况，有无乳头异常；②乳房有无乳汁分泌，乳汁充盈程度；③乳房有无红肿、硬结等情况。

（三）心理－社会状况

了解产妇对哺乳的信心程度，有无过分的担忧或焦虑存在；了解丈夫及其家庭对母乳喂养的认识程度和支持度。

（四）辅助检查

根据产妇的体格检查情况选择辅助检查。有心脏病者应做心脏彩色超声、心电图及心功能检查；有肝炎病史者应做血清病毒学检查及肝功能测定，确定是否适合哺乳；可疑血小板减少性紫癜者应做相关实验室检查确定诊断。

【常见护理诊断/问题】

1. 知识缺乏：缺乏母乳喂养相关知识。

2. 母乳喂养无效　与缺乏喂养技能有关。

3. 潜在并发症：乳汁淤积、乳腺炎。

4. 焦虑　与不能成功母乳喂养有关。

【护理目标】

1. 能说出母乳喂养的相关知识。

2. 成功进行母乳喂养。

3. 未发生并发症。

4. 消除焦虑。

【护理措施】

（一）一般护理

1. 哺乳环境　哺乳室应选择在安静、舒适、采光好、通风好的房间,室内温度24～26℃为宜。适宜的环境能使母儿身心放松,增加乳汁分泌量,满足婴儿的需求,促进婴儿的生长发育。

2. 休息与运动　哺乳期要保证足够的睡眠,每日至少8小时,最好有1小时午睡,保证乳汁的分泌量;适度的运动可促进血液循环增加泌乳量,但不宜剧烈运动,选择中等量运动,每次时间不少于30分钟,每周150分钟。可选择产后健身操、瑜伽、慢跑、游泳、广场舞等。

3. 饮食护理　营养均衡,保证质量。饮食每日供给总热量2 000～2 300kcal/d(8 370～9 620kJ/d)。控制脂肪的过量摄入,过多脂肪可致乳汁黏稠,堵塞乳腺管,影响乳汁排出;饮食宜高维生素,适量纤维素。食物烹调多样化,摄入不过量,而且要少生多熟、少盐少辛辣,忌烟、酒、浓茶和浓咖啡。补充新鲜蔬菜、水果,多食带有汤水的食物。

知识拓展

哺乳期妇女摄入常量和微量元素量

根据《中国居民膳食营养素参考摄入量》,哺乳期妇女摄入常量和微量元素每日需要量建议为钙1 200mg、铁25mg、锌21.5mg、碘200μg、硒65μg;维生素A 1 200μg、维生素D10μg、维生素B_1 1.8mg、维生素B_2 1.7mg、维生素B_6 1.9mg、维生素B_{12} 2.8μg、维生素C 130mg、叶酸500μg。

（二）特殊护理

1. 哺乳过程指导　哺乳时母亲选择好体位抱起乳儿,使乳儿的胸、腹部紧贴母亲的腹部,乳儿的下颌贴紧母亲乳房。

（1）张口:先用乳头刺激乳儿口周围使其张口。

（2）含接:乳儿口张开后,乳母用一手拇指与其余四指(呈"C"形)握住乳房(呈"锥形"),将乳头和大部分乳晕送入口中(图7-2)。

（3）吸吮:乳儿吸吮时下唇外翻,两侧颊部鼓起,开始吞咽。哺乳时间初始为5～10分钟,逐渐延长至15～20分钟。

（4）出乳:轻压乳儿下颌,使其张开嘴,待口腔负压解除后抽出乳头,防止强行抽出造成损伤。中止哺乳要温柔,以防给乳儿带来不良的心理影响。

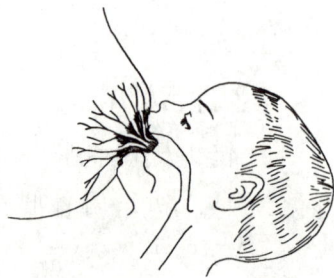

图7-2　正确含接乳头

（5）拍嗝：停止哺乳后将乳儿竖立抱起，头担负于乳母肩膀上，轻轻拍乳儿后背，帮助排出胃内积气。

2. 哺乳体位指导　哺乳体位可根据母亲的习惯而定，其原则是哺乳时身体、心理放松，自我感觉舒适。通常选择的体位有下述几种：

（1）卧式：乳儿卧于乳母的臂弯里，身体自然地与乳母紧贴，不能扭曲（图7-3）。

（2）坐式：乳母坐于床上、母乳喂养椅上或普通椅子上，足下应放一个小足凳（图7-4）。

（3）环抱式（抱球式）：乳母坐于床上，用哺乳枕托起乳儿进行哺乳（图7-5）。

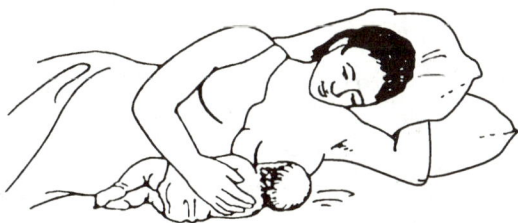

图7-3　卧式哺乳

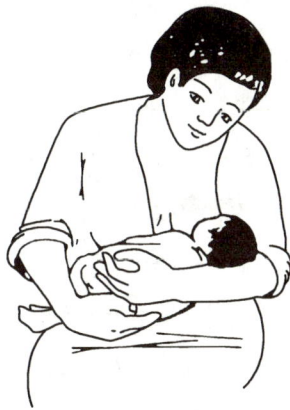

图7-4　坐式哺乳

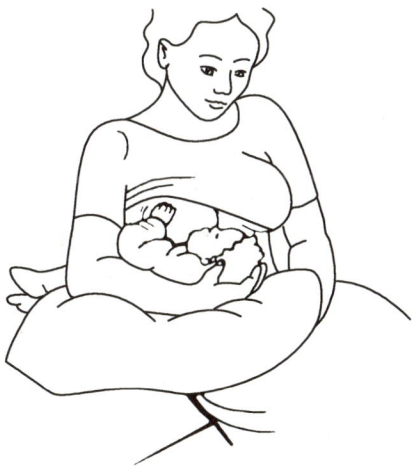

图7-5　环抱式哺乳

3. 预防并发症　乳儿有效吸吮，每次哺乳排空乳房，是预防并发症的关键。所谓有效吸吮，是指当乳儿吸吮时能听到吞咽乳汁的声音，哺乳后乳房变软。哺乳后若仍有残留乳汁时，用吸乳器抽吸干净，防止残留，预防乳腺炎；含接姿势正确也可防止乳头皲裂的形成。

（三）心理护理

1. 树立自信，解除焦虑　哺乳期妇女的焦虑多源于缺乏自信，而自信是母乳喂养成功的基础。所以,在妊娠期就要培养母乳喂养的信念,产后初期及时心理引导,增强自信,产后及早帮助产妇完成首次哺乳。教会产妇自我暗示"我一定会有乳汁喂养我的宝宝""坚持下去就会成功"。

2. 关注家庭,齐心协力　母乳喂养是否成功与丈夫的支持、家庭其他成员的帮助密切相关。护理人员有义务向产妇的家庭成员进行母乳喂养重要性的知识宣教,尤其让宝爸了解母乳喂养给母婴带来的益处,指导丈夫与妻子共同制订母乳喂养计划,帮助妻子按摩乳房,让妻子深感舒适的同时增强母乳喂养的信心。

3. 营造母乳喂养的氛围　全国母乳喂养日是每年的 5 月 20 日,我国在 1990 年 5 月 10 日由卫生部颁布,用以强化人们母乳喂养意识,提高我国人口素质。世界卫生组织确定的母乳喂养周,是每年的 8 月 1~7 日,每年 1 个主题,旨在强调母乳喂养的重要性。让产妇及家属知晓全球对母乳喂养的重视,帮助产妇增强母乳喂养的决心。同时,建议产妇与周围母乳喂养成功的人多交流,营造氛围,增强信心。

(四)健康指导

1. 母乳喂养知识宣教　母乳喂养的原则是按需哺乳。

(1)母乳喂养优点

1)对母体的益处:当婴儿吸吮乳头时,通过神经反射引起垂体分泌催产素增多,促进子宫收缩,预防产后出血,促进恶露的排出,加速子宫的复旧。哺乳可推迟排卵,所以能推迟再次妊娠的时间。另据调查资料显示,母乳喂养能降低母亲的乳腺癌和卵巢癌发病率,形体恢复快。

2)对婴儿的益处:母乳喂养可增进母子情感,促进婴儿智力发育,促进口腔、牙齿的发育,预防耳部感染、哮喘、胃肠道疾病,强壮骨骼。

(2)母乳喂养的重要指导时期:母乳喂养对婴儿的发育和母体的康复意义重大。第一个重要时期是新生儿出生后 30 分钟内应进行首次哺乳,可促进乳汁分泌;第二个重要时期是新生儿出生后 6 个月内纯母乳喂养(不给任何饮料、水及食品);第三个重要时期是持续母乳喂养 10~12 个月或至 2 年。

2. 日常生活指导　生活规律,起居有时;保证睡眠 8~9 小时;适度锻炼,防止肥胖;深居简出,预防感染;一日三餐,均衡营养。

哺乳期饮食摄入量应适当增加,应根据个体的情况制订食谱,建议每日主食 300~500g,肉或鱼 150g,鸡蛋 3 个,豆制品 100g,牛奶 400~500ml,新鲜蔬菜 500g,另加适量水果。

3. 调节情绪　积极乐观的生活态度,是正向情绪的基础。哺乳期要保持心情舒畅,良好的情绪可使大脑兴奋性提高,产生更多的兴奋性递质,可促进垂体催乳素的分泌,促进乳汁的分泌。

4. 劳动保护　《中华人民共和国劳动法》第六十三条明确规定:"哺乳期不得安排女职工在哺乳未满一周岁的婴儿期间规定的第三级体力劳动强度的劳动和哺乳期禁忌从事

的其他劳动,不得安排其延长工作时间和夜班劳动。"过重体力劳动,消耗体能,影响乳汁的分泌,哺乳期妇女注意减轻劳动负荷,适度休息。哺乳期内避免接触铅、苯、汞、砷、三硝甲苯等有毒有害物质。

5. 用药指导　哺乳期妇女用药须谨慎,首先应权衡利弊,应明确所用药物特性,在医师指导下用药,防止药物经乳汁进入乳儿体内造成不良后果。不宜使用的常用药物有避孕药、类固醇激素、巴比妥类药物、苯妥英钠、利尿剂、磺胺类药物、抗组织胺类药物、利血平、咖啡因、水杨酸盐、丙米嗪等。

【护理评价】

1. 产妇母乳喂养相关知识掌握情况。
2. 能否成功进行母乳喂养。
3. 产褥期有无并发症发生。
4. 产褥期焦虑是否消除。

第三节　哺乳期妇女常见问题护理

一、乳头异常

(一)扁平乳头

1. 临床表现　正常乳头凸起于乳晕正中,若乳头平伏与乳晕等高为扁平乳头,影响新生儿吸吮。

2. 护理要点　①乳头伸展法矫正,即将两手示指平行放在乳头两侧,慢慢地在乳头两侧乳晕处表面由近乳头端向外平行滑动,要通过牵拉乳晕及皮肤使乳头突起,再将示指放在乳头上、下方乳晕处,用同样方法滑动手指使乳头突起,如此反复15分钟,每日2次(图7-6);②手指牵拉乳头法,即产妇用一手托住乳房,另一手拇指和中、示指抓住乳头向外牵拉,重复10~20次,每日2次(图7-7)。

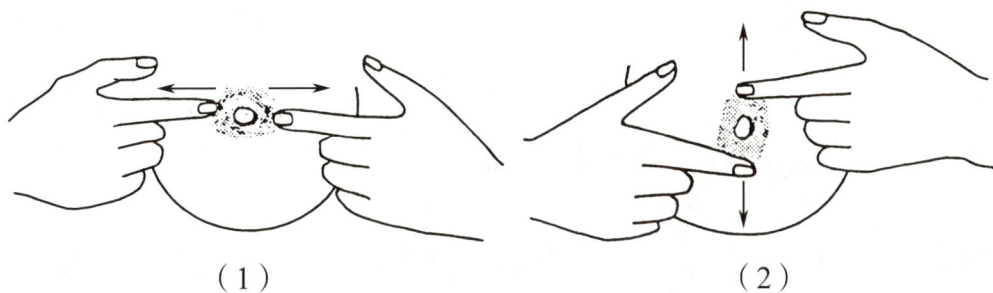

（1）　　　　　　　　　　　　　　（2）

图7-6　乳头伸展训练

(二)凹陷乳头

1. 临床表现　乳头凹陷低于乳晕平面,严重影响新生儿含接和吸吮。

2. 护理要点 可用负压牵引法矫正。用特制的负压牵引器，也可自制器具，将2个5ml注射器连接针头的部位用10～15cm长的导尿管连接起来，其中1个针管去掉针芯，先将乳头涂上润滑液，然后将注射器大开口部位扣住乳头，用另1针管抽吸形成负压，观察乳头被牵出情况，见乳头抽出后维持负压3～5分钟，消除负压恢复血运，可重复3次，坚持矫正（图7-8）。此方法也可用于哺乳前，牵引乳头后配合婴儿含接可加速矫正（婴儿含接前清洗乳头）。

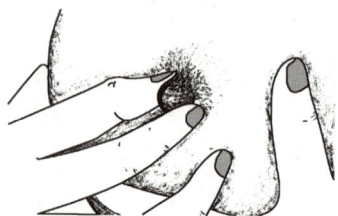

图 7-7 手指牵引乳头法   图 7-8 负压牵引乳头

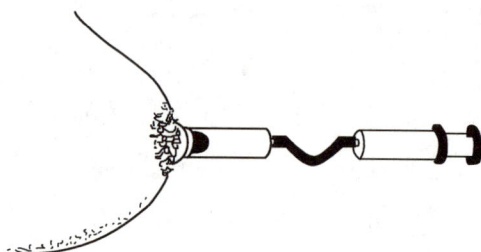

（三）乳头皲裂

1. 临床表现 乳头皲裂多见于婴儿含接姿势不正确；使用了肥皂、酒精等刺激性物质清洗乳头。导致乳头表面出现裂口，疼痛，渗血。

2. 护理要点 皲裂局部涂抗生素软膏或10%复方安息香酸酊，但在下次哺乳前一定要洗净，防止影响乳儿。

（1）轻症者可继续哺乳，哺乳前用湿毛巾热敷乳房3～5分钟，先挤出少许乳汁涂抹乳头，使之变软后哺乳，先喂健侧乳房后喂患侧，哺乳后再挤出少量乳汁涂于乳头上，短暂暴露使其干燥（乳汁有一定的抑菌作用，同时蛋白丰富利于损伤组织修复）。

（2）缩短每次哺乳时间，增加哺乳次数。

（3）皲裂严重者不能直接哺乳，可用吸乳器将乳汁吸出或用乳罩间接哺乳。每次哺乳一定要排空乳房，防止乳汁滞留，而影响乳汁的再分泌，同时可减少感染的机会。

二、乳 房 胀 痛

1. 临床表现 多发生在产后2～3天，因淋巴、静脉及乳房内乳汁充盈，乳腺管阻塞导致乳房胀痛，触摸疼痛加剧，可伴发热。若能有效哺乳，乳腺管通畅，多在产后1周内胀痛消失。对疼痛严重或持续时间较长者可进行护理。

2. 护理要点 ①畅通乳腺管开口，清除乳头部位痂垢，先用油脂浸软，再用湿毛巾擦拭，使乳头腺管开口通畅；②哺乳前先用湿毛巾热敷乳房3～5分钟，可促进乳腺管通畅；③按摩乳房排出乳汁；④疼痛严重者，可在两次哺乳之间冷敷或用面饼外敷乳房止痛；⑤乳房有明显硬结时，可口服维生素B_6、散结中药（炒柴胡、当归、王不留行、木通、漏芦各15g，水煎服）。

三、急性乳腺炎

1. 临床表现　产妇乳房局部出现红、肿、热、痛,触之有痛性包块,为乳腺炎的表现。
2. 护理要点　轻症者可继续哺乳,先喂患侧后喂健侧。哺乳前可按摩乳房或热敷3～5分钟,哺乳时要充分排空乳房,配合如意金黄散外敷乳房;重症者应停止哺乳,配合全身抗感染治疗。局部已形成脓肿时,配合医师切开引流,及时换药。加强营养,促进康复。

四、乳　　漏

1. 临床表现　部分哺乳期妇女在哺乳间期出现乳漏现象,导致位于乳头部位的衣服经常被乳汁浸湿,既影响美观又不舒服。其原因可能与神经反射有关,乳漏大多发生在乳母想孩子或听到婴儿哭时会发生,以及乳导管未完全通畅。
2. 护理要点　乳漏时用手按压乳头片刻或用乳垫保护乳头,以保持局部清洁。

五、退　　乳

1. 原因　产妇因疾病或其他原因不能哺乳时,产后应及早退乳。
2. 护理要点　①停止哺乳。②饮食调节:减少汤类摄入,清淡、少油。③生麦芽:60～90g,水煎当茶饮,每日1剂,连服3～5天。④双乳房外敷:用芒硝250g分装于2个布袋内敷于乳房表面,若出现湿硬需及时更换,直到乳胀消失。⑤口服维生素B_6:每次200mg,每日3次,连用5～7天。⑥哺乳期限已到者,可逐渐减少哺乳次数,使乳汁分泌减少直至停止。

第四节　产褥期催乳技巧及护理

母乳营养丰富、易消化,是婴儿最理想的食物,所以提倡母乳喂养。产后若出现乳汁不足应及时寻找原因,对因处理。

一、乳汁不足常见原因

(一)缺乏吸吮刺激

新生儿的有效吸吮是乳汁正常分泌的主要刺激源(图7-9)。剖宫产、手术助产后,因哺乳期妇女、新生儿身体状况不佳不能及时哺乳,导致泌乳反射减弱,可引起乳汁不足。

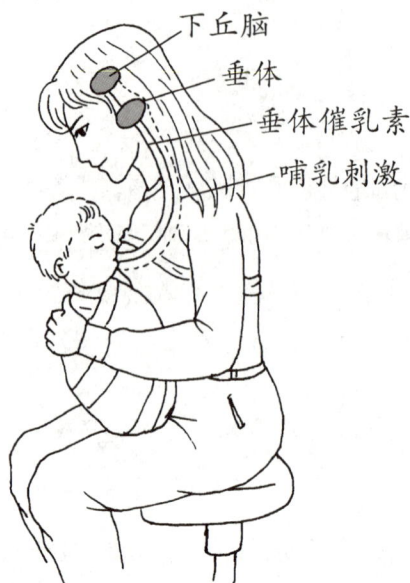

图 7-9　吸吮反射

（二）营养不良

哺乳期妇女营养不良的形成多与哺乳期减肥、营养不均衡及患有营养代谢性疾病有关，因缺乏某些营养素，可引起贫血、缺钙、缺锌等营养不良性疾病，会导致乳汁分泌减少及母乳质量下降。

（三）乳腺管堵塞

妊娠期未进行良好的乳房护理，乳腺管开口部位因痂垢而堵塞，或先天性乳腺导管发育狭窄，可致乳汁排出不畅，乳汁量少，乳房胀痛，可诱发乳腺炎。

（四）情绪不良

乳汁的分泌量也可因不良情绪的影响而减少。因泌乳反射的内分泌中枢是垂体，垂体可接受身体内、外的信号刺激。外界的不良因素刺激大脑皮质产生不良情绪，会导致大脑皮质兴奋性降低，进而影响到垂体，使之兴奋性降低，催乳素分泌减少，乳汁分泌也减少。

（五）休息睡眠不足

过度劳累导致机体能量过度消耗，影响乳汁的分泌；哺乳妇女每日要保证 8 小时睡眠，睡眠不足可致垂体分泌的催乳素减少，乳汁不足。

二、催乳技巧

（一）泌乳反射刺激法

新生儿在出生后 30 分钟内开始哺乳，早吸吮可刺激泌乳反射。所以，有效吸吮是保持乳汁分泌的关键。乳汁不足者可增加哺乳次数，每日可达 10～12 次，可有效增加乳汁量，吸吮刺激越多，泌乳反射越强，乳汁分泌就越多。

（二）疏通乳腺管方法

1. **手法按摩** 按摩前清洗乳头,去除局部污垢,保证乳腺管开口通畅,再进行手法按摩。①乳头及乳房皮肤涂适量润滑剂,用一手托住乳房,另一手用拇指、示指放在乳晕周围乳头两侧上与下(两指相对),垂直按压,然后2指轻轻夹住乳头根部,从两侧滑向乳头;②以同样手法再行左右按压、滑行、提起,目的是疏通乳头、乳晕部的乳腺管;③再顺着乳腺导管走行方向,在乳晕外围从近乳头端向乳根部逐次以并拢的指腹小环形按揉式按摩,逐级疏通乳腺管,直至硬结消失,乳房变软,有乳汁排出;④乳腺管通畅后,促进乳汁排空时,按摩方向从乳根向乳头方向两手相对推压式挤出乳汁。

2. **热敷** 每次在哺乳前用湿毛巾热敷乳房3~5分钟,然后刺激乳头泌乳反射,一旦乳汁排出顺畅后,可让乳儿直接吸吮乳头哺乳。

3. **乳头保护罩** 乳头保护罩可形成负压,促进乳腺导管通畅,帮助乳儿吸吮。

（三）饮食护理

哺乳期妇女所需营养和能量较高,所以应加强营养,给予高热量、高蛋白、高维生素的食物,多食营养丰富的汤类,促进乳汁的分泌。每日摄入足够热量,控制食物中的脂肪量(不超过总热量的25%),饮食中应有足够的谷类、蔬菜、适量水果,补充钙、铁、硒、碘等必需的无机盐类,提高乳汁的质量。具有催乳的食物很多,如猪蹄汤、鲶鱼汤等,可交替食用。

🛠️ **知识拓展**

哺乳期妇女一天食物种类及建议量

谷类250~300g,薯类75g,全谷物和杂豆不少于1/3;蔬菜类500g,其中绿叶蔬菜和红、黄色等有色蔬菜占2/3以上;水果类200~400g;鱼、禽、蛋、肉类(含动物内脏)每天总量为220g;牛奶400~500ml;大豆类25g,坚果10g;烹调油25g,食盐不超过6g。为保证维生素A的供给,建议每周吃1~2次动物肝脏,总量达85g猪肝,或总量40g鸡肝。

（四）心理护理

护士应与产妇及时进行有效沟通,及早发现产妇的不良情绪,详细了解引起的原因,有针对性地进行心理疏导,维护好情绪,维持乳汁正常的分泌量。当乳汁不足时,不要急躁,要有耐心,查明原因,对因处理,指导产妇选择适宜的催乳方法。日常生活要有规律,保证睡眠。对情绪低落的产妇,及时引导丈夫及家人参与心理抚慰,可有效消除产妇的焦虑,保持乐观的情绪。

（五）休息与活动

充足的休息可维持良好的乳汁分泌。哺乳期禁止重体力劳动。当发生过度疲劳时,可嘱其充分休息,短期延长睡眠时间,迅速恢复体能,恢复乳汁分泌量;适度的运动会加速血液循环,对增加乳汁量也会有促进作用,如户外散步、产后健身操等活动均适宜,但不宜剧烈运动。

（六）药物催乳法

中药有涌泉散或通乳丹加减,中成药有催乳颗粒等,可增加乳汁分泌量。

（七）针刺疗法

可针刺合谷、外关、少泽、膻中等穴位,促进乳汁分泌。

> **章末小结**
>
> 　　本章学习重点是哺乳期妇女的特点、护理评估、护理措施、哺乳期常见问题的护理、哺乳期乳房护理。学习难点为哺乳期妇女的乳胀、乳汁不足的护理、饮食指导。在学习过程中注意比较乳胀与乳腺炎的区别,注重以母婴健康为中心的护理服务理念,充分调动家庭成员的积极性,维护和促进成功母乳喂养。在护理操作中,关爱产妇,操作轻柔。培养提高运用知识解决母婴问题的能力。

（郭玉兰）

？ 思考与练习

1. 哺乳期妇女的健康指导内容。

2. 王女士,33岁。妊娠39周,于昨日正常分娩1女婴。护士在巡视时发现王女士正焦急地抱着啼哭的新生儿,询问得知新生儿因含不着妈妈的乳头而未吃到奶。

请问:

（1）护士如何指导王女士哺乳?

（2）产后第2天,王女士问护士:"乳汁应该是白色的,可我的怎么是黄色的呀?"护士应该如何解释?

3. 张女士,29岁。自产后第3天起,双侧乳房胀痛,乳汁量少。体格检查:体温38℃;子宫底位于脐下2横指,无压痛;会阴伤口无红肿;恶露颜色暗红,血腥味,量多;双侧乳房有硬结,并有触痛。

请问:

（1）张女士乳汁少的原因是什么?

（2）怎样为张女士护理?

第八章 | 新生儿期护理

08章 数字资源

1. 具有慎独诚信的职业道德素质,有与新生儿家长换位思考的意识和能力。
2. 掌握正常新生儿及常见问题的护理。
3. 熟悉正常新生儿及常见问题的特点。
4. 熟练掌握正常新生儿的各项护理操作技术。

工作情景与任务

导入情景:

助产士小李今天接诊了一位孕妇,平时月经不规律,末次月经时间记不清。入院第 2 天顺利产下一男婴,体重 3 400g,哭声响亮,皮肤丰满、红润,指、趾甲已超过指、趾端,足纹遍及整个足底。

工作任务:

1. 母婴护理人员应具有的职业素质、道德素质。
2. 评估该男婴是否足月儿。
3. 指导产妇及家属护理新生儿。

第一节　正常新生儿特点

新生儿期(neonatal period)是指从脐带结扎到出生后满 28 天。正常足月儿是指胎龄 ≥37 周并 <42 周,出生体重 ≥2 500g 并 ≤4 000g,无任何畸形和疾病的活产婴儿。

一、外 观 特 点

正常新生儿与早产儿的外观特点比较,见表8-1。

表8-1　正常新生儿与早产儿的外观特点比较

项目	正常新生儿	早产儿
肌张力	四肢屈肌张力高,呈屈曲姿态	颈肌软弱,四肢肌张力低下呈伸直状
哭声	响亮	较弱
皮肤	红润,皮下脂肪丰满,胎毛少	薄而红嫩,胎毛多
头发	分条清楚	细、软而乱
耳壳	软骨发育好,耳舟成形、直挺	耳壳软,缺乏软骨,耳舟不清楚
指、趾甲	达到或超过指、趾端	未达到指、趾端
乳腺	乳晕清楚,乳头突起,结节 >4mm	乳晕不清,无结节或结节 <4mm
趾纹	较深的足纹遍及整个足底	足底纹理少、浅
外生殖器	男婴:睾丸已降至阴囊,阴囊皱纹多 女婴:大阴唇遮盖小阴唇	男婴:睾丸未降或未全降,阴囊皱纹少 女婴:大阴唇不能遮盖小阴唇

二、生 理 特 点

(一)呼吸系统

由于呼吸中枢发育尚未成熟,呼吸表浅,节律常不规则,频率较快,安静状态约40次/min。肋间肌发育不够成熟,且胸腔小、胸廓运动较浅,呼吸运动主要靠膈肌的升降活动,故新生儿以腹式呼吸为主。

(二)循环系统

出生后血液循环发生巨大变化,完成了胎儿循环向成人循环的转变。足月儿心率快、波动范围较大,达 90~160 次/min,平均为 120~140 次/min,血压平均约为70/50mmHg。新生儿时期血流分布于躯干和内脏,四肢少,故四肢容易出现冷凉和发绀。

(三)消化系统

新生儿胃呈水平位,食管下端(即贲门)括约肌松弛,幽门括约肌较发达,易发生溢乳和呕吐。新生儿消化道面积相对较大,肠管壁薄,通透性高,有利于营养物质的吸收,但同时也增加有毒物质的吸收,易出现中毒症状和过敏现象。消化道能分泌大部分消化酶,但淀粉酶缺乏,因此不宜过早添加淀粉类食物。生后 10~12 小时开始排出胎粪,约 2~3 天排完。胎粪呈墨绿色、黏稠、无臭味,由胎儿肠道分泌物、胆汁及吞咽的羊水等组成,若超过 24 小时未排胎粪者,应检查有无消化道畸形,如先天性肛门闭锁等。新生儿肝脏功能不成熟,葡糖醛酸转移酶不足,出生后常有生理性黄疸,同时对某些药物解毒能力差,容易出现药物中毒。

（四）泌尿系统

新生儿常在生后 24 小时内排尿,如出生后超过 48 小时仍无尿,需查找原因,排除先天畸形。新生儿肾小球滤过率低,浓缩功能差,故排出同等量的溶质需要比成人多 2～3 倍的水,易出现脱水或水肿症状。肾脏的稀释功能尚可但排磷功能较差,易出现低钙血症。

（五）血液系统

新生儿出生时血液中红细胞数、血红蛋白量较高,以后逐渐下降。血红蛋白中胎儿血红蛋白约占 70%,对氧有较强的亲和力,故新生儿缺氧时发绀不明显,以后逐渐被成人血红蛋白替代。白细胞总数较高,出生后第 3 天开始下降。由于胎儿肝脏储存维生素 K 量少,凝血因子活性低,故出生后应常规注射维生素 K_1。

（六）神经系统

新生儿脑相对较大,重约 300～400g,占体重的 10%～20%（成人仅占 2%）。脊髓相对较长,脊髓末端位于 L_3～L_4 腰椎水平,故新生儿腰椎穿刺时位置要低,以 L_4～L_5 腰椎间隙为宜;大脑皮质兴奋性低,睡眠时间长;足月儿出生时已具有原始神经反射,包括觅食、吸吮、拥抱、握持和交叉伸腿反射等,这些反射随月龄增长多数在生后 3～4 个月自然消失;双侧对称的巴宾斯基征、凯尔尼格征阳性及腹壁反射、提睾反射不稳定均为正常现象。

（七）免疫系统

新生儿非特异性和特异性免疫功能均发育较差。皮肤黏膜薄嫩易损伤,加之未愈合的脐部,均使细菌易于进入血液;唯一可以通过胎盘从母体获得的免疫球蛋白 IgG,使新生儿对一些传染病如麻疹等有免疫力而不易感染,但由于缺乏 IgA（尤其是 SIgA）,故易患呼吸道和消化道感染,缺乏 IgM,新生儿易患革兰氏阴性杆菌感染。

（八）体温调节

新生儿体温调节中枢发育不完善,皮下脂肪薄,体表面积相对较大,易散热。遇到寒冷时无寒战反应,主要依靠棕色脂肪的代谢产热。体温易随外界环境温度的变化而波动,室温过高时致使皮肤蒸发和出汗散热增加,此时若水分供给不足可使血液浓缩而出现发热称"脱水热";相反,环境温度过低、保暖不当则易发生低体温及寒冷损伤等。保持环境的"适中温度"又叫中性温度,是维持新生儿正常体温的重要条件。"适中温度"是指在机体耗氧量最少、代谢率最低、蒸发散热量最少的情况下,却能维持正常体温的最佳环境温度,与胎龄、日龄和出生体重有关。

（九）能量和体液代谢

新生儿出生后第 1 周每日约需总能量 50～75kcal/kg（209.2～313.8kJ/kg）,以后逐渐增至每日 100～120kcal/kg（418.4～502.1kJ/kg）。新生儿体液总量占体重的 70%～80%,每日需水量与体重、日龄有关。正常新生儿每日需水量为:第 1 日 60～100ml/kg,以后每日增加 30ml/kg，直至每日 150~180ml/kg。

（十）新生儿常见特殊生理状态

1. 生理性体重下降　新生儿在出生后 1 周内因摄入不足及尿、便排出等原因，出现暂时性体重下降，一般体重下降约 3%~9%，一般不超过 10%，7~10 天左右恢复到出生时的体重。

2. 生理性黄疸　由于新生儿胆红素代谢特点，正常足月儿生后 2~3 天出现黄疸，4~5 天最严重，5~7 天消退，最迟不超过 2 周，一般情况良好。血清胆红素未达到相应日龄及相应危险因素下的光疗干预标准。

知识拓展

生理性黄疸的诊断标准

目前对既往沿用的新生儿生理性黄疸的血清胆红素上限值，即足月儿 <205.2μmol/L 和早产儿 <257μmol/L，已经提出异议，因较小的早产儿即使胆红素 <171μmol/L，也可能发生胆红素脑病。国外已规定足月儿血清胆红素 <220.59μmol/L（为生理性黄疸的界限）。国内学者通过监测发现正常足月儿生理性黄疸的胆红素值上限在 205.2~256.5μmol/L，超过原定 205.2μmol/L 者占 31.3%~48.5%，正在通过全国性协作调研拟重新修订我国生理性黄疸的诊断标准。

---

3. 上皮珠（"马牙"）和"螳螂嘴"　新生儿口腔上腭中线和齿龈切缘上常有黄白色小颗粒，系由上皮细胞堆积或黏液腺分泌物积留造成，叫上皮珠，可于生后数周自行消失。新生儿两侧面颊部各有一隆起的脂肪垫是颊脂体（俗称"螳螂嘴"），有利于乳汁的吸吮。两者均属正常现象，无需处理，更不可挑割，以免发生感染。

4. 乳腺肿大和假月经　男、女新生儿于生后 3~5 天均可出现乳腺肿大，如蚕豆至鸽蛋大小，此现象与来自母体的雌激素、孕激素和催乳素有关，一般于 2~3 周消退，切勿挤压，以免因损伤而致感染；部分女婴生后 5~7 天由于来自母体的雌激素中断，阴道会流出少量血性分泌物，称"假月经"，可持续 1 周，一般不需处理。

5. 新生儿红斑及粟粒疹　新生儿生后 1~2 天，于头部、躯干和四肢常可见到大小不等的多形性斑丘疹，称为新生儿红斑，1~2 天后自然消失；出生后，还可在鼻尖、鼻翼、面颊部见到细小的、黄白色皮疹，此系新生儿皮脂腺功能发育不成熟所致，称为新生儿粟粒疹，脱皮后常自行消退，不需处理。

三、心理－社会特点

新生儿的皮肤触觉很敏锐,尤其是眼睛、口周、前额、面颊及手心、足底等部位,经常接触及安抚这些部位可使新生儿获得安全与信任感。父母对孩子的态度、文化程度、家庭经济条件等亦影响新生儿的生理、心理发育。

第二节　正常新生儿护理

【护理评估】

护理评估时母婴护理人员要体现人文关怀,语言交流亲切,动作轻柔。对哭闹的新生儿要有语言和肌肤接触的安抚,体现爱婴意识。

（一）健康史

评估新生儿父母的年龄、健康情况,有无家族遗传性疾病史,产妇既往妊娠史、分娩史;询问本次妊娠、分娩的过程;新生儿的基本情况(性别、出生体重、日龄、生命体征)等,出生时阿普加评分是否达到 8～10 分。

（二）身体状况

评估新生儿外观特点是否足月,各系统生理功能发育是否正常,对检查时的各种刺激能否做出回应,有无寒冷、饥饿、不适等表现,前囟是否饱满,皮肤有无黄疸及硬肿,脐带有无红肿、渗液,体重增长情况,有无腹胀、呕吐、先天畸形等。

（三）辅助检查

根据新生儿评估情况选择必要的检查项目,如黄疸明显的应查血清胆红素值,怀疑溶血时可检查血常规、母子血型及溶血三项试验等。

（四）心理－社会状况

评估新生儿是否哭闹、缺乏安全感,了解家长的文化程度、从事的职业、为人父母的心理感受、对孩子的期望、家庭经济情况、对疾病的认知程度等。

【常见护理诊断／问题】

1. 有窒息的危险　与分娩时羊水吸入、呛奶、呕吐有关。
2. 有体温失调的危险　与体温调节中枢发育不完善有关。
3. 有感染的危险　与免疫功能低下、脐部尚未愈合及皮肤黏膜屏障功能差有关。
4. 知识缺乏:家长缺乏新生儿日常生活护理知识。

【护理目标】

1. 新生儿未发生窒息现象。
2. 新生儿体温维持正常。
3. 新生儿未发生感染。

4. 家长能正确对新生儿进行日常生活护理。

【护理措施】

护理过程中避免让新生儿处于危险的环境,如过高、过小或不稳定的台面,可触及的热源、电源及尖锐物品等。照顾者指甲要短而钝,护理人员接触新生儿的手、听诊器等应先预热再接触新生儿。

（一）保持呼吸道通畅

新生儿娩出后,开始呼吸之前即应迅速清理口、鼻腔黏液及羊水,仰卧时避免颈部前屈或过度后伸,并使头偏向一侧,保持呼吸道通畅,以免引起吸入性肺炎;新生儿应有专人看护,避免物品阻挡新生儿口鼻腔或压迫其胸部;每次喂完奶之后应竖抱起婴儿轻拍背部,然后取右侧卧位,防止溢乳和呕吐引起窒息。

（二）维持体温正常

1. 保暖　新生儿出生后应立即擦干身体,用温暖毛毯包裹,以减少散热,同时根据现有的条件选择有效的保暖措施,如戴帽、怀抱于母亲胸前,或婴儿暖箱、远红外辐射床等,使新生儿处于"适中温度"环境,任何护理操作均应注意保暖。

2. 环境　新生儿室内阳光充足,空气流通、新鲜,避免对流风。有条件者室内最好备有空调和空气净化设备。维持室温在 24~26℃,相对湿度在 50%~60%。

（三）预防感染

医护人员应严格遵守职业素质要求,如执行严格的消毒隔离制度,接触新生儿前、后应用消毒液洗手,新生儿疾病按不同病种分室收治,避免交叉感染;工作人员患感染性疾病时应与新生儿隔离;保持脐部清洁干燥,防止脐炎发生;做好皮肤护理,体温稳定后每天沐浴 1 次（室温 26~28℃,水温 37~39℃）,以保持皮肤清洁和促进血液循环。按时进行预防接种,正常新生儿于出生后 24 小时内注射第一次乙肝疫苗,2~3 天接种卡介苗。

（四）健康指导

1. 宣传科学育儿知识　提倡母婴同室和母乳喂养,鼓励和指导父母与新生儿眼神交流、说话、皮肤接触,尽早建立情感联系,利于新生儿身心发育。利用示教及录像等方式教会家长对新生儿的日常护理,如喂养、保暖、沐浴、穿衣、更换尿布、脐部护理、测量体重等,并能及时发现和处理异常情况。

2. 指导正确合理喂养　提倡母乳喂养,生后半小时内即让母亲怀抱婴儿吸吮乳头,以促进乳汁分泌,并可防止低血糖。提倡按需哺乳。哺乳后竖抱拍背,右侧卧位,防止溢乳。无法母乳喂养者可先试喂 10% 葡萄糖水,如无消化道畸形及吸吮吞咽功能良好的可给配方乳。人工喂养的新生儿,奶具专用并严格消毒,奶汁流速以连续滴入为宜。详细记录每日出入量并监测体重,以便分析、调整喂养方案。

3. 新生儿筛查　通常在新生儿出生 72 小时采取足跟血（纸片法）、听力筛查。护士应向家长解释检查的目的是筛查先天性甲状腺功能减退症、苯丙酮尿症、半乳糖症、听力异常等疾病,以取得家长的积极配合。

【护理评价】

1. 新生儿是否发生窒息。
2. 新生儿体温是否维持正常。
3. 新生儿是否发生感染。
4. 家长是否能正确对新生儿进行日常生活护理。

第三节 新生儿常见问题及护理

一、体温异常

（一）临床表现

由于生后环境温度较宫内低，新生儿出生后1小时内体温可下降2.5℃，若环境温度适中，则体温会逐渐回升。新生儿正常体表温度为36.0～37.0℃，正常核心温度（肛温）为36.5～37.5℃。①体温高：当环境温度过高、进水少及散热不足，可使体温增高发生脱水热；如有呼吸道感染、脐部炎症、皮肤化脓性感染等也可导致体温升高。②体温低：若保暖不当、散热增加、天气寒冷等，则会导致低体温，甚至发生寒冷损伤综合征。

（二）护理要点

1. 新生儿室要求 应阳光充足、空气流通，维持室温24～26℃、相对湿度50%～60%。
2. 保暖 生后立即擦干身体，用温暖毛毯包裹，并因地制宜采取保暖措施。由于新生儿头部体表面积大，散热量多，寒冷季节应戴上绒布帽。
3. 降温 若出现体温过高，可松解包被增加散热，同时补充水分，新生儿不宜用退热剂。
4. 观察 体温异常时应定时测量和准确记录体温，同时观察呼吸、脉搏、精神状况、吃奶、哭声、面色、皮肤、脐部等有无异常。

二、黄疸

（一）临床表现

由于新生儿血清胆红素浓度增高而出现皮肤、巩膜黄染的现象，称为新生儿黄疸，临床分为生理性黄疸（见本章第一节中"新生儿常见特殊生理状态"）和病理性黄疸两类。若黄疸出现过早（生后24小时内出现）、程度过重（血清胆红素达到相应日龄及相应危险因素下的光疗干预标准）或胆红素每日上升的速度超过85μmol/L、黄疸消退以后又重新出现、血清结合胆红素>34μmol/L，符合其中任何一项即为病理性黄疸。生理性黄疸和病理性黄疸的区别见表8-2。

表 8-2 生理性黄疸与病理性黄疸区别

分类	生理性黄疸	病理性黄疸
黄疸出现时间	足月儿生后 2～3d 早产儿生后 3～5d	生后 24 小时内(新生儿溶血病)
黄疸消退时间	足月儿≤2 周 早产儿≤4 周	足月儿 >2 周,早产儿 >4 周 或黄疸退而复现
每日胆红素上升	<85μmol/L	>85μmol/L
血清胆红素 (μmol/L)	未达到相应日龄及相应危险 因素下的光疗干预标准	达到相应日龄及相应危险因素下 的光疗干预标准
血清结合胆红素	<34μmol/L	>34μmol/L
伴随症状	一般情况良好	一般情况差,伴有原发疾病的表现

(二)护理要点

1. 观察黄疸的变化　观察黄疸出现、消退时间,有无进行性加重、退而复现,注意皮肤、巩膜、大小便的色泽变化,同时根据皮肤黄疸的部位和范围判断黄疸的程度。

2. 日常照料　生理性黄疸无需处理,注意保暖,合理喂养,保持皮肤、口腔的清洁卫生。病理性黄疸应积极查找原因、及时处理,如积极治疗原发病、光照疗法及换血疗法等,不同胎龄和生后小时龄的光疗标准见图 8-1。预防胆红素脑病,观察有无嗜睡、反应低下、

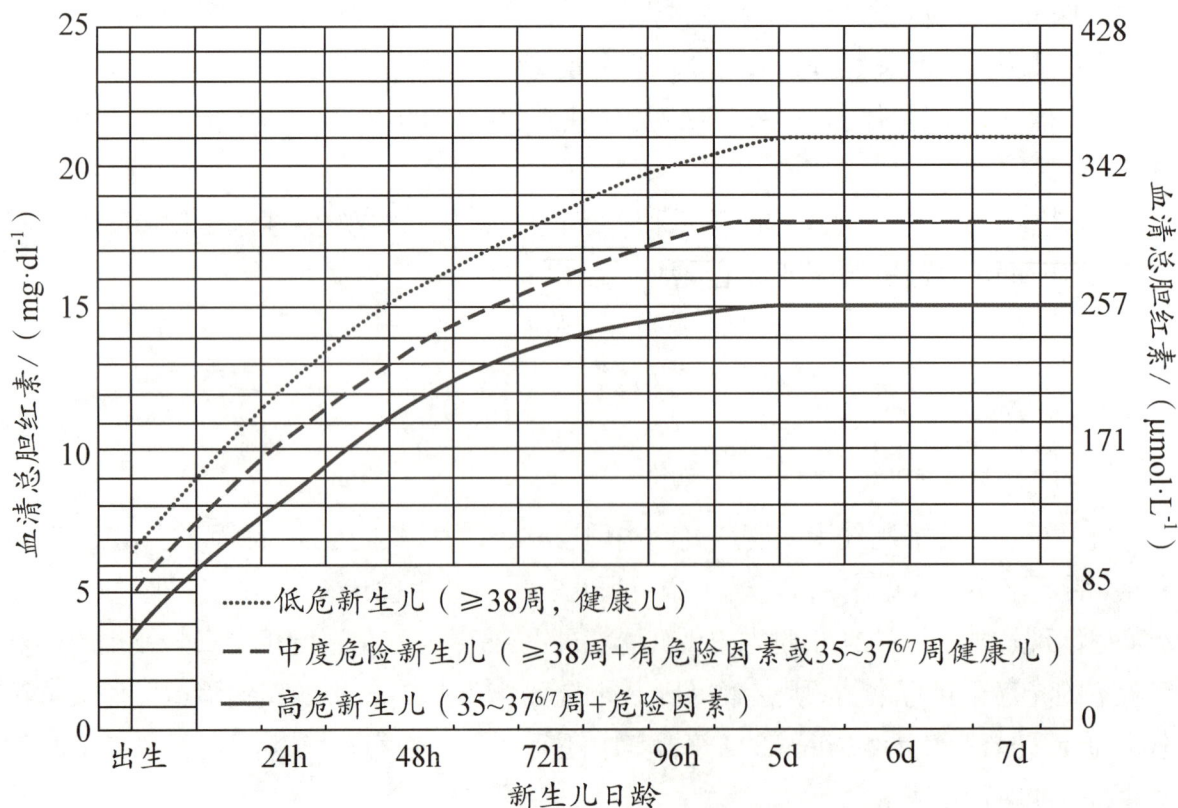

图 8-1 不同胎龄和生后小时龄的光疗标准

吸吮无力、肌张力改变、凝视、尖叫等表现。

⚙ 知识拓展

光照疗法的作用与原理

光照疗法是降低血清非结合胆红素的简单而有效的方法,简称光疗。光疗主要作用于皮肤浅层组织,光疗后皮肤黄疸消退并不表明血清非结合胆红素已经正常。在光作用下,非结合胆红素转变为水溶性异构体,无需肝脏处理而直接经胆汁和尿液排出。波长425～475nm 的蓝光和波长 510～530nm 的绿光效果最佳。

三、体 重 减 轻

(一)临床表现

新生儿生后 1 周内可出现暂时性体重下降,也称生理性体重下降,通常在生后第 3～4 天下降达最低点,以后逐渐回升;若体重下降的幅度超过 10% 或至 10 天后还未恢复到出生时的体重,则为病理状态。

(二)护理要点

1. 合理喂养　新生儿生后提倡母乳喂养,尽早哺乳,鼓励母婴同室,按需哺乳。

2. 监测体重　生后定时、定秤测量。每天称量体重 1 次,每次称量前要调节好磅秤零点,保证测得准确体重,为了解营养状况提供可靠的依据,发现问题应及时分析其原因,及时处理。测体重时注意保证婴儿安全,并注意保暖,避免着凉。

四、乳腺肿大及假月经

(一)临床表现

男、女新生儿生后 3～5 天均可出现乳腺增大,2～3 周消退;部分女婴生后 5～7 天阴道可流出少许血性分泌物,或大量非脓性分泌物,可持续 1 周,分别称为乳腺肿大和假月经。

(二)护理要点

1. 清洁　乳腺肿大和假月经均不需处理。保持皮肤、黏膜的清洁卫生,沐浴和抚触时避免挤压乳腺,防止损伤感染;清洗会阴部应由前向后擦拭。

2. 观察　注意观察乳腺肿大和假月经出现的时间、消退的时间,乳腺肿大的程度、有无触痛、红肿、渗液等,假月经出血的量、分泌物是否脓性及有无异味等,如出现乳腺红肿、化脓等,或假月经持续时间长、出血量多等,均应积极查找原因,及时处理。

3. 减轻家长焦虑、不安心理　向家长解释新生儿乳腺肿大和假月经发生的原因，并说明属于新生儿特殊生理状态，做好观察，不需处理。

五、溢　乳

（一）临床表现

新生儿由于胃呈水平位，胃贲门括约肌松弛，幽门括约肌较发达而紧张，若哺乳过多或吸入空气，常在吸乳后有少量乳汁反流入口腔而自口角溢出，这是溢乳，不属于病理状态，通常随年龄增长或改进喂乳方法，可以自行缓解或消失。

（二）护理要点

1. 预防溢乳　母亲奶流急者，应采用"剪刀式"夹托方法哺乳；人工喂养者奶嘴上的奶孔大小要适宜，哺乳时奶嘴中应充满乳汁，减少空气的吸入。哺乳完毕后竖抱婴儿拍背，排出胃内积气，并取右侧卧位休息。

2. 预防窒息　发生溢乳时应迅速清除口、鼻腔中的乳汁，防止乳汁误吸引起窒息（详见实训 15 新生儿呛奶抢救技能）。呼吸正常后，更换潮湿的衣被，保证婴儿舒适。

3. 溢乳观察　注意观察溢乳发生时的情况，溢乳的同时是否伴有烦躁、哭闹、惊厥、发热、腹泻等不适，胎粪是否按时排泄等。若出现大量胃内容物从口和鼻腔涌出，或溢出物中含血液、胆汁、粪便等，均应及时查找原因并积极处理。

六、腹　泻

（一）临床表现

足月儿生后 24 小时内排出墨绿色胎便，呈糊状、黏稠、无臭味，喂奶后逐渐过渡为黄绿色便，黏稠度减小，含少许奶块。经 2~3 天后，婴儿粪便随喂养方式而呈现不同（表 8-3）。相比正常新生儿粪便特点，若出现大便次数增多、大便性状改变，则为腹泻。

表 8-3　不同喂养方式小儿粪便的特点

喂养方式	粪便特点
母乳喂养	呈金黄色、糊状、伴有少许细小的奶凝块，或呈较稀薄的绿色，不臭，呈酸性反应，2~4 次 /d
人工喂养	呈淡黄色或灰黄色，较干稠，可见粗大的奶凝块，臭味明显，呈中性或碱性反应，1~2 次 /d
混合喂养	与人工喂养儿粪便类似，但相对较黄、较软

（二）护理要点

1. 合理喂养，调整饮食　母乳喂养者继续哺乳，可适当减少哺乳的次数及缩短每次哺乳的时间；人工喂养者指导家长乳制品的调制方法：配方奶应在原来浓度的基础上以水稀释，并增加喂养次数；对乳糖不耐受者，可选用无乳糖配方奶；对牛奶蛋白过敏者，可选用深度水解蛋白配方奶。

2. 保持皮肤的清洁、干燥　选用吸水性强的柔软的尿不湿，并及时更换；每次大便后用温水由前向后清洗臀部并擦干，防止发生尿布皮炎。

3. 观察　大便性状、颜色、量、次数等，婴儿一般情况如神志、体温、吃奶情况、小便量等。

七、臀　红

（一）临床表现

臀红系由于新生儿臀部皮肤薄嫩，护理不当，受潮湿、粪便及尿液等刺激而引起，可继发感染。临床分为轻度和重度臀红，轻度臀红表现局部皮肤潮红；重度臀红根据臀部皮肤红烂的程度又分3度：Ⅰ度表现局部皮肤潮红伴皮疹；Ⅱ度出现皮肤溃破、脱皮；Ⅲ度局部有大片糜烂或表皮剥脱，有时继发感染。

（二）护理要点

1. 选用吸水性强的柔软的尿不湿，并及时更换。

2. 每次便后应用温水由前往后清洗臀部并吸干水分，保证会阴部及臀部皮肤的清洁、干燥。

3. 可用暴露疗法，使臀部皮肤直接暴露于空气中或阳光下10～20分钟；若出现皮肤糜烂或溃疡者，还可使用灯光照射法（红外线灯或鹅颈灯），10～15min/次，1～2次/d，此时应有专人看护，避免烫伤，照射后局部涂上油膏，并适当加以按摩，有助于加快局部的血液循环。如果继发感染，局部涂抗感染药物。

八、脐　炎

（一）临床表现

脐带残端感染即脐炎，是由于断脐时或出生后处理不当而引起的细菌感染。表现脐带根部及周围皮肤发红，或脐带脱落后伤口不愈合，脐窝潮湿，甚至有脓性分泌物并带有臭味。部分婴儿可出现发热、精神差、不吃奶、烦躁等。

（二）护理要点

1. 脐部护理　彻底清除感染灶，局部用3%过氧化氢或0.5%碘伏清洗擦拭，从脐带的根部由内向外环形彻底清洗消毒，每日2～3次，加用抗生素油膏外涂，病情严重者，遵医嘱使用抗生素;脐部有肉芽肿者可用10%硝酸银溶液局部涂擦。脐部护理前、后应先洗手,注意新生儿腹部保暖。

2. 尿不湿应包于脐带的下方,避免大、小便污染脐部;沐浴时注意不要洗湿残端未脱落的脐部(可用脐带贴),沐浴完毕可用干棉签吸干脐窝的水分,并用75%乙醇溶液或0.5%碘伏消毒,保持局部干燥。

3. 观察 脐部有无潮湿、渗液或脓性分泌物,脐带残端脱落后脐窝内有无红色的肉芽肿增生等。如脐带残端长时间不脱落者,应注意观察是否断脐时结扎不牢,必要时考虑重新结扎。

章末小结

　　本章学习重点是正常新生儿的外观特点和生理特点、护理评估、常见护理诊断/问题及护理措施;新生儿常见问题及护理措施。学习难点为对正常新生儿进行护理评估、确定常见护理诊断/问题,并采取相应的护理措施。学习时注意新生儿与早产儿外观特点的比较,新生儿每次喂奶之后尽量要竖抱起拍背;容易溢乳的新生儿建议右侧卧位观察。对正常新生儿及新生儿常见问题护理时,充分体现人文关怀,保证操作安全,动作轻柔。

(董春兰)

❓ 思考与练习

1. 新生儿,女,生后第2天出现皮肤、巩膜轻度黄染,精神、食欲尚好,大便黄色糊状,查血清胆红素浓度154μmol/L,血常规无异常,小儿血型为O型,其母为B型。

请问:

(1)该新生儿可能发生了什么? 如何处理?

(2)该新生儿的室内温、湿度调至多少?

2. 新生儿,女,日龄7天,足月顺产,母亲在换尿布时发现尿布上有少量血性分泌物。患儿精神状况好,吃奶及睡眠正常,哭声响亮,心肺无异常。

请问:

(1)该女婴发生了何种情况? 解释这种现象发生的原因?

(2)针对上述情况,应如何护理?

(3)护理时如何体现人文关怀,安抚家长不安情绪?

3. 新生儿生后10天,测体温39.5℃,咽部红,精神、吃奶尚可,大小便正常。

请问:

(1)首优的护理诊断是什么?

(2)应立即采取哪项护理措施?

第九章 | 妊娠期特发疾病妇女的护理

09章

09 章 数字资源

学习目标

1. 具有爱岗敬业、乐于奉献的职业品格,有高度责任感和团队合作意识。
2. 掌握流产、异位妊娠、前置胎盘、胎盘早剥、妊娠期高血压疾病的护理评估、常见护理诊断/问题、护理措施。
3. 熟悉流产、异位妊娠、前置胎盘、胎盘早剥、妊娠期高血压疾病的护理目标和护理评价。
4. 了解妊娠剧吐、早产、过期妊娠、多胎妊娠、羊水量异常、高危妊娠的护理。
5. 学会妊娠期特发疾病的护理技能。

工作情景与任务

导入情境:

王女士,27 岁。结婚 1 年余,平时月经周期 28 天,现已 46 天没来月经。近日常感恶心,今晨无明显诱因出现轻微下腹部疼痛伴少量阴道流血。妇科检查见阴道有少量暗红色积血,宫颈软,宫口未开,子宫相当于妊娠 40 天大小,双侧附件未见异常。尿妊娠试验(+)。

工作任务:

1. 作为母婴护理人员,护士应具备的职业素质。
2. 评估王女士目前的情况。
3. 分析存在的护理问题。
4. 制订护理计划。

第一节　妊娠早期出血性疾病妇女的护理

一、自 然 流 产

妊娠不足 28 周、胎儿体重不足 1 000g 而终止者称流产（abortion）。流产发生于妊娠 12 周以内者称早期流产,发生在妊娠 12 周至不足 28 周者称晚期流产。自然流产约占妊娠总数的 31%,其中 80% 为早期流产,按其发展过程可分为先兆流产、难免流产、不全流产和完全流产。稽留流产、复发性流产及流产合并感染是流产的特殊类型。

导致流产的病因:①胚胎或胎儿染色体异常,最常见。②母体患严重全身性疾病;子宫畸形、宫颈功能不全;黄体功能不全、甲状腺功能减退等;抗磷脂抗体阳性;高热、手术刺激;过度紧张;有吸烟、酗酒等不良嗜好。③精子染色体异常。④接触放射线和有害的化学物质如铬、铅、甲醛、苯等。

【护理评估】

（一）健康史

1. 了解患者本次妊娠情况,如早孕反应、胎动情况、有无头痛头晕及其他不适。了解流产次数,若与同一性伴侣连续发生 3 次或 3 次以上的自然流产称为复发性流产。

2. 诱发因素　①患者有无有害物质接触史;②有无全身性疾病、生殖器官疾病、内分泌疾病、创伤;③家族中有无遗传性和传染性疾病;④有无用药史及不良嗜好。

（二）身体状况

早期流产,胚胎多已死亡,底蜕膜出血、周边组织坏死、胚胎绒毛分离,子宫收缩排出妊娠物,如排出不全或不能排出,导致出血量多。晚期流产,先出现子宫收缩,然后排出胎儿、胎盘。评估应及时、全面、准确,评估过程中给予服务对象关爱和体贴。

1. 症状评估　停经、腹痛和阴道出血是流产妇女的主要症状。了解停经时间、阴道出血量、持续时间,有无组织物排出,是否伴随头晕、乏力等;了解腹痛的发生时间、部位、程度和性质。

2. 体征评估　测量生命体征;观察神志、面色,评估有无贫血及休克征象;协助医生完成妇科检查,了解宫颈口是否扩张,子宫大小与妊娠周数是否相符,有无压痛,双侧附件有无肿块、增厚。各种类型流产的特点如下表（表 9-1）

表 9-1　各种类型流产的特点

流产类型	症状			妇科检查		后果
	阴道流血	下腹疼痛	妊娠物排出	宫颈口	子宫与孕周关系	
先兆流产	少	无或轻	无	未开	相符	妊娠可能继续

134

流产类型	症状			妇科检查		后果
	阴道流血	下腹疼痛	妊娠物排出	宫颈口	子宫与孕周关系	
难免流产	增多	加剧	无	已扩张	相符或略小	流产不可避免
不全流产	多或淋漓	减轻	部分排出	扩张或有组织物堵塞	小于孕周	易致休克及感染
完全流产	由少到无	消失	完全排出	关闭	正常或略大	无需处理
稽留流产	无或少量	无	无	未开	小于孕周	易致DIC及感染

流产过程中,若阴道流血时间长或有组织残留有可能引起宫腔感染,严重者可扩散至盆腔、腹腔甚至全身,为流产合并感染。

(三)辅助检查

1. B超检查　确定胚胎或胎儿的位置及是否存活、宫腔内有无组织物残留。

2. 妊娠试验　先兆流产者多为阳性,难免流产可为阴性或阳性,其余为阴性。

3. 实验室检查　血常规检查了解有无贫血及感染;稽留流产时需做凝血功能检查,判断有无凝血功能障碍,及早发现DIC。

(四)心理-社会状况

孕妇及其家属面对阴道流血时,会感到惊慌失措,担心胎儿的健康及安全问题,多表现为悲伤、郁闷、烦躁不安等情绪。

(五)治疗要点

先兆流产及有复发性流产史者给予保胎治疗;难免流产、不全流产、稽留流产者需尽快手术清除宫腔内容物终止妊娠,以防失血性休克、感染及DIC;完全流产无需特殊处理。流产合并感染者积极控制感染,再行清宫术。

【常见护理诊断/问题】

1. 有感染的危险　与出血时间长、宫腔内有残留组织、生殖道开放等有关。

2. 自理能力缺陷　与保胎治疗需卧床休息有关。

3. 潜在并发症:失血性休克。

4. 焦虑　与担心胚胎或胎儿安危、自身健康、舒适改变有关。

【护理目标】

1. 无感染征象或感染得到控制,体温正常。

2. 基本生活得到满足。

3. 无大出血或出血得到有效控制,生命体征稳定。

4. 情绪稳定,积极配合治疗。

【护理措施】

（一）一般护理

1. 病情观察　询问腹痛的变化,监测生命体征,观察面色、神志、阴道流血量、有无组织物排出。

2. 生活护理　提供日常生活护理;禁止性生活,避免一切不良刺激;指导患者保持外阴部的清洁卫生,预防感染。

3. 加强营养　摄入富含铁、维生素及蛋白质的食物,纠正贫血。

（二）特殊护理

1. 保胎治疗护理　有腹痛、流血需卧床休息。遵医嘱指导应用黄体酮、维生素E,观察用药反应,用药2周病情无缓解、β-hCG持续不升或下降,提示胚胎发育异常,若B超显示胚胎死亡,则流产不可避免,应立即行清宫术。

2. 清宫术护理　术前做好人员、用品准备工作;术中监测患者血压、脉搏,注意保暖,遵医嘱输液,必要时吸氧、输血,协助医生完成手术操作;术后加强会阴护理,防止感染。

3. 特殊类型流产护理　①稽留流产:清宫术前需检查凝血功能、备血,术中、术后观察阴道流血量,监测血压、脉搏。②复发性流产:确诊妊娠即应保胎,直至超过以往发生流产的月份。子宫颈内口松弛者,妊娠12～14周行宫颈内口环扎术,分娩发动前拆除缝线。③流产合并感染:出血不多,先控制感染,后行清宫术;若阴道流血量过多,则应在输血和应用抗生素的同时,用卵圆钳夹取大块组织,以控制出血,禁用刮匙清宫,以免感染扩散,待感染控制后再彻底清宫。

（三）心理护理

主动与患者沟通,缓解紧张焦虑,稳定情绪,增强保胎信心;对行清宫术的患者予以同情、理解和关怀,寄希望于未来。

（四）健康指导

1. 妊娠指导　妊娠12周内避免性生活,预防便秘,勿做重体力劳动,防流产发生;有复发性流产史者,需在计划妊娠前查找原因,及早治疗,如子宫颈内口松弛者行宫颈内口修补术。

2. 预防感染　清宫术后注意保持外阴清洁,1个月内禁止盆浴及性生活。

3. 出院指导　出院后发热、腹痛、阴道出血及时就诊;1个月后返院复查;加强营养,促进康复;流产后6个月可再妊娠,但需早行产前检查、保胎,警惕流产再次发生。

【护理评价】

1. 患者生命体征是否稳定,感染是否发生。

2. 患者基本生活是否得到满足。

3. 患者出血是否得到控制。

4. 患者情绪是否稳定。

二、异 位 妊 娠

当受精卵在子宫体腔以外部位着床发育时称异位妊娠(ectopic pregnancy)("宫外孕")。异位妊娠是产科的急腹症,起病急、进展快、病情重,诊治不及时可因大出血而危及生命。以输卵管妊娠最常见(图 9-1),占异位妊娠的 95% 左右。本节主要介绍输卵管妊娠。慢性输卵管炎是导致输卵管妊娠最常见的原因。由于输卵管管腔狭窄、管壁薄且缺乏黏膜下组织,不适合孕卵生长发育,可发生输卵管妊娠破裂(图 9-2)、输卵管妊娠流产(图 9-3)、继发性腹腔妊娠、陈旧性宫外孕等结局。

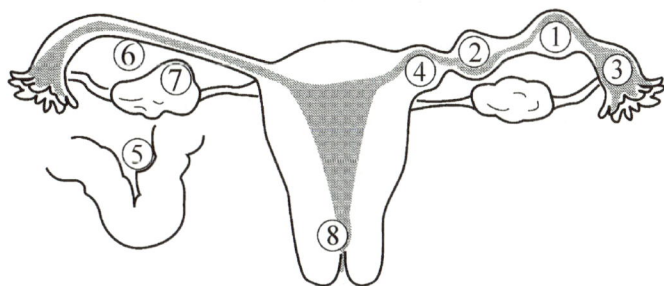

图 9-1　异位妊娠的发生部位

①输卵管壶腹部妊娠;②输卵管峡部妊娠;③输卵管伞部妊娠;
④输卵管间质部妊娠;⑤腹腔妊娠;⑥阔韧带妊娠;⑦卵巢妊娠;⑧宫颈妊娠。

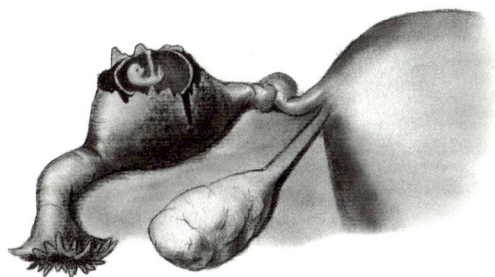

图 9-2　输卵管妊娠破裂

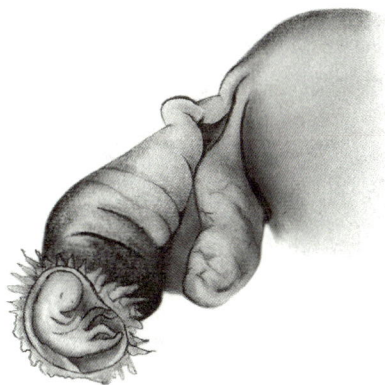

图 9-3　输卵管妊娠流产

【护理评估】

(一)健康史

了解有无输卵管炎病史。询问月经史及末次月经时间,有无停经史。

(二)身体状况

1. 症状评估　输卵管妊娠流产或破裂前,症状多不明显,部分患者可有一侧下腹部隐痛或酸胀感,常被忽视,诊断较困难。发生流产和破裂的瞬间,表现出典型的症状。

(1)停经:输卵管妊娠多有 6~8 周停经史。峡部妊娠停经时间 6 周左右,间质部停经时间 12 周左右。

（2）腹痛：是患者就诊的主要原因。输卵管妊娠流产或破裂时，突发一侧下腹部撕裂样疼痛，大量的血液迅速流至腹腔，疼痛可扩散至整个下腹部或全腹部，常伴恶心、呕吐。直肠子宫陷凹处血液积聚，有里急后重；血液刺激膈肌，有肩胛部放射性疼痛及胸痛。

（3）晕厥和休克：因剧烈腹痛和内出血，可出现晕厥、休克，表现为面色苍白、四肢湿冷、脉搏细数、血压下降。其严重程度与腹腔内出血的速度和量成正比，与阴道出血量不成正比。

（4）阴道流血：胚胎受损或死亡，蜕膜剥离，多发生阴道流血，呈点滴状，色暗红或深褐，一般不超过月经量。可伴有蜕膜管型或蜕膜碎片排出。

2. 体征评估　测量生命体征，观察神志、面色，评估有无贫血及休克；腹部检查有下腹部压痛，患侧明显，内出血量大时有腹膜刺激征，叩诊有移动性浊音。妇科检查：阴道后穹隆饱满、触痛，宫颈剧痛、摇摆痛，子宫增大而软、内出血多时有漂浮感，子宫一侧或其后方可触及有触痛的包块，边界多不清楚。

（三）辅助检查

1. 超声检查　可显示妊娠囊的位置、腹腔内出血及量，协助诊断。阴道 B 型超声检查较腹部 B 型超声检查准确率高。

2. hCG 测定　是早期诊断妊娠的方法，对保守治疗的效果评价有重要意义。

3. 腹腔镜检查　是诊断异位妊娠首选方法，是金标准，可在确定诊断的情况下进行治疗。有腹腔内出血或伴有休克者，禁止腹腔镜检查。

4. 阴道后穹隆穿刺　是一种简单可靠的诊断方法，用于可疑有腹腔内出血者。若抽出暗红色、不凝固血液，可诊断有腹腔内出血。

（四）心理 - 社会状况

患者因突发的剧烈腹痛、腹腔内出血以及需手术治疗而紧张、恐惧，又因妊娠终止、担心未来的受孕能力而悲伤、焦虑。

（五）治疗要点

输卵管妊娠未发生破裂病情稳定者，可采用中药、甲氨蝶呤等药物保守治疗、腹腔镜手术治疗；流产或破裂大量内出血者，应积极纠正休克的同时行急诊手术治疗。

【常见护理诊断 / 问题】

1. 疼痛　与输卵管妊娠破裂有关。

2. 自理能力缺陷　与病情及治疗需要卧床休息有关。

3. 潜在并发症：失血性休克。

4. 恐惧　与生命受到威胁和再次妊娠可能受阻有关。

【护理目标】

1. 患者腹痛减轻或消失。

2. 治疗期间生活需求得到满足。

3. 患者腹腔内出血被及时发现、处理,生命体征稳定。

4. 患者能说出恐惧的原因,情绪稳定。

【护理措施】

在抢救急重症患者时需沉着冷静,具备熟练、准确的急救技能。

（一）一般护理

1. 病情观察　监测生命体征,观察面色、神志、腹痛和阴道流血情况,有无蜕膜排出,发现异常及时报告医生。

2. 生活护理　为患者提供安静舒适的环境,做好日常生活护理;加强营养,纠正贫血。

（二）特殊护理

1. 手术治疗护理　①有休克者需迅速建立静脉通道、中凹卧位、保暖、吸氧,补充血容量,遵医嘱给予输血、输液,记录 24 小时液体出入量;②术前禁食禁饮,迅速完成术前准备,送手术通知单;③监测生命体征,观察腹痛、腹腔内出血、阴道流血情况。

2. 保守治疗护理　因流产和破裂随时可能发生,需要指导患者:①卧床休息,避免增加腹压的动作,保持大便通畅;②监测生命体征,观察腹痛、阴道流血,一旦出现腹痛加剧、失血体征,立即报告医生,做好抢救及手术准备;③遵医嘱正确使用药物治疗,密切观察用药反应;④保持外阴清洁、勤换会阴垫、使用抗生素预防感染。

（三）心理护理

1. 缓解焦虑　关心、体贴、陪伴患者,讲解手术的必要性,赢得信任,缓解紧张、恐惧心理。

2. 消除顾虑　协助医生介绍病情及治疗方案,取得理解配合;讲解输卵管妊娠的相关知识,减轻对再孕的顾虑。

（四）健康指导

1. 预防感染　加强营养,纠正贫血;保持良好的卫生习惯,积极防治生殖道炎症。

2. 生育指导　已生育者,应指导避孕;未生育者,再次妊娠时,需及时就诊。

【护理评价】

1. 腹痛是否减轻或消失。

2. 治疗期间生活需求是否得到满足。

3. 生命体征是否稳定,休克是否发生。

4. 恐惧感是否减轻,情绪是否稳定。

第二节　妊娠晚期出血性疾病妇女的护理

一、前置胎盘

妊娠 28 周后胎盘附着在子宫下段,下缘达到或覆盖子宫颈内口,位置低于胎儿先露部,称为前置胎盘(placenta praevia)。前置胎盘是妊娠晚期出血的主要原因之一,处理不当可危及母婴生命。

前置胎盘的常见原因:胎盘因素(膜状胎盘、双胎胎盘、副胎盘);子宫内膜损伤(多次流产刮宫、子宫内膜炎);受精卵滋养层发育迟缓;辅助生殖术。

前置胎盘的分类:依据胎盘下缘与子宫颈内口的关系,前置胎盘可分为完全性前置胎盘、部分性前置胎盘、边缘性前置胎盘、低置胎盘(图 9-4)。

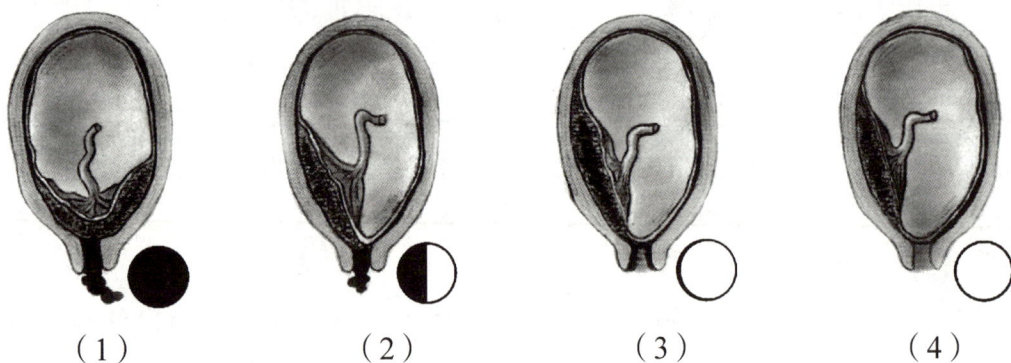

（1）　　　　　（2）　　　　　（3）　　　　　（4）

图 9-4　前置胎盘的类型

（1）完全性前置胎盘;（2）部分性前置胎盘;（3）边缘性前置胎盘;（4）低置胎盘。

【护理评估】

（一）健康史

询问孕产史,有无前置胎盘的诱发原因。了解本次妊娠经过,是否多胎妊娠。此外,高龄、吸烟或吸毒妇女为高危人群。

（二）身体状况

1. 症状评估　前置胎盘的典型症状是妊娠晚期或临产时发生的无诱因、无痛性反复阴道流血。患者的失血症状与其阴道出血量成正比。反复出血可导致贫血、休克及感染,危及母儿生命。阴道流血发生时间、出血量、发生次数与前置胎盘的类型有关。①完全性前置胎盘发生出血时间早,24 周左右即可出现;②边缘性前置胎盘出血多发生在妊娠37~40 周或临产初期;③部分性前置胎盘出血时间介于二者之间;④低置胎盘发生出血时间多在临产开始以后。

2. 体征评估　①测量血压、脉搏、体温、呼吸,观察神志、面色,评估有无贫血及休克;②腹部检查,腹软,无压痛,子宫大小与停经周数相符,胎位可查清,胎心音能听清,常伴有胎位异常;③胎盘附着在子宫下段前壁时,可在耻骨联合上方听到胎盘血流杂音;④出血量多时可发生胎儿窘迫,听诊胎心率异常,若胎儿死亡,胎心音消失。

（三）辅助检查

1. B 超检查　是诊断前置胎盘安全而准确的首选方法。

2. 磁共振检查　怀疑合并胎盘植入者,可用于了解胎盘植入的深度和范围。

（四）心理－社会状况

因突然阴道出血,患者及家属紧张、手足无措,担心母儿安全而焦虑、恐惧。

（五）治疗要点

前置胎盘的处理原则是止血、纠正贫血及预防感染。妊娠不足 36 周、胎儿存活、一般情况好、阴道流血量少可选择期待疗法;妊娠达到 36 周,各项指标均说明胎儿已成熟者,可适时终止妊娠;阴道出血量多,病情危重,或期待疗法中发生大出血,胎儿已近足月,应终止妊娠。剖宫产是处理前置胎盘的主要方法。阴道分娩适用于边缘性、低置性前置胎盘、胎儿枕先露、临产后产程进展顺利估计短时间内可结束分娩者。

【常见护理诊断／问题】

1. 有感染的危险　与胎盘剥离面接近宫颈外口细菌易于侵入有关。

2. 潜在并发症:失血性休克。

3. 焦虑　与担心母婴安危有关。

【护理目标】

1. 患者体温正常,未发生感染。

2. 阴道出血被迅速控制,生命体征稳定,胎心良好。

3. 患者焦虑缓解,配合治疗和护理。

【护理措施】

（一）一般护理

1. 病情观察　监测生命体征,观察面色、神志变化,记录阴道流血的量、时间、性状。检查有无宫缩,监测胎动、胎心率。医护人员行腹部检查时动作要轻柔,禁做肛门检查和不必要的阴道检查。

2. 生活护理　休养环境安静舒适;鼓励患者进食富含蛋白质及铁的食物,如动物肝脏、绿叶蔬菜以及豆类等,加强营养,纠正贫血;保持会阴清洁卫生,及时更换卫生垫,预防感染。

（二）特殊护理

1. 期待疗法患者的护理　①绝对卧床休息,左侧卧位,止血后方可轻微活动;密切观察阴道出血量;避免刺激,检查及操作处理时动作轻柔;定时间断吸氧,每日 3 次,每次 1 小时;指导孕妇自我监测胎动;备血及做好急诊手术准备。②遵医嘱口服铁剂、必要时输血,以纠正贫血;给予抗生素预防感染;精神紧张者予镇静剂。③期待疗法效果不佳,早产不可避免,使用糖皮质激素,促进胎儿肺成熟,预防新生儿呼吸窘迫综合征的发生,常用地塞米松 6mg 肌内注射,每 12 小时 1 次,共 4 次。

2. 终止妊娠的护理 ①抢救休克:吸氧、保暖,取中凹位;迅速建立静脉通道、交叉配血,输血、输液。②终止妊娠:做好剖宫产手术准备;阴道分娩者,观察产程及胎心音变化,发现异常及时处理。③新生儿护理:做好抢救新生儿的准备,加强早产儿护理。④预防产后出血及感染:遵医嘱产后及早使用宫缩剂、抗生素。

(三)心理护理

关心、体贴患者,加强与孕妇及家属的沟通,缓解紧张、焦虑、恐惧,使其心态平稳,保持乐观情绪,积极配合护理和治疗。

(四)健康指导

1. 生活指导 进行计划生育指导,避免多产、多次刮宫,减少子宫内膜损伤,积极防治子宫内膜炎;养成良好的生活习惯,不吸烟,拒绝毒品。

2. 孕期监护 高度重视妊娠期阴道流血,无论出血量多少,均应及时诊治,避免产生不良后果。

【护理评价】

1. 感染是否发生。

2. 阴道出血是否控制,生命体征是否正常。

3. 患者情绪是否稳定,医患配合是否良好。

二、胎盘早期剥离

妊娠 20 周后正常位置的胎盘在胎儿娩出前,部分或全部从子宫壁剥离,称为胎盘早期剥离(desquamation),简称胎盘早剥。胎盘早剥是妊娠晚期的严重并发症之一,起病急,发展快,病情凶险,如抢救不及时,可威胁母儿生命。

确切发病机制不清,相关因素有:①血管病变,如妊娠高血压、慢性肾脏疾病等;②机械性因素,如外伤尤其是腹部钝性创伤;③宫腔内压力骤减,如双胎妊娠分娩时第一胎儿娩出过快、羊水过多破膜后羊水流出过快;④其他因素,如高龄多产、吸烟、吸毒、绒毛膜羊膜炎等。

病理变化主要为底蜕膜出血、形成血肿,使胎盘自子宫壁剥离。如剥离面积小,血液易凝固而出血停止,临床可无症状或症状轻微。如继续出血,胎盘剥离面扩大,形成胎盘后血肿,血液可冲开胎盘边缘及胎膜经宫颈管流出,称为显性剥离。如胎盘边缘或胎膜与子宫壁未剥离,使血液积聚于胎盘与子宫壁之间而不能外流,无阴道流血表现,称为隐性剥离(图 9-5)。

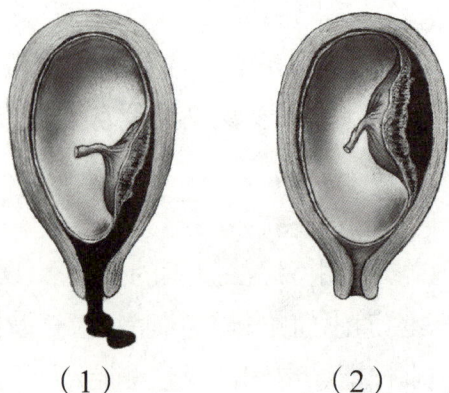

图 9-5 胎盘早剥类型
(1)显性剥离;(2)隐性剥离。

子宫胎盘卒中

当隐性胎盘剥离内出血急剧增多时,胎盘后血液积聚于胎盘与子宫壁之间,压力不断增加,血液浸入子宫肌层,引起肌纤维分离、断裂乃至变性。当血液浸入浆膜层时,子宫表面呈现紫蓝色瘀斑,以胎盘附着处明显,称为子宫胎盘卒中。局部组织坏死可激活凝血系统,引起弥散性血管内凝血(DIC)。

【护理评估】

(一)健康史

了解母体有无血管病变、宫腔内压力骤减、长时间仰卧、腹部外伤、吸烟等病史。

(二)身体状况

胎盘早剥主要表现为妊娠晚期突然发生腹部持续性疼痛,伴有或不伴有阴道流血。根据病情严重程度,可将胎盘早剥分为三度(表9-2)。

表9-2　胎盘早剥的分度

临床表现	Ⅰ度	Ⅱ度	Ⅲ度
发病时间	分娩期	妊娠中、晚期	妊娠中、晚期
出血类型	外出血	内出血为主	内出血为主
胎盘剥离面积	<1/3	≥1/3	≥1/2
阴道流血	少量	无或少量	无或少量
腹痛程度	无或轻微	突发持续性腹、腰背痛	突发持续性腹、腰背痛
贫血与休克	无	贫血程度与阴道流血量不符,无休克	贫血及休克,贫血程度与阴道流血量不符
腹部检查	子宫软,大小与妊娠周数相符,宫缩有间歇,胎位清楚,胎心率正常	子宫大于妊娠周数,胎盘附着处压痛明显,胎位可扪及,胎儿存活	子宫明显大于孕周,硬如板状,胎位扪不清,胎心消失

目前,也有使用Page分级标准评估:0级为分娩后回顾性产后诊断;Ⅰ级有外出血,子宫软,无胎儿窘迫;Ⅱ级有胎儿窘迫或胎死宫内;Ⅲ级产妇休克或伴有DIC。

(三)辅助检查

1. B超检查　胎盘与宫壁之间有液性暗区,可明确胎盘早剥诊断。

2. 实验室检查　全血细胞计数、血小板计数、凝血功能、肝肾功能及血电解质检查。

（四）心理-社会状况

因突然出现剧烈腹痛和阴道出血,患者及家属常感到紧张和恐惧,病情危重者因胎儿死亡或需行子宫切除而悲哀。

（五）治疗要点

胎盘早剥一旦确诊,应立即终止妊娠。病情较轻,估计短时间内能结束分娩者,可在严密监测下经阴道分娩;病情重或短时间内难以结束分娩者,立即行剖宫产。

【常见护理诊断/问题】

1. 疼痛　与胎盘后血肿形成,子宫内压增高有关。

2. 潜在并发症:失血性休克、胎儿窘迫、弥散性血管内凝血、急性肾衰竭、羊水栓塞、产后出血。

3. 恐惧　与起病急、进展快,危及母儿生命有关。

【护理目标】

1. 胎盘出血停止,腹痛减轻。

2. 生命体征稳定,无并发症。

3. 情绪稳定,积极配合治疗和护理。

【护理措施】

（一）一般护理

1. 病情观察　密切监测生命体征,观察阴道流血量,子宫底高度、紧张度及压痛,监测胎心,随时报告医生并配合处理。

2. 并发症观察　观察身体创伤部位有无难以制止的出血;胎儿娩出后,观察宫缩及阴道出血情况,记录液体出入量。

3. 生活护理　保守治疗者有阴道流血每日两次会阴擦洗,保持外阴清洁,防止感染。环境安静舒适,加强营养,纠正贫血,促使早日康复。

（二）特殊护理

1. 抢救休克　患者取中凹位、保暖、吸氧,迅速建立静脉通道,交叉配血,输血、输液。

2. 终止妊娠　确诊后立即做好终止妊娠及抢救新生儿的准备。①阴道分娩:轻症者母胎状态良好,严密观察产程,宫口开全立即助产,缩短第二产程;②重症者无论胎儿是否存活,立即行剖宫产术,术中观察有无子宫胎盘卒中,根据子宫出血及收缩情况,决定子宫去、留;③做好分娩后观察护理。

3. 并发症护理　①产后出血:子宫收缩不良者用缩宫素,凝血功能障碍引起的出血不凝固给与输新鲜血;②肾衰竭:观察患者尿量,若每小时少于30ml需补充血容量,少于17ml者(确认血容量补足)遵医嘱静脉推注20～40mg呋塞米利尿,监测水、电解质及酸碱平衡;③抢救过程中注意无菌操作,预防感染。

（三）心理护理

1. 消除恐惧　关心、体贴患者,协助医生向患者和家属解释病情及处理方案,缓解紧张、恐惧心理,取得支持和配合。

2. 情感支持 对胎儿死亡或行子宫全切术者,要同情、理解,允许亲人陪伴,耐心劝导,帮助患者面对现实,顺利度过痛苦期。

(四)健康指导

1. 妊娠期指导 告知孕妇定期产前检查,积极防治妊娠高血压等;妊娠晚期取左侧卧位,避免长时间仰卧,避免腹部外伤等。

2. 产后指导 对胎儿死亡者的产妇及时指导回乳;剖宫产术后应避孕 2 年;按时产后复查。

【护理评价】

1. 产后腹痛是否消失。

2. 休克等并发症是否发生,生命体征是否稳定。

3. 恐惧是否减轻或消失,是否能面对现实。

第三节 妊娠期高血压疾病妇女的护理

妊娠期高血压疾病(hypertensive disorders of pregnancy,HDP)是妊娠与血压升高并存的一组疾病。其病因尚未阐明,生活环境变化、低龄或高龄初孕妇、营养不良、缺钙、体形矮胖、精神紧张、子宫张力过高、高血压、肾炎、糖尿病等均可能与其发病有关。该组疾病包括妊娠高血压、子痫前期、子痫、慢性高血压并发子痫前期、妊娠合并慢性高血压等,严重影响母婴健康,增加产妇与围产儿死亡率。本节重点叙述前三种疾病护理。

妊娠期高血压疾病的基本病理变化是全身小血管痉挛和血管内皮损伤,可导致多器官组织损伤。①脑:脑血管痉挛后通透性增加,导致脑水肿、脑出血等。②肾:肾小球动脉痉挛管壁损伤通透性增强形成蛋白尿,肾血流量及肾小球滤过量下降致少尿及肾衰竭。③肝脏:门静脉周围坏死和肝包膜下血肿。④心脏、血管:血管痉挛外周阻力增加致血压升高,心肌缺血致心力衰竭、肺水肿。⑤血液:血管壁渗透性增加,血液浓缩,血细胞比容上升。⑥内分泌及代谢:由于血管紧张素转化酶增加,妊娠晚期钠潴留,血浆胶体渗透压降低,细胞外液增多致水肿(与子痫前期的严重程度及预后关系不大)。⑦子宫胎盘:胎盘灌注下降,内皮损害及胎盘血管急性动脉粥样硬化使胎盘功能下降,胎儿生长受限,胎儿窘迫,甚至胎盘早剥,危及母儿生命。

知识拓展

HELLP 综合征

溶血肝功能异常血小板减少综合征,简称 HELLP 综合征,是妊娠高血压的严重并发症,其以溶血、转氨酶升高及血小板减少为特点,以右上腹或上腹部疼痛、恶心、呕吐及全身不适为常见症状,一旦发生,常危及母婴生命。在积极治疗妊娠高血压的基础上,应用糖皮质激素,输注血小板,并根据产科因素选择适当的分娩方式,适时终止妊娠。

【护理评估】

（一）健康史

1. 发病诱因　询问孕妇年龄、工作生活环境,既往健康状况,有无高血压、肾炎、糖尿病及家族高血压史。

2. 本次妊娠　了解是否双胎、羊水过多症,孕 20 周前有无血压增高、蛋白尿、水肿;有无上腹不适、头痛、眼花等自觉症状。

（二）身体状况

妊娠高血压的分类与身体状况(表 9-3)。

表 9-3　妊娠期高血压疾病分类与身体状况

分类	身体状况
妊娠期高血压	妊娠 20 周后出现高血压,收缩压≥140mmHg 和 / 或舒张压≥90mmHg,于产后 12 周内恢复正常;尿蛋白(-);产后方可确诊
子痫前期	妊娠 20 周后出现收缩压≥140mmHg 和 / 或舒张压≥90mmHg,伴有尿蛋白≥0.3g/24h 或随机尿蛋白(+) 或虽无蛋白尿,但合并下列任何一项者: 　血小板减少(血小板 <100×10⁹/L) 　肝功能损害(血清转氨酶水平为正常值 2 倍以上) 　肾功能损害(血肌酐水平大于 97.24μmol/L 或为正常值 2 倍以上) 　肺水肿 　新发生的中枢神经系统异常或视觉障碍
子痫	子痫前期基础上发生,不能用其他原因解释的抽搐
慢性高血压并发子痫前期	慢性高血压妇女妊娠前无蛋白尿,妊娠 20 周后出现蛋白尿;或妊娠前有蛋白尿,妊娠后蛋白尿明显增加;或血压进一步升高,或出现血小板减少 <100×10⁹/L,或出现其他肝肾功能损害、肺水肿、神经系统异常或视觉障碍等严重表现
妊娠合并慢性高血压	妊娠 20 周前发现收缩压≥140mmHg 和 / 或舒张压≥90mmHg,妊娠期无明显加重;或妊娠 20 周后首次诊断高血压并持续到产后 12 周以后

1. 症状评估　有无头痛、头晕、眼花、胸闷等症状。

2. 体征评估

（1）测血压：血压的高低与病情轻重直接相关。至少两次测量，收缩压≥140mmHg和/或舒张压≥90mmHg为高血压。初次血压升高者，应间隔≥4小时复测。

（2）水肿：评估水肿的部位、程度。水肿是许多孕妇体重异常增加的首发症状。应准确测量体重，若每周体重增加0.5kg以上，表明有隐性水肿存在。本病水肿的特点是由足踝部逐渐向上延伸的凹陷性水肿，充分休息后不能缓解。水肿在膝以下为"+"，延及大腿为"++"，延及外阴及腹壁为"+++"，全身水肿或伴发腹水为"++++"。水肿的程度和病情轻重不一定呈正相关系。

（三）辅助检查

1. 尿液检查　取随机尿或留取24小时尿，查尿蛋白量以判断病情及肾脏受损程度。

2. 血液检查　测血红蛋白、红细胞比积、血浆及全血黏度，了解血液浓缩情况；测血电解质、二氧化碳结合力、肝肾功能，了解病损程度；测血小板计数、出凝血时间，了解有无凝血功能障碍及HELLP综合征等严重并发症。

3. 眼底检查　眼底小动脉痉挛，动静脉管径之比可由正常的2:3变为1:2，甚至1:4，严重时可出现视网膜水肿、出血，病情严重者可发生视网膜剥离。

4. 其他检查　心电图、胎儿电子监护、胎盘功能、胎儿成熟度等，疑有脑出血者可做颅脑CT检查。

（四）心理－社会状况

疾病早期，患者无明显不适，往往未引起注意，易忽略病情；之后，血压不断升高，自觉头痛、头晕、眼花，出现紧张、焦虑，甚至抽搐发生。家属可能产生恐慌。

（五）治疗要点

治疗原则为降压、解痉、镇静，适时终止妊娠。通过积极治疗，控制病情、延长孕周、减少对母婴影响。

【常见护理诊断/问题】

1. 有受伤的危险　与子痫抽搐有关。

2. 体液过多　与水、钠潴留有关。

3. 潜在并发症：胎盘早期剥离、脑出血、凝血功能障碍、肾功能衰竭、胎儿宫内窘迫、死胎等。

4. 恐惧　与担心胎儿及自身安危、病情迅速加重有关。

【护理目标】

1. 抽搐未发生或被控制。

2. 血压平稳，水肿减轻或消失。

3. 病情得到有效控制，未发生并发症。

4. 积极配合产前检查及治疗，恐惧感减轻。

【护理措施】

（一）一般护理

1. 病情观察 监测生命体征,询问患者有无胸闷、头痛、头晕、眼花等自觉症状,预防子痫发生。监测胎心率并指导孕妇计数胎动,警惕胎儿宫内窘迫的发生;妊娠晚期密切观察宫缩,注意有无临产先兆。重症者记录24小时液体出入量,观察体重和水肿的变化。

2. 生活护理 为患者提供安静舒适的环境,保证充足的睡眠和休息,采取左侧卧位;注意减少过量脂肪和盐的摄入,增加蛋白质、维生素,补足铁和钙剂。

（二）特殊护理

1. 妊娠期高血压 酌情增加产前检查次数,间断吸氧,必要时住院治疗。适当减轻工作,保证充分睡眠和休息。

2. 子痫前期 一经确诊,应住院治疗。

（1）降压:血压≥160/110mmHg者必须降压治疗。选用的药物以不影响每搏输出量、肾血流量及子宫胎盘灌注量为宜,常用拉贝洛尔、硝苯地平等。

（2）解痉:硫酸镁是子痫治疗的一线药物,也是预防子痫发作的关键药物。

1）用药方法:静脉给药首次负荷剂量4~6g,溶于25%葡萄糖液20ml中,15~20分钟内缓慢静脉推注;继而硫酸镁1~2g/h静滴维持。为了夜间更好的睡眠,可在睡眠前停用静脉给药,改为肌内注射一次,用法:25%硫酸镁20ml+2%利多卡因2ml深层臀部肌内注射。每日总量一般不超过25g,用药时限一般不超过5天。

2）毒性反应:硫酸镁的治疗浓度和中毒浓度相近,易中毒。中毒表现首先为膝腱反射减弱或消失,继之出现全身肌张力减退及呼吸抑制,严重者可出现呼吸肌麻痹,甚至呼吸、心跳突然停止,危及生命。

3）注意事项:用药前及用药过程中均应监测血压,使用硫酸镁应必备下列条件:①膝腱反射必须存在;②呼吸每分钟不少于16次;③尿量每24小时不少于400ml或每小时不少于17ml;④准备解毒剂10%葡萄糖酸钙。当出现硫酸镁中毒时,立即停用硫酸镁并静脉缓慢推注(5~10分钟)10%葡萄糖酸钙10ml。

（3）镇静:常用地西泮、冬眠合剂等。

（4）利尿:仅限于全身性水肿、急性心力衰竭、脑水肿等。常用呋塞米、甘露醇。

（5）促胎肺成熟:孕周<35周的子痫前期患者,预计1周内可能分娩者均应给予糖皮质激素促胎肺成熟治疗。

（6）适时终止妊娠:是彻底治疗妊娠期高血压疾病的重要手段。终止妊娠时机:

1）妊娠期高血压、子痫前期患者可期待治疗至37周终止妊娠。

2）重度子痫前期患者:妊娠小于24周经治疗病情不稳定者建议终止妊娠;妊娠24~28周根据母儿情况及当地医疗条件决定;妊娠28~32周,经积极治疗24~48小时病情仍加重,应终止妊娠;妊娠≥34周应考虑终止妊娠。

3）子痫患者,一旦抽搐控制后即考虑终止妊娠。

3. 子痫的护理　①专人监护,防止受伤:头低侧卧,保持呼吸道通畅,吸氧,抽搐时用开口器或上下磨牙间放置一缠好纱布的压舌板,昏迷或未完全清醒前禁食水和口服药,放置床挡。②减少刺激,以免诱发抽搐:单人单间暗室,保持绝对安静,避免声光刺激,一切护理与治疗操作要尽量集中进行,动作轻柔。③严密监护:密切注意生命体征和液体出入量,及时进行必要的化验检查,及早发现脑出血、急性肾衰等并发症。④遵医嘱用药,尽快控制抽搐,避免严重并发症的发生,密切观察宫缩情况,做好终止妊娠的准备。

4. 产后护理　产后仍要严密监护,及早使用缩宫素,加强宫缩,预防产后出血;产后24小时直至5天内仍有发生子痫的可能,因此需继续治疗及护理。

（三）心理护理

关心安慰患者,讲解相关知识,加强沟通,使孕妇认识到预防疾病的重要性,减轻焦虑,能按时产前检查,积极配合护理和治疗,增强战胜疾病的信心。

（四）健康指导

1. 生活指导　生活规律,心情放松,保证睡眠,适当运动(每日 6 000 步),营养充足,杜绝偏食,蔬果杂粮,预防便秘;妊娠 16 周开始补钙、20 周开始补铁。

2. 按时产检　筛查有妊娠期高血压疾病高危因素者,需密切随访,及早发现异常,及时治疗,避免严重情况发生。

3. 知识宣教　做好妊娠期高血压疾病的预防宣传工作,使孕妇能识别妊娠的生理和病理表现,做好自我监护,发现异常及时就诊。

4. 再孕指导　有妊娠期高血压疾病史,再次妊娠时再发风险很大,因此是否再孕,要权衡利弊,慎重抉择。

【护理评价】

1. 抽搐是否未发生或得到控制。

2. 患者血压是否平稳,水肿是否减轻或消失。

3. 母儿是否健康。

4. 情绪是否稳定。

第四节　其他妊娠期疾病妇女的护理

一、妊娠剧吐

妊娠剧吐指妊娠早期孕妇出现严重持续的恶心、呕吐,并引起脱水、酮症甚至酸中毒,需要住院治疗者。有恶心呕吐的孕妇中通常只有 0.3%～1.0% 发展为妊娠剧吐。病因目前尚不明确,认为与绒毛膜促性腺激素的显著升高有关,60% 患者有甲状腺素水平高,同时精神过度紧张、家庭经济状况差的孕妇发生率高。

【护理评估】

（一）健康史

询问停经史、早孕反应出现的时间、严重程度，以及是否存在引起妊娠剧吐的高危因素。

（二）身体状况

大多数妊娠剧吐发生于妊娠 10 周以前。表现为妊娠 6 周左右出现恶心、呕吐并随妊娠进展逐渐加重，至妊娠 8 周左右发展为持续性呕吐，不能进食，导致孕妇脱水、电解质紊乱甚至酸中毒。患者明显消瘦，体重较妊娠前减轻≥5%，皮肤、黏膜干燥，面色苍白，脉搏细数，尿量减少，甚至出现血压下降。病情继续发展，可出现意识模糊及昏睡状态。

（三）辅助检查

1. 尿液检查　尿比重增加、尿酮体阳性，可出现蛋白尿及管型尿。
2. 血液检查　测定血常规、肝功能、肾功能、电解质等。

（四）心理 – 社会状况

病人因呕吐频繁而担心自身安全和胎儿的发育，出现紧张、焦虑情绪。

（五）治疗要点

持续性呕吐合并酮症的孕妇需要住院治疗，给予静脉补液、补充多种维生素尤其是 B 族维生素、纠正脱水及电解质紊乱、合理使用止吐药物、防治并发症。

【常见护理诊断 / 问题】

1. 体液不足　与频繁呕吐、不能正常进食有关。
2. 焦虑　与担心胎儿健康有关。

【护理目标】

1. 孕妇呕吐得到控制，体液不足得到纠正。
2. 孕妇了解疾病的发生发展过程，消除焦虑情绪。

【护理措施】

（一）一般护理

注意休息，保证充足睡眠；鼓励少量多餐，避免空腹；避免接触容易诱发呕吐的气味、食品；不能有效进食者暂禁饮食，给予静脉输液以保证生理需要量；呕吐停止后，鼓励患者进食，以清淡、易消化食物为主。

（二）特殊护理

1. 病情观察　注意观察生命体征、神志，记录每日液体出入量，呕吐的次数，呕吐物的颜色、量、性质及气味。

2. 纠正脱水及电解质紊乱：遵医嘱每日静脉补液 3 000ml，补充各种维生素，特别是维生素 B_6、维生素 B_1 及维生素 C，使每日尿量不少于 1 000ml。补液同时应补钾，一般每天 3～4g，严重低钾血症时可补钾至 6～8g，须注意观察尿量多少，监测血清钾和心电图变化，随时调整剂量。

3. 止吐　遵医嘱服用维生素 B_6、异丙嗪等。

（三）心理护理

妊娠剧吐与孕妇的精神状态和生活环境有密切的联系,在精神紧张的状态下,呕吐会变得更频繁,所以要尽量让孕妇的心情舒畅,缓解压力。孕妇剧烈呕吐过后害怕进食,应予以解释和安慰,给予情绪的支持。

（四）健康指导

关心、体贴孕妇,指导孕妇注意调整好精神状态,避免过度紧张和焦虑,保持愉悦的心情,使其以积极、乐观、平和的心态度过孕期;饮食合理调配,应以富含营养、清淡可口、容易消化、少刺激食物为原则,不宜空腹。少吃多餐有利于预防妊娠剧吐。

【护理评价】

1. 孕妇呕吐是否得到有效控制,体液不足是否得到解决。
2. 孕妇是否了解疾病的发生发展过程,焦虑情绪是否消除。

二、早　产

妊娠满 28 周至不满 37 周分娩者,称早产。娩出的新生儿称早产儿,早产儿出生体重多低于 2 500g,各器官发育不成熟,生活能力差,是围生儿死亡的主要原因。

早产可分为自发性早产和治疗性早产。前者又分为胎膜完整早产和胎膜早破早产:①胎膜完整早产最常见,与宫腔过度扩张(如双胎或多胎妊娠、羊水过多症)、孕妇心理压力过大、宫内感染有关;②胎膜早破早产,与有胎膜早破早产史、营养不良、吸烟、宫颈功能不全、子宫畸形、宫内感染、细菌性阴道病、子宫过度膨胀、辅助生殖技术受孕等有关。后者为治疗性早产,指由于母体或胎儿的健康原因不允许继续妊娠,在未达到 37 周时采取引产或剖宫产终止妊娠。

【护理评估】

（一）健康史

详细评估孕妇既往史、是否有流产史、早产史及相关的诱发因素;了解本次妊娠过程出现的症状和时间并记录。

（二）身体状况

早产的主要表现是子宫收缩,开始是不规律宫缩,常伴有少许阴道出血,然后逐渐发展为规律宫缩,过程与足月分娩相似。先兆早产指有规则或不规则宫缩,伴有宫颈管进行性缩短。若妊娠 28 周至 37 周间出现 20 分钟≥4 次,或 60 分钟≥8 次,伴宫颈进行性改变,宫颈管消退≥80% 及宫颈口扩张 1cm 以上,可诊断为早产临产。

（三）辅助检查

可通过经阴道超声宫颈长度测定,胎儿纤连蛋白等宫颈分泌物生化监测进行早产预测,以评估早产的风险。

（四）心理 - 社会状况

早产已不可避免时,孕妇常会不自觉地联想而产生自卑感,由于妊娠结果的不可预知,可出现恐惧、焦虑、猜疑等表现。

（五）治疗要点

若胎膜完整,在母儿情况允许时尽量保胎至 34 周,密切监测。出现以下情况适时停止早产的治疗:①宫缩进行性增强,经过治疗无法控制者;②有宫内感染者;③经治疗母儿状态良好或妊娠≥34 周,不必干预,可在监测下继续妊娠。

【常见护理诊断 / 问题】

1. 有新生儿受伤的危险　与早产儿发育不成熟有关。

2. 焦虑　与担心早产儿的预后有关。

【护理目标】

1. 新生儿无因护理不当引起的并发症。

2. 患者情绪稳定,配合治疗和护理。

【护理措施】

（一）一般护理

孕妇在妊娠晚期避免重体力劳动,禁止性生活;保持良好的身心状况,避免突然的精神创伤;指导孕妇认识早产征象,发现异常,及时就诊。

（二）特殊护理

①保胎治疗期间取左侧卧位休息,严密监护宫缩、胎膜破裂、阴道流血、胎心等情况,发现异常及时报告医生。精神紧张、休息不良者,遵医嘱用地西泮等镇静剂。选用抑制宫缩的药物,如钙通道阻滞剂、前列腺素合成酶抑制剂等,并严密观察疗效。胎膜早破达 12小时胎儿未娩出者,给予抗生素预防感染。②若早产不可避免,妊娠 <35 周,一周内有可能分娩的孕妇,遵医嘱使用糖皮质激素促胎儿肺成熟,地塞米松注射液 6mg 肌内注射,每12 小时一次,共 4 次,降低新生儿呼吸窘迫综合征的发生率。产程中密切监护胎儿状况,宫口开全立即助产缩短第二产程,胎儿娩出后 60 秒后断脐,肌内注射维生素 K_1 预防颅内出血。

（三）心理护理

及时告知孕妇及家属胎儿的情况,目前的治疗方法,缓解焦虑,稳定情绪,配合治疗和护理。

（四）健康指导

加强产前检查,发现妊娠并发症及合并症应积极治疗,预防早产发生。已发生早产者,对产妇及家属进行新生儿护理方法指导,延时喂奶和洗浴,减少搬动,避免刺激,预防感染。

【护理评价】

1. 新生儿有无并发症。

2. 患者情绪是否稳定,是否积极配合治疗和护理。

三、过 期 妊 娠

凡平素月经规律,妊娠达到或超过 42 周尚未分娩者,称为过期妊娠。过期妊娠易发生胎儿窘迫、胎粪吸入综合征、新生儿窒息、巨大儿等。因此,应加强孕期宣教,使孕妇认识其危害,避免过期妊娠。一旦确诊,立即终止妊娠。

【护理评估】

（一）健康史

详细评估孕妇既往史、是否有过期妊娠史。了解本次妊娠经过。询问平时月经是否规律,末次月经日期,进一步核实预产期。

（二）身体状况

过期妊娠胎儿的身体状况与胎盘的功能变化密切相关。

1. 胎盘功能正常者　胎儿发育过度,形成巨大儿,身体肥胖,颅骨变硬,经阴道分娩可导致难产。

2. 胎盘功能减退者　胎盘老化,胎儿供氧不足,胎儿对缺氧的耐受性下降,分娩期易发生胎儿宫内窘迫,表现为胎心率及胎动异常、羊水胎粪污染、羊水量减少。出生后可见新生儿身体瘦长,皮下脂肪减少,皮肤松弛多皱,指(趾)甲长,头发浓密,呈"小老人"状。

过期妊娠的评估应依据预产期、胎儿发育程度、胎盘功能、羊水量、子宫底高度及腹围、孕妇体重变化等情况综合分析确定。

（三）辅助检查

1. B超检查　根据胎儿顶臀径、双顶径、股骨长、腹围等推算妊娠周数,还可提示胎儿状况及胎盘成熟度。

2. 胎心电子监护仪　如无应激试验为无反应型,需进一步做催产素激惹试验,若多次反复出现胎心晚期减速,提示胎盘功能减退,胎儿明显缺氧。出现胎心变异减速,常提示脐带受压,多与羊水过少有关。

（四）心理－社会状况

因超过预产期仍无分娩征象,孕妇及家属担心胎儿安危而出现焦虑等情绪;因不了解过期妊娠的危害性,不愿意终止妊娠,出现矛盾心理。

（五）治疗要点

一旦妊娠过期,则应终止妊娠。终止妊娠的方式应根据胎儿安危状况、胎儿大小、宫颈成熟度综合分析,恰当选择。

【常见护理诊断／问题】

1. 潜在并发症:巨大儿、胎儿窘迫、难产。

2. 知识缺乏:缺乏过期妊娠危害的相关知识。

3. 焦虑　与到达预产期无临产征象有关。

【护理目标】

1. 分娩顺利,母儿安全。

2. 掌握过期妊娠相关知识,能积极配合医护工作。

3. 及时沟通,消除焦虑。

【护理措施】

(一)一般护理

指导孕妇增加营养摄入,左侧卧位休息、自测胎动。密切监测胎心,电子胎儿监护判断胎儿储备力。遵医嘱给予吸氧等,提高胎儿对缺氧的耐受性。积极配合各项检查及操作。

(二)特殊护理

配合治疗。①宫颈已成熟(Bishop 评分≥7),可行引产术,常用静脉滴注缩宫素诱发宫缩;胎头已衔接者,先人工破膜,1~2 小时后再滴注缩宫素引产。宫颈条件不成熟(Bishop 评分 <7),引产前首先促宫颈成熟。产程中密切监测产程进展及胎儿宫内情况。胎盘功能减退、胎儿储备能力下降,胎儿窘迫者剖宫产终止妊娠,积极做好术前准备和术后护理。②产前做好新生儿抢救的准备工作,胎儿娩出后立即清理呼吸道,以免发生胎粪吸入。

(三)心理护理

与孕妇及家属沟通,讲解过期妊娠的危害,处理措施,缓解焦虑,配合治疗和护理。

(四)健康指导

产后新生儿按高危儿护理。指导产妇及家人配合,随时观察新生儿呼吸是否平稳,皮肤颜色有无青紫,有无抽搐,发现异常及时告知医护人员,警惕产伤,必要时推迟喂奶时间。

【护理评价】

1. 分娩是否顺利,母儿是否安全。

2. 孕妇是否掌握过期妊娠知识,是否能积极与医护配合。

3. 孕妇焦虑是否消除。

四、双胎妊娠

一次妊娠宫腔内同时有 2 个胎儿时,称双胎妊娠。可分为双卵双胎和单卵双胎。

1. 双卵双胎　两个卵子分别受精形成的双胎妊娠,称为双卵双胎。约占 70%。与应用促排卵药物、多胚胎宫腔内移植及遗传因素有关。各自的遗传基因不完全相同,故形成的两个胎儿血型、性别不同或相同,指纹、外貌、性格类型等多种表型不同。胎盘多为两个,也可融合成一个,但血液循环各自独立。胎盘胎儿面有两个羊膜腔,中间隔有两层羊膜、两层绒毛膜。

2. 单卵双胎　由一个受精卵分裂形成的双胎妊娠,称为单卵双胎。约占30%。形成原因不明,不受种族、遗传、年龄、胎次的影响。一个受精卵分裂形成两个胎儿,具有相同的遗传基因,故两个胎儿性别、血型及外貌等均相同。由于受精卵在早期发育阶段发生分裂的时间不同,形成4种类型:

（1）双绒毛膜双羊膜囊单卵双胎:分裂发生在桑椹胚期,相当于受精后3天内,形成两个独立的胚胎、羊膜囊。两个羊膜囊之间隔有两层绒毛膜、两层羊膜,胎盘为两个或一个。

（2）单绒毛膜双羊膜囊单卵双胎:分裂发生在受精后第4～8天,胚胎发育处于胚泡期,即已分化出滋养细胞,羊膜囊尚未形成。胎盘为一个,两个羊膜囊之间仅隔有两层羊膜。

（3）单绒毛膜单羊膜囊单卵双胎:受精卵在受精后第9～13天分裂,此时羊膜囊已形成,两个胎儿共存于一个羊膜腔内,共用一个胎盘。

（4）联体双胎:受精卵在受精第13天后分裂,因原始胚盘已形成,机体不能完全分裂成两个,形成不同形式的联体儿,极罕见。

知识拓展

双胎输血综合征（TTTS）

双胎输血综合征是单绒毛膜单卵双胎的严重并发症。通过胎盘间的动－静脉吻合支,血液从动脉向静脉单向分流,使一个胎儿成为供血儿,另一个胎儿成为受血儿,造成供血儿贫血、血容量减少,致使肾灌注不足,羊水过少,甚至因营养不良而死亡;受血儿血容量增多可发生充血性心力衰竭、胎儿水肿、羊水过多。有时供血儿出现羊水严重过少,被挤压到子宫的一侧,成为“贴附儿”。

【护理评估】

（一）健康史

询问其有无多胎妊娠家族史、孕前有无使用促排卵药史等。

（二）身体状况

1. 症状评估　双胎妊娠通常早孕反应重,妊娠中后期体重增加迅速,腹部增大明显,下肢水肿或静脉曲张等压迫症状出现早且明显。

2. 体征评估　子宫大于孕周,触及两个胎头和多个肢体。腹部不同部位听诊听到两个胎心,期间有无音区或同时听诊一分钟,两个频率相差10次以上。

（三）辅助检查

B超在早孕时可见两个妊娠囊,中晚期可见两个胎体,并可筛查胎儿结构畸形、确定胎位等。

（四）心理－社会状况

孕妇及家属既为孕育双胎感到高兴，又为母儿的安危而担心。

（五）治疗要点

妊娠期加强营养，防治早产、妊娠并发症，监护胎儿生长发育及胎位变化。分娩时对于无并发症及合并症的双绒毛膜性双胎可期待至孕38周时再考虑分娩，最晚不应超过39周。无并发症及合并症的单绒毛膜双羊膜囊双胎可以在严密监测下至妊娠35～37周分娩。单绒毛膜单羊膜囊双胎的分娩孕周为32～34周。

【常见护理诊断／问题】

1. 有受伤的危险　与双胎妊娠引起早产有关。

2. 潜在并发症：早产、脐带脱垂、胎盘早剥、双胎输血综合征。

3. 焦虑　与腹部过大、担心早产有关。

【护理目标】

1. 母儿安全度过妊娠、分娩期，无损伤发生。

2. 母儿无并发症，或被及时发现并纠正。

3. 孕妇情绪稳定，积极配合护理。

【护理措施】

（一）一般护理

妊娠期加强保健，合理膳食，加强营养，预防贫血及妊娠期高血压疾病；注意休息，避免劳累，以防胎膜早破及早产；避免长时间站立，休息时抬高下肢，以减轻水肿和下肢静脉曲张；按时产前检查，严密监护母儿安危，必要时随时就诊，以免产生严重不良后果。

（二）特殊护理

双胎妊娠多数能经阴道分娩。①分娩期严密监护产程进展及胎心变化，协助医生做好接生及新生儿抢救工作。第一个胎儿娩出不宜过快，以免发生胎盘早剥；胎儿娩出后，立即断脐，以防第二胎儿失血；协助固定第二个胎儿的胎位，保持纵产式；第一个胎儿娩出后，通常20分钟左右第二个胎儿娩出，若等待15分钟仍无宫缩，可行人工破膜并静脉滴注低浓度缩宫素；第二个胎儿娩出后尽早使用缩宫素预防产后出血；腹部包扎或放置沙袋加压，以防腹压骤降引发休克。②胎盘娩出后，详细检查胎盘胎膜是否完整；产后严密观察阴道出血量及宫缩情况，发现异常及时处理。

（三）心理护理

给予患者理解、关心；协助医生讲解相关知识，使孕妇正确对待双胎妊娠，紧张、焦虑缓解，并积极配合护理及治疗。

（四）健康指导

产后需加强对新生儿和产妇的护理。①新生儿护理：双胎妊娠早产多见，若新生儿体重不足2 500g时，应按未成熟儿护理，每日测量体重、体温、心率，随时观察呼吸、皮肤颜色、哭声等,注意保暖,护理新生儿前需洗手,预防感染。②产妇护理:保证产妇休息,加强饮食营养,指导母乳喂养方法,防止新生儿呛奶。

【护理评价】

1. 孕产期母儿是否安全。

2. 母儿有无并发症发生。

3. 孕妇情绪是否稳定。

五、羊水量异常

妊娠期间羊水量超过 2 000ml,称为羊水过多。若羊水量在数日内迅速增多,压迫症状明显,称为急性羊水过多;如羊水量在数周内缓慢增加,称为慢性羊水过多。妊娠晚期羊水量少于 300ml 者,称为羊水过少。

导致羊水量异常的原因:

1. 羊水过多　①胎儿畸形:中枢神经系统和消化道畸形最常见,如无脑儿、脊柱裂等。②多胎妊娠。③胎盘、脐带病变:如胎盘绒毛血管瘤等。④妊娠合并症:如妊娠糖尿病、母婴血型不合等。

2. 羊水过少　①胎儿畸形:以胎儿泌尿系统畸形为主。②胎盘功能减退:如过期妊娠、胎儿生长受限等。③羊膜病变:如羊膜炎等。④母体因素:如孕妇脱水、血容量不足、应用某些药物等。

羊水过多易并发妊娠期高血压疾病、胎膜早破、早产、胎盘早剥、产后出血、胎位异常、脐带脱垂。羊水过少围生儿发病率和死亡率明显增高。

【护理评估】

（一）健康史

详细评估孕妇有无并发羊水过多或羊水过少的高危因素。

（二）身体状况

1. 羊水过多

（1）急性羊水过多:较少见,多发生在妊娠 20～24 周。羊水在数日内急剧增多,子宫迅速增大,出现呼吸困难、腹部胀痛、不能平卧、下肢水肿等压迫症状。腹部检查见子宫明显大于正常孕周,腹壁皮肤紧绷、变薄、张力大,触诊有液体震颤感,胎位不清,胎心音遥远或听不清,外阴、下肢水肿或静脉曲张。

（2）慢性羊水过多:较多见,多发生于妊娠晚期。羊水在数周内缓慢增多,孕妇多能适应,压迫症状较轻,一般无明显不适。

2. 羊水过少　腹部增大不明显,孕妇于胎动时常感腹痛,有时胎动异常。临产后,孕妇阵痛剧烈,宫缩多不协调,宫口扩张缓慢;产程延长容易发生胎儿宫内窘迫和新生儿窒息。腹部检查宫高、腹围均小于妊娠月份,有子宫紧裹胎儿感,子宫敏感性高,轻微刺激即可引起宫缩。

（三）辅助检查

1. B超检查　羊水最大暗区垂直深度（AFV）≥8cm，或羊水指数（AFI）≥25cm，提示羊水过多；羊水最大暗区垂直深度≤2cm为羊水过少，≤1cm为严重羊水过少，羊水指数≤5cm为羊水过少。同时可了解胎儿情况，发现胎儿畸形。

2. 胎儿疾病检查　抽羊水或脐血进行细胞或分子遗传学检查等。

（四）心理 - 社会状况

羊水量异常多合并胎儿畸形，孕妇担心胎儿和自身的健康，感到焦虑、紧张，甚至恐惧。

（五）治疗要点

治疗主要取决于胎儿有无畸形、孕周及孕妇自觉症状的严重程度。胎儿严重畸形者，应及时终止妊娠；非严重者，评估胎儿情况及预后，并与孕妇及家属充分沟通后，决定处理方法。胎儿无畸形者，积极寻找并去除病因。羊水过多自觉症状严重者，可经羊膜腔穿刺放出适当羊水以缓解压迫症状。

【常见护理诊断／问题】

1. 有受伤的危险　与胎膜早破、脐带脱垂、早产、胎盘早剥等有关。

2. 焦虑　与担心胎儿安危有关。

【护理目标】

1. 母儿未发生并发症。

2. 患者情绪稳定，配合治疗和护理。

【护理措施】

（一）一般护理

嘱孕妇卧床休息，减少下床活动，避免做增加腹压的动作；采取左侧卧位，抬高下肢，以减轻压迫症状；指导孕妇低盐饮食，多食蔬菜、水果，保持大便通畅，防止用力排便增加腹压，导致胎膜早破。若胎膜破裂，产妇立即抬高臀部，防止脐带脱垂。

（二）特殊护理

1. 定期测量宫高、腹围及体重，并结合B超观察羊水变化情况。监测胎心、胎动及胎儿生长发育等情况。

2. 当羊水过多行羊膜腔穿刺放羊水时，应密切观察孕妇的血压、心率、呼吸变化，监测胎心、宫缩及阴道流血等情况。注意控制羊水流出的速度及量，羊水流出速度不超过500ml/h，每次放羊水的量不超过1 500ml，必要时3～4周后可再次放羊水。操作中严格执行无菌操作，防止感染。遵医嘱给予镇静剂、宫缩抑制剂预防早产。

3. 分娩时应警惕脐带脱垂和胎盘早剥的发生、密切观察产程，积极预防产后出血。

（三）心理护理

向孕妇及家属介绍羊水过多或羊水过少的相关知识，告知治疗及护理方法。尤其对

158

胎儿畸形的孕妇进行心理疏导,并提供情感上的支持,使患者积极配合治疗和护理。

(四)健康指导

①孕期加强监护羊水增长情况,并自数胎动监测胎儿宫内安危;②若此次胎儿为畸形,指导孕妇再次受孕应做遗传咨询及产前诊断,查找和避免对胎儿致畸的影响因素。

【护理评价】

1. 母婴并发症是否发生。

2. 患者情绪是否稳定,是否积极配合医护措施。

六、高 危 妊 娠

高危妊娠是指妊娠期具有各种危险因素可能危害孕产妇、胎儿及新生儿健康或导致难产的妊娠。其具有高危妊娠因素的孕妇称为高危孕妇。

(一)高危妊娠的因素

1. 孕妇自然状况、家庭及社会经济因素 如孕妇年龄 <16 岁或 ≥35 岁、妊娠前体重指数 BMI<18.5 或 >24、身高 <145cm、受教育时间 <6 年、先天发育异常、家属中有遗传性疾病;孕妇有吸烟、嗜酒、吸毒等不良嗜好;孕妇职业不稳定、收入低、居住条件差、未婚或独居等。

2. 疾病因素 ①异常孕产史:如流产、异位妊娠、早产、死产等。②妊娠并发症:如妊娠期高血压疾病、前置胎盘、胎盘早剥等。③妊娠合并症:如心脏病、糖尿病等。④可能造成难产的因素:如胎位异常、巨大儿、骨盆异常等。

3. 心理因素 如焦虑、抑郁、恐惧、沮丧、悲哀等。

(二)高危妊娠评分

为了早期识别高危妊娠人群,可采用高危评分(Nesbitt 评分)指标进行监护。评分指标总分为 100 分,减去各种危险因素分值后低于 70 分者属于高危妊娠范畴。

【护理评估】

(一)健康史

了解孕妇年龄、月经史、生育史、既往史、家族史等。妊娠期是否用过可能对胎儿生长发育有不利影响的药物、有无接受过放射线检查、是否有过病毒性感染等。

(二)身体状况

1. 症状评估 孕妇是否出现头晕、头痛、心悸、气短、呼吸困难、腹痛、阴道流血、阴道排液、胎动异常等情况,判断有无妊娠合并症和并发症发生。

2. 体征评估 测量身高、体重、血压,观察步态、有无水肿等;测量宫高、腹围及腹部触诊了解胎儿大小、胎方位、胎先露等,评估胎儿大小与孕周是否相符;听胎心了解胎儿情况;进行骨盆测量评估产道情况;绘制妊娠图以动态了解妊娠变化发展的过程。

（三）辅助检查

1. 实验室检查　血常规、尿常规、肝功能、肾功能、血糖、凝血功能等。

2. B超检查　诊断早孕、判断是否为宫内；检查胎儿、胎盘、羊水、脐带等。

3. 胎儿电子监护　连续观察和记录胎心率的动态变化，反映胎心率与胎动、宫缩之间的关系，客观地监测胎儿宫内情况和预测胎儿宫内储备能力。

4. 胎盘功能检查　检测血或尿雌三醇、血清人胎盘生乳素、妊娠特异性 β_1 糖蛋白等。

5. 胎儿成熟度检查　检测羊水中卵磷脂/鞘磷脂比值、磷脂酰甘油、泡沫试验等。

6. 胎儿缺氧程度检查　胎儿头皮血 pH 值测定、胎儿血氧饱和度测定、羊膜镜检查。

7. 胎儿先天性/遗传性疾病的检查　高风险生育先天遗传缺陷患儿的孕妇应进行产前诊断。

（四）心理 - 社会状况

高危妊娠孕妇因担心自身和胎儿健康，常常存在焦虑、紧张、无助、失落等情绪。

（五）治疗要点

增加营养，注意休息，积极预防及治疗妊娠合并症和并发症，提高胎儿对缺氧的耐受力，根据情况适时终止妊娠，做好抢救新生儿的准备。

【常见护理诊断/问题】

1. 知识缺乏：缺乏高危妊娠的预防、治疗及监护知识。

2. 焦虑　与担心自身及胎儿安危有关。

【护理目标】

1. 孕妇了解高危妊娠的预防、治疗及监护知识。

2. 高危妊娠孕妇情绪稳定。

【护理措施】

（一）一般护理

①增加营养：给予高蛋白、高能量饮食，并补充足够的维生素和铁、钙、碘等矿物质和微量元素。②注意休息：左侧卧位，若孕妇有心脏病、阴道流血、早产、胎膜早破等，必要时卧床休息。

（二）特殊护理

1. 病情观察　加强产前检查，酌情增加检查的项目和次数。注意观察孕妇的血压、体重、心率，有无头晕、眼花、胸闷、心悸、阴道流血、水肿、腹痛等症状，监测胎儿生长发育是否正常、有无宫内缺氧，及时做好记录。

2. 检查及治疗配合　各种检查和操作之前向孕妇进行解释和指导，并做好物品准备和操作配合。如需药物治疗，指导正确使用药物并注意观察药物不良反应及疗效。分娩期护理时做好新生儿窒息的抢救准备及配合。

（三）心理护理

引导孕妇积极应对健康相关问题，缓解其心理压力与焦虑、紧张的情绪。鼓励并指导孕妇家人参与围产保健,提供有利于孕妇倾诉的环境。

(四)健康指导

指导孕妇定期参加孕妇学校学习,了解高危妊娠的相关知识。教会孕妇自数胎动的方法,加强自我监护。提高自我监护的能力,若出现胎动异常、阴道流血、阴道排液、头晕、心悸等异常症状时应及时就诊。

【护理评价】

1. 孕妇是否了解高危妊娠的预防、治疗及监护知识。

2. 高危妊娠孕妇是否情绪稳定。

章末小结

　　本章学习重点是流产、异位妊娠、前置胎盘、胎盘早剥、妊娠期高血压疾病等常见妊娠期特发疾病,能按护理程序完成护理评估、做出常见护理诊断/问题、实施护理措施。学习难点为流产、妊娠期高血压疾病的护理评估和护理措施。在学习过程中注意比较妊娠不同时期出血性疾病的区别,注重异位妊娠、子痫等急重症患者的紧急救治措施,护理人员责任感强、团队合作、爱岗敬业、乐于奉献。对妊娠期特发疾病患者的一般护理、特殊护理、心理护理及健康指导有高度的科学性,能按预期目标及时完成护理评价,培养提高运用知识解决问题的能力。

(申丽蓉)

❓ 思考与练习

1. 张女士,27 岁。初孕妇,妊娠 33 周。跌倒后腹部剧烈疼痛,伴少量阴道流血来诊。体格检查:BP 90/60mmHg,P 110 次/min,子宫如孕 36 周大小,腹壁板样硬,压痛明显,胎心 100 次/min。诊断:胎盘早期剥离。

请问:

(1) 张女士主要的护理诊断/问题有哪些?

(2) 这次妊娠还能继续吗?如何护理?

2. 赵女士,29 岁。停经 50 天,少量阴道出血 4 天,2 小时前突然下腹剧痛,肛门坠胀感,头晕,前来就诊。既往体健,月经正常。体格检查:痛苦面容,面色苍白,BP 80/50mmHg,P 110 次/min,下腹明显压痛、反跳痛。妇科检查:子宫颈口未开,宫颈举痛,阴道穹饱满并有触痛,子宫稍大而软,子宫左侧扪及触痛明显的包块。

请问:

(1) 赵女士最可能的临床诊断是什么?为了进一步明确诊断,需要进行哪些检查?

(2) 说出主要的护理诊断/问题,并制订相应的护理措施。

3. 王女士,33 岁。初孕妇,妊娠 32 周。3 周内阴道流血两次,少于月经量,无腹痛。体格检查:BP 100/70mmHg,P 96 次 /min。宫高 30cm,腹围 85cm,宫底部可触到圆而硬的胎儿部分,胎心率 144 次 /min。

请问:

（1）王女士最可能的临床诊断是什么？ 首选何辅助检查项目？

（2）主要的护理诊断 / 问题有哪些？

（3）这次妊娠还能继续吗？ 如何护理？

第十章 | 妊娠合并疾病妇女的护理

10章

10 章 数字资源

学习目标

1. 具有严谨的工作态度,关爱孕妇,有全心全意为孕妇服务的精神。
2. 掌握妊娠合并心脏病、糖尿病、病毒性肝炎、贫血的护理评估及护理措施;妊娠合并心脏病的常见护理问题。
3. 熟悉妊娠合并糖尿病、病毒性肝炎、贫血的常见护理问题。
4. 了解妊娠与心脏病、糖尿病、病毒性肝炎、贫血相互影响;妊娠合并心脏病、病毒性肝炎的护理目标及护理评价。
5. 学会识别常见妊娠合并症以及开展宣教指导。

工作情景与任务

导入情景:

张女士,31 岁。初孕妇,风湿性心脏病二尖瓣狭窄病史 8 年,妊娠前心功能Ⅰ级,无心衰史。妊娠早期监测心功能Ⅰ级,妊娠 20 周后监测心功能Ⅱ级。现妊娠 35^{+1} 周,近 2 日自觉不适,轻微活动后心悸、呼吸困难,休息后可缓解。

工作任务:

1. 对该患者进行护理评估。
2. 找出护理问题并确立护理目标。
3. 实施护理措施。

第一节 妊娠合并心脏病妇女的护理

妊娠合并心脏病是我国产妇死亡原因的第二位,是非直接产科因素死亡原因的第一位,其发病率各国报道为1%～4%,我国约为1%。其中先天性心脏病占35%～50%。既往高发的风湿性瓣膜性心脏病发病率逐年下降,妊娠高血压性心脏病及围产期心肌病等也占有一定的比例。妊娠合并心脏病主要分为结构异常性心脏病、功能异常性心脏病和妊娠期特有心脏病三类。

孕产妇心脏负担加重原因:①自妊娠6周开始母体血容增加,于32～34周达高峰,妊娠10周开始每搏输出量增加,妊娠晚期因膨大子宫影响,心脏向左上移位致出入心脏的大血管扭曲,增加心脏负担;②分娩期每次子宫收缩均使回心血量增加,产妇屏气用力致肺循环阻力增加,第三产程血流动力学急剧变化,是心脏负担最重的时期;③产后3天内,产妇体内组织间潴留的液体回到体循环,血容量再度增加。所以,妇女在妊娠32～34周、分娩期及产后3天内心脏负荷最重,有心脏病者易发生心力衰竭。加强围生期监护,确保母儿安全。心脏病不影响受孕,但心脏功能影响妊娠的经过和结局。

【护理评估】

(一)健康史

询问孕妇有无先天性心脏病、风湿性心脏病、病毒性心肌炎等病史,有无心衰史,对有心脏病史者需询问既往诊疗经过、心功能。询问有无各种心衰的潜在诱因,如上呼吸道感染、妊娠期高血压疾病、重度贫血等。了解孕妇日常睡眠与休息、营养与排泄、用药情况等。

(二)身体状况

1. 症状评估　妊娠合并心脏病者,心功能异常时表现心悸、气短、活动无耐力,急性左心衰时伴有咳嗽、粉红色泡沫痰。根据患者日常生活能力状况,心功能分为4级:

Ⅰ级:一般体力活动不受限制。

Ⅱ级:一般体力活动稍受限制,活动后感觉心悸、轻度气短,休息时无自觉症状。

Ⅲ级:一般体力活动显著受限制,休息时无不适,轻微日常活动即感不适、心悸、呼吸困难或既往有心衰史。

Ⅳ级:一般体力活动严重受限制,不能进行任何体力活动,休息时有心悸、呼吸困难等心衰现象。

2. 体征评估　心功能代偿期休息状态下无明显表现,劳累后或心功能失代偿则出现心衰表现。妊娠合并心脏病多发生急性左心衰,以急性肺水肿为主要表现,发病急,病情严重时可发生心源性休克、窒息、死亡。

(1)早期心力衰竭的表现:①轻微活动就可出现胸闷、心悸、气短;②休息状态下心率>110次/min,呼吸每分钟>20次/min;③夜间常因胸闷而坐起呼吸,或到窗口呼吸新鲜空气;④肺底部出现少量持续性湿啰音,咳嗽后不消失。听诊双肺有湿啰音,心脏有舒张期杂音及Ⅱ级以上收缩期杂音,发生全心衰时有心界扩大、双下肢水肿、发绀、肝－颈静脉回流阳性。

(2)产科检查:通过腹部触诊评估胎儿发育与妊娠周数是否相符,监测胎动、胎心音变化,判断胎儿有无缺氧。

(三)辅助检查

1. 心电图检查　提示各种严重的心律失常。

2. 超声心动图　可显示心脏结构异常及各瓣膜功能变化。

3. B 超　提示胎儿生长发育情况。

4. 胎儿电子监护　预测胎儿宫内储备能力,评估胎儿健康状况。

(四)心理 - 社会状况

由于缺乏相关知识,孕妇及其家属的心理负担会较重,产生焦虑和恐惧。若分娩不顺利或新生儿情况不佳者,易出现情绪低落、抑郁等表现,应特别注意产妇的心理反应,评估其社会支持系统是否正常。

(五)治疗要点

根据患者的心脏病类型、病变程度、心功能状态及是否需手术矫治,综合判断心脏耐受妊娠的能力,确定是否可以妊娠。心脏病孕产妇的主要死亡原因是心力衰竭。规范的孕期保健或干预可早期发现或减少心衰发生。

妊娠期心力衰竭治疗原则是先控制心衰后产科处理,但若治疗效果不佳,有母儿生命危险,可在控制心衰的同时行剖宫产术。

【常见护理诊断 / 问题】

1. 活动无耐力　与心排血量下降有关,活动耐力增加。

2. 有感染的危险　与机体抵抗力低下有关。

3. 潜在并发症:心力衰竭、胎儿窘迫。

4. 焦虑 / 恐惧　与担心胎儿和自身安全有关。

【护理目标】

1. 孕妇日常生活要求得到满足。

2. 无感染发生。

3. 母儿安全度过妊娠期、分娩期、产褥期。

4. 孕妇情绪稳定。

【护理措施】

(一)一般护理

妊娠期增加休息时间,保证每日 10 小时以上睡眠,并安排 2 小时左右的午休,休息时采取左侧卧位或半卧位,避免劳累和情绪激动,防止诱发心力衰竭。宜摄取高蛋白、高热量、高维生素、低脂肪及富含钙、铁的食物,适当限盐,一般每天不超过 5g。少量多餐,多吃蔬菜、水果等富含粗纤维食物,预防便秘。

(二)特殊护理

1. 妊娠前　心脏病变较轻、心功能Ⅰ～Ⅱ级、无心力衰竭病史、无其他并发症者可以妊娠,但妊娠后必须密切监护,防止感染,预防心衰;心脏病变复杂或较重、心功能Ⅲ～Ⅳ

级、有极高孕产妇死亡和严重母儿并发症风险者、年龄在 35 岁以上且心脏病病程较长者，不宜妊娠。

2. 妊娠期

（1）加强孕期保健：不宜妊娠者已妊娠，应在妊娠 12 周前行治疗性人工流产术。如已有心衰，应先控制心衰后手术。超过妊娠 12 周者，不宜施行手术，应密切监护，积极防治心衰。增加孕期检查次数，妊娠 20 周前每 2 周检查 1 次，20 周后尤其 32 周后，每周检查 1 次。重点评估心功能及胎儿宫内情况，有早期心衰征象者立即入院治疗。根据妊娠风险评估，调整检查时间。孕期经过顺利者，应在 36～38 周提前住院待产。

（2）预防心衰：积极防治各种妊娠合并症及并发症，如贫血、上呼吸道感染、妊娠期高血压疾病等。定期监测血压，观察下肢水肿及体重增加情况，心脏病孕妇孕期体重增加以每周增长不超过 0.5kg、整个妊娠期不超过 12kg 为宜。

3. 分娩期

（1）剖宫产者的护理：对胎儿偏大、产道条件不佳及心功能Ⅲ～Ⅳ级、不能经阴道分娩者，做好剖宫产术及抢救新生儿窒息的准备。不宜再妊娠者，可同时行输卵管结扎术。

（2）经阴道分娩者的护理

1）第一产程：①密切观察母儿情况及产程进展。每 15 分钟测量生命体征 1 次；每 30 分钟测量胎心率 1 次；注意宫缩、胎心、胎动情况，有异常及时报告医师并做好剖宫产术前准备。②减轻不适。产妇取左侧卧位，吸氧。使产妇充分休息，避免疲劳。③早期心衰者取半卧位，高浓度面罩吸氧，并给去乙酰毛花苷 0.4mg 加于 25% 葡萄糖注射液 20ml 缓慢静脉注射，必要时 4～6h 重复给药一次，并注意观察疗效和毒副作用。④预防感染。临产后即给抗生素，持续至产后 1 周或更长。

2）第二产程：应行会阴切开术、胎头吸引术或产钳助产术，缩短第二产程，避免产妇屏气用力，以减轻心脏负担。密切观察生命体征、心功能变化及胎儿情况，每 5～10 分钟监测 1 次或持续监护。做好新生儿窒息复苏相关准备。

3）第三产程：胎儿娩出后，立即腹部放置 1kg 沙袋，持续 24 小时，以防腹压骤降而诱发心力衰竭。按摩子宫的同时可静脉或肌内注射缩宫素 10～20U，以预防产后出血。禁用麦角新碱，防止诱发心力衰竭。

4. 产褥期　产后 72 小时内，应密切观察生命体征及心功能变化。产后 24 小时内应绝对卧床休息，保证充足睡眠。24 小时后，根据产妇的心功能情况，可适当下床活动。心脏病风险低且心功能Ⅰ级者，建议哺乳。心功能Ⅲ～Ⅳ级不宜哺乳，指导产妇退乳及人工喂养新生儿的方法。不宜再妊娠者可在产后 1 周行绝育术。

5. 急性心衰护理　配合医师快速实施抢救，降低心脏负荷，保证血氧饱和度，利尿、强心。①患者立刻取坐位或半坐卧位，双腿下垂，减少回心血量；②面罩吸氧，用 50% 乙醇湿化给氧，流量 6～8L/min；③利尿用呋塞米 20～40mg 静脉推注；④强心用毛花苷 C 0.4mg 稀释后缓慢静脉推注；⑤处置中观察患者的呼吸、心率、情绪变化，必要时使用氨茶碱、吗啡等。

（三）心理护理

向产妇及家属耐心解释目前产妇的健康状况及胎儿情况,告知医疗护理计划,增强产妇的自信心,使其积极配合治疗及护理。及时与家属沟通,减轻家属的焦虑,让其能心情愉快地陪伴产妇,增加产妇的安全感和舒适感。

（四）健康指导

育龄妇女若有心脏病,需要孕前咨询,明确心脏病的类型、程度和心功能分级,确定其是否适合妊娠。向孕产妇及家属讲解诱发心力衰竭的常见原因及防治措施,帮助其识别早期心力衰竭的征象。产后要预防感染,保持外阴清洁干燥。不宜妊娠者,应行输卵管结扎术,可在阴道分娩后 1 周或与剖宫产同时实施,未行绝育术者应严格避孕。

【护理评价】

1. 日常生活是否得到满足,活动耐力是否增加了。

2. 有无发生感染。

3. 妊娠期、分娩期、产褥期是否发生并发症。

4. 孕妇情绪是否稳定,是否配合治疗。

第二节　妊娠合并病毒性肝炎妇女的护理

妊娠合并重症病毒性肝炎是我国孕产妇死亡的主要原因之一。目前已明确的肝炎病毒有 5 种:甲型(HAV)、乙型(HBV)、丙型(HCV)、丁型(HDV)及戊型(HEV),以乙型肝炎最常见。妊娠期、产褥期肝脏结构和功能均发生变化,虽然不增加肝脏对肝炎病毒的易感性,但会加重病情;妊娠期间的并发症也易引起肝损害,易与病毒性肝炎混淆,增加诊治的复杂性和难度。妊娠合并病毒性肝炎可增加流产、早产、死胎、新生儿死亡率;加重早孕反应,增加子痫前期发病率,容易发生产后出血,若发展为重型肝炎,增加孕产妇死亡率。

🖐️ 知识拓展

乙型肝炎病毒的母儿传播

1. **垂直传播**　HBV 通过胎盘引起宫内传播。

2. **产时传播**　为主要途径,占 40%~60%。胎儿通过产道时接触含 HBV 的母血、羊水、阴道分泌物,或子宫收缩使胎盘绒毛破裂,母血进入胎儿血循环使胎儿感染。

3. **产后传播**　母乳喂养等传播。

【护理评估】

（一）健康史

了解妊娠妇女有无肝炎家族史、接触史、注射血液制品或输血史,有无乙肝疫苗接种史。注意病史问诊中保护患者隐私。

（二）身体状况

1. 症状评估　孕妇出现不明原因的食欲减退、乏力、厌油腻、恶心、呕吐、腹胀和肝区疼痛等消化道症状,不能用早孕反应来解释。继而出现乏力、畏寒、发热,部分患者有皮肤巩膜黄染、尿色深黄。

2. 体征评估　重症肝炎患者皮肤、巩膜黄染,肝脏大或缩小,肝区叩击痛等。妊娠晚期受增大子宫影响,肝脏极少被触及,如能触及为异常。

（三）辅助检查

1. 肝功能检查　血清谷丙转氨酶(ALT)和天门冬氨酸转氨酶(AST)增高,血清胆红素上升,尿胆红素阳性。

2. 病原学检测　肝炎病毒血清学抗原、抗体检测阳性。

3. 凝血功能检查　出凝血时间、凝血酶原时间、纤维蛋白原含量和血小板计数。凝血酶原时间百分活度(PTA)<40%,为重症肝炎指标之一。

4. B型超检查　可观察肝脾大小、肝硬化、脂肪肝等;产科B超检查了解胎儿宫内情况。

5. 胎儿电子监护仪检查　可判断胎儿宫内安危状况。

（四）心理－社会状况

大多数孕产妇因对疾病不甚了解,轻者不在乎,重者恐惧。部分孕妇对实施隔离不理解,产生自卑心理;孕妇及家属因担心胎儿畸形而忧虑;也有个别家庭因担心被传染,对孕妇缺乏关心和鼓励而引起抑郁。

（五）治疗要点

感染HBV妇女,妊娠前应行肝功能、血清HBV-DNA检测及肝脏B超检查。妊娠期轻型肝炎,处理原则与非妊娠期肝炎病人相同。妊娠期重型肝炎,应抗炎护肝,预防肝性脑病、DIC及肝肾衰竭。

【常见护理诊断／问题】

1. 知识缺乏:缺乏自我保健及隔离等方面知识。

2. 潜在并发症:产后出血、肝性脑病等。

3. 焦虑／恐惧　与肝炎病毒感染造成的后果有关。

【护理目标】

1. 获得病毒性肝炎的自我保健知识。

2. 婴儿未感染肝炎病毒,并发症得到有效预防和控制。

3. 产妇情绪稳定,配合治疗和护理。

【护理措施】

(一)一般护理

1. 休息与饮食　注意休息和加强营养,重症肝炎需限制蛋白质摄入,每天应<0.5g/kg。保持大便通畅。

2. 病情观察　加强产前检查,注意肝性脑病的前驱表现,如淡漠、嗜睡、性格改变、行为异常和扑翼样震颤。

(二)特殊护理

1. 妊娠前护理　感染 HBV 的生育期妇女应在妊娠前行肝功能、血清 HBV-DNA 检测以及肝脏超声检查。患者最佳的受孕时机是肝功能正常、血清 HBV-DNA 低水平、肝脏超声无特殊改变时。若有抗病毒治疗指征,可采用干扰素或核苷类药物治疗,应用干扰素治疗的妇女,停药后 6 个月可考虑妊娠;口服核苷类药物需要长时间治疗,最好应用替诺福韦或替比夫定,可以延续至妊娠期使用。

2. 妊娠期护理　轻症急性肝炎经积极治疗好转可继续妊娠。慢性活动性肝炎妊娠后可加重,对母婴危害较大,若治疗效果不良应考虑终止妊娠。治疗主要采用护肝、对症、支持疗法。治疗期间严密监测肝功能、凝血功能等指标。孕妇物品要与家人隔离,专门诊室就诊,所用器械一用一消毒。

3. 分娩期护理

(1)产前数日遵医嘱肌内注射维生素 K_1 20～40mg/d,查血型及凝血功能,准备新鲜血液、纤维蛋白原或血浆,预防产后出血。

(2)安置产妇于隔离待产室和产房,严禁肥皂水灌肠。接产时严格执行无菌操作及消毒隔离制度。经阴道分娩者宫口开全行阴道助产术,缩短第二产程,防止软产道损伤、新生儿产伤以及呼吸道黏膜损伤,避免羊水和阴道分泌物吸入。胎肩娩出后立即使用缩宫素预防产后出血。

4. 产褥期护理

(1)严密观察生命体征、宫缩和阴道出血量,注意皮肤黏膜、注射部位出血等凝血障碍的征象,发现异常及时报告医师并配合处理。

(2)遵医嘱应用对肝脏损害较小的抗生素预防感染。

(3)HB_SAg 阳性母亲分娩的新生儿,在出生后 24 小时内尽早注射乙型肝炎免疫球蛋白,同时接种乙型肝炎疫苗。在 1 个月和 6 个月时分别接种乙型肝炎疫苗,早产儿 3 个月时增加注射 1 次,可以有效阻断母儿传播。

(4)HB_SAg 阳性母亲分娩的新生儿经主动、被动联合免疫后,可以接受母乳喂养。不宜哺乳者,口服维生素 B_6、生麦芽冲剂或乳房外敷芒硝回乳,禁用雌激素。

(三)心理护理

向孕产妇及家属讲解肝炎患者消毒隔离的重要性,争取患者及家属的理解与配合,帮助孕产妇消除自卑心理。为产妇提供安静、舒适的待产环境,满足其生活需要,关心、安慰、鼓励产妇,消除产妇因隔离而引起的紧张、恐惧心理。对失去子女的孕产妇多加安慰,接受现实,积极治疗,对未来充满希望。

(四)健康指导

1. 向孕妇讲解肝炎的传播途径,重视孕期监护,加强营养,摄取适量蛋白、高糖类和高维生素食物。将肝功能及肝炎病毒血清标志物检测列为产前检查常规项目。

2. 对所有孕妇筛查夫妇双方 HBsAg,夫妇一方患乙型病毒性肝炎,应防止交叉感染。患急性肝炎妇女至少应于肝炎痊愈后半年,最好 2 年后再妊娠。

3. HBsAg 及 HBeAg 阳性孕妇分娩时应注意隔离,防止产程延长、软产道损伤、胎儿羊水吸入。

【护理评价】

1. 是否能描述病毒性肝炎的预防措施。

2. 是否出现产后出血等并发症。

3. 新生儿是否感染肝炎病毒,产妇情绪是否稳定,配合治疗。

第三节　妊娠合并糖尿病妇女的护理

妊娠合并糖尿病包括两种情况:①糖尿病合并妊娠,也称为孕前糖尿病(pregestational diabetes mellitus,PGDM),在原有糖尿病的基础上合并妊娠;②妊娠期糖尿病(gestational diabetes mellitus,GDM),为妊娠前糖代谢正常,妊娠期才出现的糖尿病。糖尿病孕妇中,90% 以上为 GDM,我国发生率 1%~5%,近年有明显增高趋势。糖尿病孕妇的临床经过复杂,对母儿均有较大危害。

妊娠可使隐性糖尿病显性化,使原有糖尿病的孕妇病情加重。妊娠早期和分娩期易发生低血糖,1 型 GDM 易发生酮症酸中毒。糖尿病妇女的受孕率低,流产、羊水过多、妊娠期高血压疾病、难产、产后出血、感染发生率均明显增高。早产、巨大儿、胎儿生长受限及畸形发生率均明显增高。新生儿易发生呼吸窘迫综合征、低血糖,严重时危及生命。

【护理评估】

(一)健康史

了解孕妇有无糖尿病家族史、患病史及孕期尿糖检测情况;询问有无外阴阴道假丝酵母菌病、反复自然流产、死胎或巨大胎儿、畸形儿分娩等病史。问诊病史注意观察孕妇情绪,语言交流体现共情。

(二)身体状况

1. 症状评估　妊娠期有“三多”症状,即多饮、多食、多尿,或反复发作的外阴阴道假丝酵母菌感染症状或体征。但多数 GDM 孕妇无明显的临床症状。糖尿病的合并症及产科并发症,如低血糖、高血糖、酮症酸中毒、妊娠期高血压疾病、羊水过多、胎膜早破、感染等。

2. 体征评估　孕妇体重常为超重或肥胖,伴有羊水过多、巨大儿等。

（三）辅助检查

1. 孕前糖尿病诊断

（1）妊娠前已确诊为糖尿病的患者。

（2）妊娠前未进行血糖检查的孕妇,首次产前检查时需明确是否存在糖尿病,妊娠期血糖升高达到以下任何一项标准应诊断为 PGDM。

1）空腹血糖≥7.0mmol/L。

2）75g 口服葡萄糖耐量试验（OGTT）,服糖后 2 小时血糖≥11.1mmol/L。

3）伴有典型的高血糖症状或高血糖危象,同时随机血糖≥11.1mmol/L。

4）糖化血红蛋白≥6.5%。

2. 妊娠糖尿病诊断　在妊娠 24～28 周及之后首次就诊时,对尚未诊断为 PGDM 或 GDM 者,进行 75g OGTT 检测。诊断标准:服糖前、服糖后 1 小时、2 小时的血糖值分别为 5.1mmol/L、10.0mmol/L、8.5mmol/L,其中任何一点达到或超过此标准即诊断为 GDM。

3. 胎儿监护　通过产科检查、B 超、羊水检查及胎儿电子监护等了解胎儿发育情况及胎儿成熟度,注意有无巨大儿、胎儿生长受限或畸形等。

4. 肝肾功能检查　24 小时尿蛋白定量、尿酮体及眼底等检查。

知识拓展

75g 口服糖耐量试验（OGTT）

75g OGTT 的方法:检测前 1 天晚餐后禁食至少 8 小时至次日晨（最迟不超过上午 9 点）。检查时,5 分钟内口服含 75g 葡萄糖的液体 300ml,从开始饮用计时,分别抽取服糖前、服糖后 1 小时、2 小时的静脉血,测定血浆葡萄糖水平。

（四）心理－社会状况

由于缺乏对疾病知识的了解,担心妊娠合并糖尿病对母儿的影响,孕妇及家属多有焦虑、自责等情绪反应。

（五）治疗要点

病情严重者（糖尿病病程超过 20 年或有并发症）应严格避孕,不宜妊娠,若已妊娠应及早终止。可以妊娠者,应在内科、产科医师的密切监护下将孕妇的血糖控制在正常或接近正常范围内,并选择正确的分娩方式,防止并发症发生。

【常见护理诊断/问题】

1. 营养失调:高于机体需要量　与血糖代谢异常有关。

2. 知识缺乏:缺乏妊娠合并糖尿病的自我护理知识。

3. 焦虑　与担心自身和胎儿的安全有关。

【护理目标】

1. 孕妇体重维持正常。

2. 孕妇获得糖尿病自我护理知识。

3. 孕妇焦虑减轻或解除。

【护理措施】

（一）一般护理

指导孕妇正确控制血糖,提高自我监护和自我护理能力,教会孕妇注射胰岛素的正确方法,配合饮食及合适的运动。

（二）特殊护理

1. 妊娠期护理

（1）饮食控制:在限制碳水化合物摄入的同时保证充足的营养供给和孕妇体重适当增加,并维持血糖在正常水平,减少酮症酸中毒的发生。根据妊娠前体重指数决定妊娠期能量摄入量。妊娠前身体质量指数（BMI）<18.5、18.5～23.9、≥24.0,妊娠期体重应分别增长（12.5～18.0）kg、（11.5～16.0）kg、（7.0～11.5）kg。

（2）运动治疗:可降低妊娠期基础胰岛素抵抗,选择适宜运动,餐后30分钟进行中等强度的运动对母儿无不良影响。

（3）药物治疗:对饮食控制、运动治疗不能控制的糖尿病,首选胰岛素。一般妊娠20周时胰岛素的需要量开始增加,而产后胎盘娩出,抗胰岛素激素迅速下降,需及时调整胰岛素用量。

（4）产前检查:妊娠前患糖尿病应每周检查1次至妊娠第10周,以后每2周检查1次,妊娠32周以后应每周检查1次,有特殊情况及时检查。GDM患者主要根据病情程度,定期监测血糖、胎儿发育,发现异常情况及时处理。

2. 分娩期护理

（1）分娩时机:无需胰岛素治疗而血糖控制达标的GDM孕妇,若无母儿并发症,在严密监测下可等待至预产期,到预产期仍未临产者可引产。PGDM及无需胰岛素治疗的GDM孕妇,若血糖控制良好且无母儿并发症,严密监测下,妊娠39周后可终止妊娠;血糖控制不满意或出现母儿并发症,应及时收入院观察,根据病情决定终止妊娠时机。

（2）分娩方式:糖尿病不是剖宫产的指征,有阴道分娩和剖宫产两种方式。①阴道分娩应制订分娩计划,产程中密切监测孕妇血糖、宫缩、胎心变化,避免产程过长。②剖宫产手术指征:糖尿病伴微血管病变及其他产科指征（胎盘功能不良、胎位异常等）,妊娠期血糖控制不佳,胎儿偏大（尤其估计胎儿体重≥4 250g者）或者既往有死胎、死产史者,应适当放宽剖宫产手术指征。

（3）分娩期监护:应在12小时内结束分娩,产程超过16小时易发生酮症酸中毒。临产后随时监测血糖、尿糖和尿酮体,密切监测宫缩、胎心变化,避免产程延长。

（4）预防低血糖：大部分 GDM 孕妇在分娩后不再需要使用胰岛素。胰岛素用量应减少至分娩前的 1/3～1/2，并根据产后空腹血糖调整用量。

（5）预防产后出血和感染：胎肩娩出时，给予缩宫素 10～20U 加强子宫收缩，预防出血；保持腹部及会阴伤口清洁，预防感染。

3. 新生儿护理　无论新生儿体重多少均按早产儿提供护理，注意观察有无并发症。新生儿出生时取脐血检测血糖，娩出 30 分钟内开奶，同时滴服葡萄糖液（25% 葡萄糖溶液），防止低血糖发生，多数新生儿出生后 6 小时内血糖恢复至正常值。鼓励母乳喂养，接受胰岛素治疗的产妇，哺乳不会对新生儿产生不利影响。

（三）心理护理

糖尿病孕产妇担心自己无法完成母亲的任务，如妊娠失败、胎儿畸形、新生儿死亡等，自尊心会受到打击。护士应多与产妇沟通，鼓励糖尿病孕产妇说出自己的担心和焦虑。随时告知病情消息及医护计划，让其消除顾虑充满信心，主动参与并积极配合治疗、护理。

（四）健康指导

1. 监测血糖　空腹血糖正常的妊娠期糖尿病孕妇，产后 6～12 周做 OGTT 检查，若异常，则可能是产前漏诊的糖尿病。GDM 患者的糖代谢异常大多于产后能恢复正常，但未来患 2 型糖尿病机会增加，告知患者定期进行尿糖和血糖测定。

2. 知识宣教　科学宣传教育、饮食控制、运动疗法、药物治疗、自我监测（"五驾马车"）是预防糖尿病并发症最好的措施。介绍妊娠合并糖尿病的危害，预防各种感染的方法，指导孕妇通过听优美音乐等方法保持愉悦的状态，教会孕妇自我监测血糖方法、掌握高血糖及低血糖的症状及紧急处理步骤，鼓励其外出携带糖尿病识别卡及糖果，避免发生不良后果。产后有恶露增多、恶露不尽及时就诊，病情严重者应长期避孕，不宜用避孕药及宫内节育器避孕。提供母乳喂养知识的指导。

【护理评价】

1. 血糖控制是否正常范围，是否掌握糖尿病的自我护理知识。

2. 有无并发症，妊娠与分娩经过是否顺利，母儿是否健康。

3. 病人舒适感是否增加，情绪是否稳定。

第四节　妊娠合并贫血妇女的护理

贫血是妊娠期常见的合并症。贫血孕妇的抵抗力低下，对分娩、手术和麻醉的耐受能力差，即使是轻度和中度贫血也易产生疲劳感、感染等。严重贫血可发生贫血性心脏病、妊娠期高血压疾病性心脏病、失血性休克、产褥感染等。孕妇与胎儿在竞争母体血清铁的过程中，一般以胎儿组织占优势，所以胎儿缺铁程度不会太严重。当孕妇患重度贫血时，胎盘供氧和营养物质不足，引起胎儿生长受限、胎儿窘迫、早产或死胎。

妊娠期贫血以缺铁性贫血最多见，约占 95%，本节主要介绍妊娠合并缺铁性贫血。由于胎儿生长发育及妊娠期血容量增加,对铁的需要量增加,尤其在妊娠中晚期,孕妇对铁摄取不足或吸收不良,均可引起缺铁性贫血。贫血程度根据血红蛋白水平分3种:①轻度贫血 Hb 100～109g/L;②中度贫血 Hb 70～99g/L;③重度贫血 Hb 40～69g/L。

【护理评估】

(一)健康史

询问有无慢性失血性疾病如月经过多、寄生虫病或消化道疾病史,有无长期偏食、胃肠功能紊乱导致的营养不良病史。问诊病史注意观察孕妇情绪,语言交流体现共情。

(二)身体状况

1. 症状评估　轻度缺铁性贫血者多无明显症状,严重贫血者可有乏力、头晕、心悸、气短、食欲减退、腹胀、腹泻等表现。

2. 体征评估　皮肤黏膜苍白、毛发干燥易脱落、指甲脆薄等,并可伴发口腔炎、舌炎等。部分孕妇可出现脾脏轻度肿大。

(三)辅助检查

1. 血常规　呈小细胞低色素贫血,外周血血红蛋白 <110g/L 及血细胞比容 <0.33 或红细胞计数 $<3.5 \times 10^{12}$/L,为妊娠期贫血。

2. 血清铁测定　孕妇血清铁 <6.5μmol/L,即可诊断为缺铁性贫血。

(四)心理-社会状况

贫血对母儿可造成不良影响,孕妇及家属多有焦虑不安等心理。

(五)治疗要点

补充铁剂、输血、治疗并发症;预防产后出血和感染。

【常见护理诊断/问题】

1. 知识缺乏:缺乏妊娠期营养知识。

2. 活动无耐力　与贫血导致的疲劳有关。

3. 有母儿受伤的危险　与贫血导致孕妇头晕、胎儿发育迟缓、甚至早产、死胎等有关。

4. 焦虑　与身体疲乏、胎儿发育迟缓有关。

【护理目标】

1. 孕产妇能掌握妊娠期营养知识,主动调整饮食。

2. 贫血纠正,活动耐力增加。

3. 母儿能安全度过妊娠、分娩期。

4. 疲劳感消除,胎儿发育正常。

【护理措施】

(一)一般护理

1. 生活护理　纠正偏食,多食富含铁的食物,动物肝、动物血、豆制品。合理安排活动与休息,保证充足睡眠,左侧卧位,根据身体状况适当活动,避免劳累;重度贫血者卧床休息。

2. 病情观察　观察生命体征,胎儿宫内生长发育和胎心变化。临产后密切观察产程进展,缩短第二产程,减少产妇体力消耗,产后观察宫缩及恶露情况,预防感染。

（二）特殊护理

1. 纠正贫血　以口服给药为主。血红蛋白在 70g/L 以上者,可以口服多糖铁复合物、硫酸亚铁、琥珀酸亚铁、10% 枸橼酸铁铵,服用维生素 C 促进铁的吸收。铁剂应餐中或餐后 20 分钟内服用;重度贫血、严重胃肠道反应不能口服铁剂者,可给予右旋糖酐铁或山梨醇铁深部肌内注射。多数缺铁性贫血孕妇经补充铁剂后血常规很快改善,不需要输血。当血红蛋白 <70g/L,建议输血;血红蛋白在 70～99g/L,根据患者手术与否和心脏功能等因素,决定是否需要输血。

2. 预防产后出血及感染　当胎肩娩出时,遵医嘱应用缩宫素,以防止宫缩无力及产后出血。接产过程严格无菌操作,预防感染。

（三）心理护理

为产妇提供心理支持,指导母乳喂养,但要避免疲劳。

（四）健康指导

1. 孕前应积极治疗慢性失血性疾病如月经过多、消化系统疾病等。

2. 摄取高铁、高蛋白、富含维生素 C 的食物,如动物肝脏、瘦肉、豆类、蛋类、绿叶蔬菜等。

3. 定期产前检查,及早发现贫血并纠正,指导正确服用铁剂的方法。

【护理评价】

1. 孕产妇是否掌握妊娠期营养知识,饮食调整效果如何。

2. 血红蛋白值是否恢复正常,活动耐力是否增加。

3. 母儿有无因贫血引起的异常情况。

4. 焦虑是否消除。

章末小结

　　本章重点为妊娠合并心脏病、糖尿病、病毒性肝炎、贫血的护理评估、常见护理诊断／问题、护理措施。学习难点为妊娠合并心脏病的常见护理问题及心功能分级。在学习过程中注意学会区别妊娠合并症和并发症,理论联系实际,分析疾病发生、发展、转归过程,注重科学的工作态度和团队合作精神的培养,关心关爱孕产妇。

（叶艳娜）

1. 王女士,33 岁。G_1P_0,风湿性心脏病史 7 年,无心衰史。停经 18 周。近十余日,做家务时即感疲劳、心慌、气短,休息时无症状。体格检查:T 36.8℃、BP 120/70mmHg、R 18 次 /min,P100 次 /min,律整齐。心尖区闻及隆隆样Ⅲ级舒张期杂音,肺底部未闻及明显干湿啰音。B 超胎儿约 18 周大小,未见明显异常。孕妇精神紧张,担心自身及胎儿有危险。

（1）王女士首优护理问题是什么?

（2）简述首优护理问题的护理要点。

2. 李女士,37 岁。G_2P_0,平素月经规律,停经 38 天,尿妊娠试验阳性。停经 19 周自觉胎动。停经 30 周查尿糖(++),75g 口服葡萄糖耐量试验:空腹血糖及服糖后 1 小时血糖值分别为 8.0mmol/L,16.0mmol/L。产科检查:宫高 28cm,腹围 98cm,臀先露,胎心 145 次 /min,无宫缩。诊断为妊娠期糖尿病,收住院治疗。李女士表示不知道如何控制饮食。

请问:

（1）李女士首优的护理问题是什么?

（2）简述首优护理问题的护理要点。

3. 贫血的分度及标准。

第十一章 | 异常分娩产妇的护理

1. 具有健康的心理和爱岗敬业、乐于奉献的职业品格，能给予产妇人文关怀。
2. 掌握异常分娩的护理评估、护理措施。
3. 熟悉异常分娩的常见护理问题 / 诊断、护理目标。
4. 了解异常分娩的护理评价。
5. 学会异常分娩妇女的护理技能。

工作情景与任务

导入情景：

李女士，24 岁。G_1P_0，妊娠 39 周。18 小时前出现腹痛来院待产。入院后，李女士精神高度紧张、疲乏。产科检查：宫口开大 3cm，胎膜未破，头先露，胎头达坐骨棘水平。宫缩较弱但规律 20～30s/5～6min。李女士和家属因胎儿迟迟未娩出而焦虑不安。

工作任务：

1. 作为母婴护理从业人员，护士应具备的职业素质。
2. 护士为产妇进行的护理评估内容。
3. 目前李女士存在的护理问题和潜在的健康问题。
4. 护士应为李女士提供的整体护理内容。

影响分娩的主要因素有产力、产道、胎儿及产妇精神心理因素，分娩过程中各因素相互适应可顺利分娩，若不适应可致分娩异常，又称难产。顺产和难产在一定条件下可以相互转化，应及时发现、及时处理，以保证母儿安全。

第一节 产力异常

子宫收缩力是主要产力,贯穿分娩全过程。在分娩过程中,子宫收缩的节律性、对称性、极性不正常或强度、频率有改变,称子宫收缩力异常,简称产力异常。子宫收缩力异常分为子宫收缩乏力和子宫收缩过强两类,每类又分为协调性子宫收缩和不协调性子宫收缩(图11-1)。

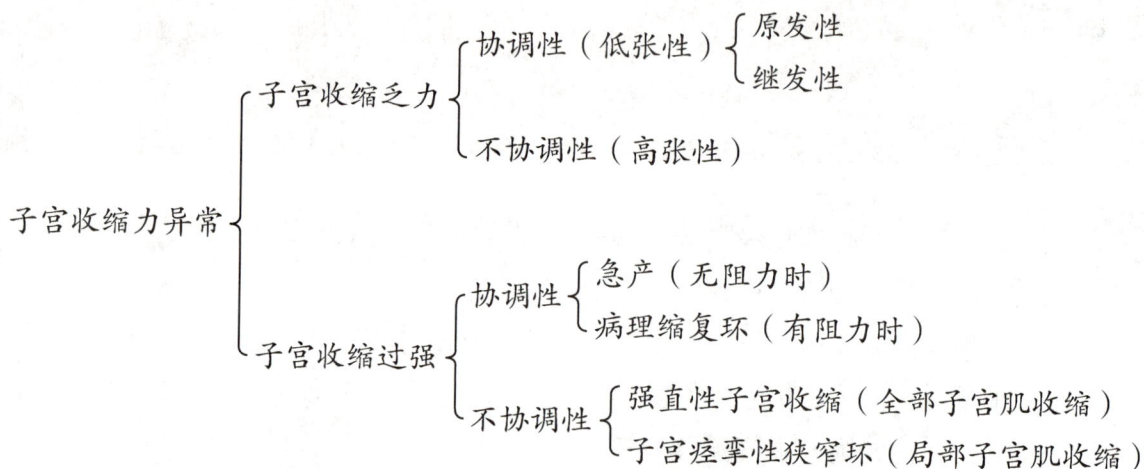

图 11-1 子宫收缩力异常分类

一、子宫收缩乏力

产妇因头盆不称、胎位异常、子宫肌源性因素、内分泌失调、精神源性因素、药物影响等原因,产程中出现宫缩乏力。根据出现的时间可分为:①原发性宫缩乏力。产程开始即出现子宫收缩乏力,表现为潜伏期延长。②继发性宫缩乏力。产程开始时子宫收缩正常,在产程进展到某一阶段后减弱,常表现为活跃期延长或停滞,第二产程延长。

宫缩乏力可引起产程进展缓慢甚至停滞;产妇可发生脱水、电解质紊乱、酸中毒、产后出血、感染,甚至引发生殖道瘘;可导致胎儿窘迫、新生儿窒息、新生儿产伤、新生儿颅内出血的发生。

【护理评估】

对产妇评估应及时、全面、准确,具有科学严谨的工作态度;评估过程中要充分体现对产妇的关爱,为产妇提供个体化的护理服务。

(一)健康史

认真阅读产前检查记录,重点询问有无导致宫缩乏力的因素。如头盆不称或胎位异常;子宫发育不良、多胎妊娠、巨大儿、子宫肌瘤;临产后进食不足;临产后使用大剂量镇静剂、解痉剂、麻醉类药物,如哌替啶、硫酸镁、吗啡等均可抑制子宫收缩。

（二）身体状况

1. 协调性子宫收缩乏力（低张性子宫收缩乏力）　子宫收缩具有节律性、对称性和极性，但收缩力弱，收缩时间短，间歇时间长，宫缩<2次/10min。子宫收缩时子宫体隆起变硬不明显，按压宫底部可出现凹陷。

2. 不协调性子宫收缩乏力（高张性子宫收缩乏力）　子宫收缩失去正常的节律性、对称性和极性，宫缩间歇期肌肉不能完全放松，宫腔压力高，属无效宫缩。产妇腹部持续疼痛，烦躁不安，下腹部压痛，胎位扪不清，胎心不规律。

3. 产程曲线异常　是判断产程异常的指标。

（1）潜伏期延长：潜伏期初产妇>20小时、经产妇>14小时。

（2）活跃期延长：宫口扩张速度<0.5cm/h，用时超4小时。

（3）活跃期停滞：宫口≥4~6cm后，宫缩正常时不再扩张>4小时；宫缩欠佳时不再扩张>6小时。

（4）第二产程延长：初产妇>3小时，经产妇>2小时（硬膜外麻醉镇痛分娩时，初产妇>4小时，经产妇>3小时），产程无进展。

（5）胎头下降延缓：第二产程胎头下降速度初产妇<1cm/h、经产妇<2cm/h。

（6）胎头下降停滞：第二产程胎头停止下降>1小时。

（三）辅助检查

1. 胎儿电子监护　监测宫缩及胎心率的变化情况。

2. 实验室检查　必要时可进行血液生化检查，明确有无水、电解质失衡和酸中毒。

（四）心理－社会状况

由于产程延长，身体不适，同时担心自己和胎儿的安全而出现焦虑、恐惧，产妇及家属对阴道分娩失去信心，对治疗和护理配合欠佳。

（五）治疗要点

1. 协调性宫缩乏力　首先明确病因，若有头盆不称、胎位异常、胎儿窘迫无法纠正，可选择剖宫产术；无产科指征，应加强宫缩经阴道分娩。

2. 不协调性宫缩乏力　调节子宫收缩，恢复正常节律性、对称性和极性。应用镇静剂后宫缩仍不协调，应考虑行剖宫产术。

【常见护理诊断／问题】

1. 疲乏　与产程延长产妇体力消耗有关。

2. 有体液不足的危险　与产程延长、消耗、摄入不足有关。

3. 潜在并发症：胎儿窘迫、产后出血、产褥感染。

4. 焦虑　与担心自身与胎儿安全有关。

【护理目标】

1. 宫缩恢复正常，疲乏感减轻。

2. 保持水、电解质及酸碱平衡。

3. 并发症未发生,如出现能被及时发现处理。

4. 产妇情绪稳定,能配合治疗和护理。

【护理措施】

(一)一般护理

1. 保证休息　对产程延长、产妇过度疲劳或烦躁不安者,遵医嘱使用镇静剂,如哌替啶100mg肌内注射,经充分休息后,多数产妇的宫缩乏力缓解。

2. 补充营养　鼓励产妇进易消化、高热量饮食,不能进食者需静脉补充营养。

3. 缓解疼痛　关心体贴产妇,耐心细致地向产妇解释不协调性宫缩乏力引起疼痛的原因,指导产妇宫缩时深呼吸,腹部按摩及放松,稳定情绪,减轻疼痛。

(二)特殊护理

1. 协调性宫缩乏力

(1)第一产程:估计能经阴道分娩者,遵医嘱加强子宫收缩。加强宫缩的主要方法如下:

1)人工破膜:宫口扩张3cm或以上、无头盆不称、胎头已衔接者,遵医嘱协助人工破膜。破膜后,胎头下降紧贴子宫下段及宫颈内口,反射性引起子宫收缩。破膜时应注意保护产妇隐私、尊重产妇感受,取得产妇配合。

2)缩宫素静脉滴注:遵医嘱缩宫素2.5U加入0.9%氯化钠溶液500ml静脉滴注,从1~2mU/min开始,根据宫缩强弱进行调整,调整间隔为15~30分钟,每次增加1~2mU/min为宜,最大给药剂量通常不超过20mU/min,维持宫缩时宫腔内压力达到50~60mmHg,宫缩间隔2~3分钟,持续40~60秒。缩宫素使用不当可导致宫缩过强,可能发生子宫破裂或胎儿窘迫,因此使用时必须专人监护,严密观察宫缩、胎心率和血压变化。

3)其他:刺激乳头,针刺合谷、三阴交、关元等穴位,可加强宫缩。

知识拓展

合谷穴、三阴交穴、关元穴的位置

1. 合谷穴　一手的拇指第一个关节横纹正对另一手的虎口边,拇指屈曲按下,指尖所指处就是合谷穴。

2. 三阴交穴　在小腿内侧,足内踝尖上3寸,胫骨内侧缘后方。

3. 关元穴　位于脐下3寸(除大拇指外四只横放)的位置。

(2)第二产程:头盆相称者出现宫缩乏力,可静脉滴注缩宫素,胎头下降至≥+3,可行胎头吸引术或产钳术助产;若胎头未衔接或伴有胎儿宫内窘迫者,应行剖宫产术。

(3)第三产程:预防产后出血及感染。遵医嘱于胎儿前肩娩出后,肌内注射10~20U

缩宫素,预防产后出血。破膜时间达 12 小时、产程延长及手术产者,应遵医嘱用抗生素预防感染。

2. 不协调性宫缩乏力　遵医嘱给予哌替啶 100mg 或吗啡 10mg 肌内注射,经充分休息多可恢复为协调性子宫收缩,若此时宫缩仍较弱,按协调性宫缩乏力处理;经处理后宫缩仍不协调,伴有明显头盆不称或胎儿窘迫者,应做好剖宫产术和抢救新生儿的准备。在宫缩未恢复为协调性之前,严禁使用缩宫剂。

(三)心理护理

关心安慰产妇,解释宫缩乏力的原因,消除产妇紧张情绪。让产妇和家属了解产程的进展情况,增强产妇对分娩的信心,缓解焦虑和恐惧,积极配合治疗、护理。

(四)健康指导

1. 加强产前指导,让孕妇及家属对分娩有一定的认识,避免精神紧张。
2. 定期产前检查,及早发现头盆不称等异常情况,提前入院待产。
3. 临产后,指导产妇休息、饮食、排尿排便,避免过多使用镇静药物,防止发生宫缩乏力。

【护理评价】

1. 产妇异常宫缩是否得到及时处理,产程是否恢复正常,疲乏是否减轻。
2. 产妇是否有水、电解质及酸碱紊乱。
3. 并发症是否得到预防或处理。
4. 产妇情绪是否稳定,能否配合治疗和护理。

二、子宫收缩过强

子宫收缩过强分为协调性子宫收缩过强和不协调性子宫收缩过强两类。协调性子宫收缩过强时子宫收缩保持节律性、对称性和极性,但收缩力持续时间长,间歇时间短;不协调性子宫收缩过强包括强直性子宫收缩和子宫痉挛性狭窄环。强直性子宫收缩是收缩失去节律性,无间歇,呈持续性强直性收缩状态,子宫痉挛性狭窄环是局部肌纤维呈不协调性痉挛性环状收缩,持续不放松。常见原因是缩宫素使用不当、产妇过度紧张、阴道内操作不当等。

协调性子宫收缩过强若无产道梗阻可致急产,因产道扩张不良,可发生软产道裂伤,产道有梗阻时可发生子宫破裂;不协调性子宫收缩过强可致产程延长、胎盘嵌顿、产后出血、产褥感染及增加手术产率。急产使新生儿颅内出血、感染、骨折及外伤发生率高,过强的宫缩可引起子宫胎盘供血不足,发生胎儿窘迫、新生儿窒息,甚至死亡。

【护理评估】

(一)健康史

评估有无诱发子宫收缩过强的因素。产妇有无精神过度紧张,有无缩宫素使用不当,临产后有无多次阴道检查和宫腔内操作。

（二）身体状况

1. 协调性子宫收缩过强　若产道无梗阻，宫口迅速开全，分娩可在短时间内结束，初产妇总产程不足 3 小时称为急产；若存在产道梗阻或瘢痕子宫，宫缩过强可发生病理缩复环甚至子宫破裂。

2. 不协调性子宫收缩过强

（1）强直性子宫收缩：由于宫缩间歇期短或无间歇，产妇烦躁不安，持续腹痛、拒按，胎位查不清，胎心听不清。产道梗阻可出现病理缩复环、血尿等先兆子宫破裂的征象。

（2）子宫痉挛性狭窄环：狭窄环多发生在胎体某一狭窄处，以胎颈、胎腰处多见，不随宫缩而升高。产妇持续性腹痛、烦躁不安，宫颈口扩张缓慢，胎先露下降停滞，胎心时快时慢。第三产程可造成胎盘嵌顿。

（三）辅助检查

应用胎儿电子监护仪严密监测宫缩及胎心的变化。

（四）心理－社会状况

产妇由于担心自身和胎儿的安全，表现出焦虑、恐惧和无助感，盼望尽早结束分娩。

（五）治疗要点

1. 产前预防　有急产史者应提前住院待产，临产后慎用缩宫剂及各种加强宫缩的措施。提前做好接产及抢救新生儿窒息的准备。

2. 产时处理　当发生子宫收缩过强时，停止阴道内操作、缩宫剂使用。产妇吸氧并用宫缩抑制剂，若宫缩恢复正常可阴道分娩；若宫缩不缓解，出现病理缩复环、宫口未开全，胎头位置较高或出现胎儿窘迫征象，应立即行剖宫产术；若胎死宫内，宫口已开全，使用药物缓解宫缩，以不损害母体为原则，阴道助产处理死胎。

【常见护理诊断／问题】

1. 急性疼痛　与子宫收缩过强有关。

2. 有受伤的危险　与产程过快导致软产道裂伤、新生儿坠地伤、颅内出血有关。

3. 焦虑　与担心自身和胎儿安危有关。

【护理目标】

1. 宫缩恢复正常，产妇疼痛减轻或缓解。

2. 处理及时，母儿未受伤。

3. 产妇情绪稳定，配合医护人员的治疗和护理。

【护理措施】

（一）一般护理

1. 消除诱因　立即停止阴道检查或宫腔内操作，停止应用缩宫素。

2. 缓解疼痛　按摩产妇背部，鼓励做深呼吸，宫缩过强时嘱其张口哈气减轻腹压，以减慢分娩进程。与产妇进行沟通，交谈分散产妇注意力以减轻疼痛。

（二）特殊护理

1. 抑制宫缩　宫缩过强时遵医嘱给予宫缩抑制剂,如25%硫酸镁20ml加入25%葡萄糖20ml缓慢静脉推注(不少于5分钟)。无胎儿窘迫,可给予镇静剂哌替啶100mg或吗啡10mg肌内注射(估计胎儿4小时内娩出者禁用),一般可消除异常宫缩。经上述处理无效、宫口未开全、胎先露位于坐骨棘水平以上或伴有胎儿窘迫征象者,应及时行剖宫产术。

2. 急产护理　①有急产史的孕妇在预产期前1~2周不宜远行,提前2周住院待产,以防院外分娩。②临产后不宜灌肠,应卧床休息,左侧卧位,提前做好接生的准备。③产妇有便意时,先判断宫口开大及胎先露下降情况,防止如厕时分娩造成母儿的伤害。④急产来不及消毒者,胎儿娩出后严格消毒,协助结扎脐带,及时缝合软产道裂伤。遵医嘱给予新生儿注射破伤风抗毒素,预防新生儿破伤风,应用维生素K_1预防颅内出血,应用抗生素预防感染。

3. 预防产后出血和感染　当胎儿前肩娩出后可肌内注射缩宫素10~20U,预防产后出血。产后密切观察产妇的生命体征、宫缩情况和阴道流血量,常规外阴清洁护理,必要时遵医嘱给予抗生素预防感染。

（三）心理护理

提供陪伴分娩,向产妇和家属解释疼痛的原因,减轻产妇的焦虑情绪,增强产妇对分娩的信心和安全感。

（四）健康指导

1. 妊娠期　做好孕期宣教及心理调适,提前做好分娩准备,避免临产后因精神紧张影响子宫收缩。有急产史者提前住院待产,有明显产道异常者提前做好剖宫产准备。

2. 产后指导　观察阴道出血情况,保持会阴清洁,防止产褥感染,有异常情况随时就诊。产后6周复诊。

【护理评价】

1. 产妇异常宫缩是否得到纠正,疼痛是否缓解。

2. 产妇和围生儿是否受伤。

3. 产妇焦虑情绪是否缓解。

第二节　产 道 异 常

产道异常包括骨产道和软产道异常,以骨产道异常较多见。产道异常可使胎儿娩出受阻,导致难产。

一、骨产道异常

骨产道异常又称狭窄骨盆,是指骨盆的形态或径线异常,阻碍胎先露的下降,影响产程进展引起难产。临床以骨盆各个平面径线值作为狭窄骨盆的判断标准(表11-1),常见的骨产道异常有扁平骨盆、漏斗骨盆、均小骨盆及畸形骨盆。

表11-1　骨盆各平面狭窄分级标准

级别	入口平面狭窄	中骨盆平面狭窄		出口平面狭窄	
	对角径 /cm	坐骨棘间径 /cm	坐骨棘间径 + 中骨盆后矢状径 /cm	坐骨结节间径 /cm	坐骨结节间径 + 出口后矢状径 / cm
Ⅰ级(临界性)	11.5	10	13.5	7.5	15.0
Ⅱ级(相对性)	10.0~11.0	8.5~9.5	12.0~13.0	6.0~7.0	12.0~14.0
Ⅲ级(绝对性)	≤9.5	≤8.0	≤11.5	≤5.5	≤11.0

1. 骨盆入口平面狭窄　常见于扁平骨盆。

(1) 单纯性扁平骨盆:入口呈横椭圆形,骶岬向前下突出,前后径短而横径正常。

(2) 佝偻病性扁平骨盆:骶岬向前突,骨盆入口前后径明显缩短,呈横肾形,骶骨变直向后翘,尾骨前勾(图11-2)。

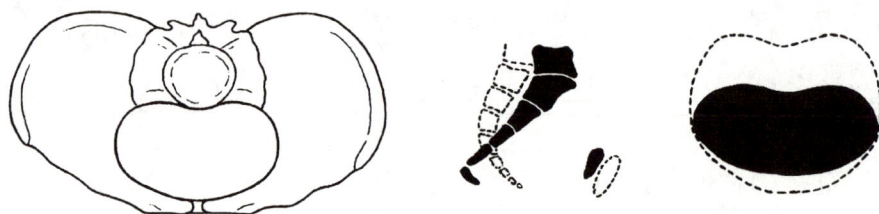

图11-2　单纯性扁平骨盆及佝偻病性扁平骨盆

2. 中骨盆及骨盆出口平面狭窄

(1) 漏斗型骨盆:入口正常,中骨盆及出口均狭窄,坐骨棘、坐骨结节间径短(图11-3)。

(2) 横径狭窄骨盆:各平面横径均短。

3. 骨盆三个平面狭窄　骨盆外形正常,但骨盆三个平面各径线均较正常值小2cm或更多称为均小骨盆。其多见于身材矮小、体形匀称的妇女(图11-4)。

4. 畸形骨盆　骨盆失去正常形态和对称性,如偏斜骨盆或外伤所致骨盆畸形,一般不能经阴道分娩。

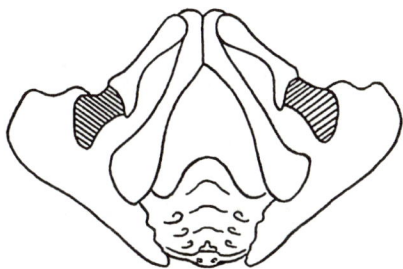

图 11-3　漏斗型骨盆

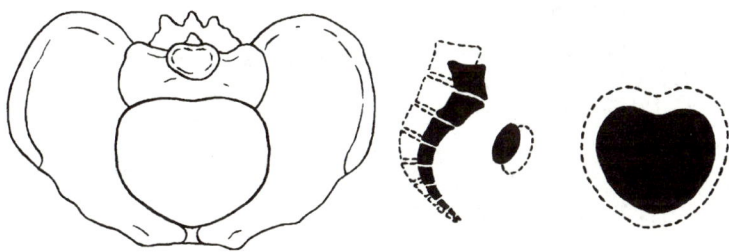

图 11-4　均小骨盆

【护理评估】

（一）健康史

1. 阅读产前检查的有关资料,尤其是骨盆测量,可提示有无骨产道异常。

2. 询问孕妇幼年有无佝偻病、脊髓灰质炎、脊柱或髋关节结核病史,有无外伤史。

3. 若为经产妇,应了解以往分娩经过,有无难产和新生儿产伤等异常分娩史。

（二）身体状况

骨盆入口平面狭窄使胎先露衔接受阻,胎位异常、脐带脱垂的发生率增加。临产后常继发子宫收缩乏力或子宫收缩过强,导致产程延长或先兆子宫破裂。中骨盆平面狭窄时,胎头内旋转受阻,常出现持续性枕横位或枕后位,导致产程延长或停滞,增加手术产、产后感染及产后出血的发生率,甚至发生生殖道瘘。围生儿易发生胎儿窘迫、新生儿窒息甚至死亡。

1. 腹部检查　测量宫高、腹围估计胎儿大小;四步触诊,判断胎位是否正常;胎头跨耻征检查,判断头盆是否相称(图 11-5)。

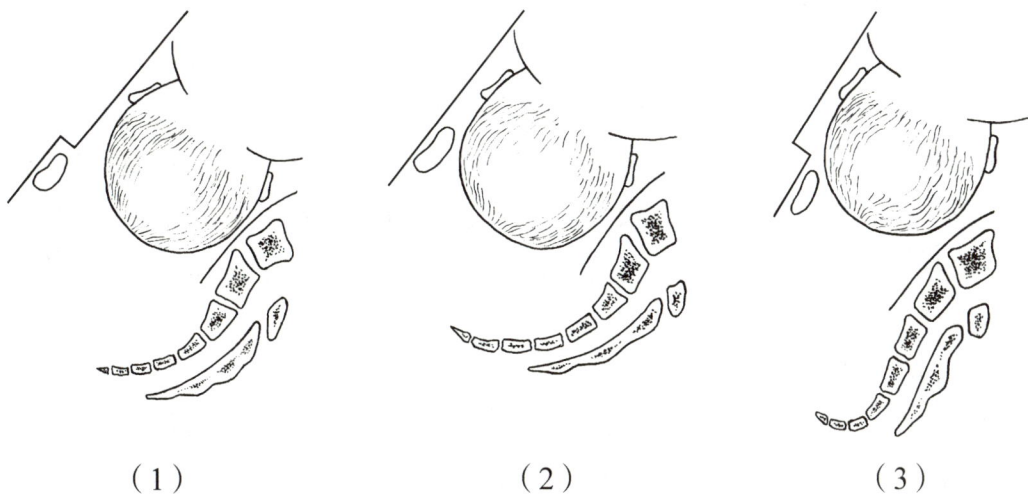

（1）　　　　　　　（2）　　　　　　　（3）

图 11-5　胎头跨耻征检查

（1）头盆相称,跨耻征阴性;（2）头盆可能相称,跨耻征可疑阳性;

（3）头盆不称,跨耻征阳性。

胎头跨耻征检查方法:产妇排尿后仰卧位,双腿伸直,检查者站于产妇身体右侧,将一手放于耻骨联合上方,另一手将浮动的胎头向骨盆方向推压,若胎头低于耻骨联合平面,可以入盆,称跨耻征阴性,提示头盆相称;若胎头与耻骨联合在同一平面,称跨耻征可疑阳性,提示可疑头盆不称;若胎头高于耻骨联合平面,提称跨耻征阳性,示头盆不称。

2. 骨盆测量　判断骨盆狭窄的类型和程度。

（三）辅助检查

B超检查有助于判断胎位,估计胎儿大小,判断能否顺利通过骨产道。

（四）心理－社会状况

已确定骨盆明显异常需行剖宫产者表现出对手术的紧张和恐惧。可以试产的产妇担心自身和胎儿的安全,产妇和家属焦虑不安。

（五）治疗要点

分娩时应明确狭窄骨盆的类型和程度,了解产力、胎方位、胎儿大小、胎心率、宫口扩张程度、胎先露下降程度、破膜与否,同时结合产妇年龄、产次、既往分娩史进行综合分析、判断,决定分娩方式。

【常见护理诊断／问题】

1. 有感染的危险　与胎膜早破、产程延长、手术操作有关。

2. 潜在并发症:子宫破裂、胎儿窘迫、新生儿产伤。

3. 焦虑　与担心自身和胎儿的安全有关。

【护理目标】

1. 感染得到预防和控制。

2. 母儿能安全度过分娩期,未发生并发症。

3. 产妇焦虑减轻。

【护理措施】

（一）一般护理

1. 休息与体位　可经阴道分娩者,如胎膜未破,可在床边适当活动,有利于胎先露的衔接。如胎膜已破,应绝对卧床休息,左侧卧位,防止脐带脱垂。

2. 饮食护理　保证产妇饮食、营养和水分的摄入,必要时遵医嘱静脉补充能量、水、电解质、维生素C,保证产力。

（二）特殊护理

1. 骨盆入口平面狭窄的护理　对角径≤9.5cm,应行剖宫产术结束分娩。对角径10.0~11.0cm,胎儿大小适宜,产力、胎位及胎心均正常时,可在严密监护下进行阴道试产。护理过程中关心关爱产妇,及时告知产程进展,帮助产妇建立信心。试产充分与否的判断,除参考宫缩强度外,应以宫口扩张程度为衡量标准。试产可等到宫口扩张至4cm以上。试产后胎头仍迟迟不能入盆,宫口扩张停滞或出现胎儿窘迫,按医嘱提前做好剖宫产的术前准备。

2. 中骨盆及出口平面狭窄的护理　若宫口开全、胎头双顶径达坐骨棘水平或更低,可行阴道助产;若胎头双顶径未达坐骨棘水平,或出现胎儿窘迫征象,遵医嘱做好剖宫产的术前准备。

3. 均小骨盆的护理　若估计胎儿不大,产力、胎位及胎心均正常,头盆相称,可以阴道试产。若胎儿较大,头盆不称,遵医嘱提前做好剖宫产的术前准备。

4. 畸形骨盆的护理　根据畸形骨盆种类、狭窄程度、胎儿大小、产力等情况具体分析。若畸形严重,明显头盆不称者,遵医嘱提前做好剖宫产的术前准备。

5. 新生儿护理　按早产儿护理。严密观察面色、呼吸、心率、体温及精神状态,保持安静,各种护理操作须轻柔,减少刺激,同时遵医嘱应用维生素 K_1 预防新生儿颅内出血;给予抗生素预防感染。

（三）心理护理

向产妇及家属说明产道异常对母儿的影响,解释目前采取的措施,及时告知产程的进展情况,提升产妇的信任感,缓解焦虑及恐惧,取得良好的合作。

（四）健康指导

1. 妊娠期　做好产前检查,及时发现骨盆异常,提前做好分娩方式的选择。

2. 产后指导　对施行手术助产的产妇,产后注意保持会阴清洁,每日擦洗会阴 2 次,观察会阴伤口的情况,预防感染。

【护理评价】

1. 母儿有无感染发生。

2. 母儿是否平安度过分娩期,有无并发症发生。

3. 产妇焦虑感是否减轻或消除。

二、软产道异常

软产道由子宫下段、子宫颈、阴道及盆底软组织构成。软产道异常同样可致难产,可由先天发育异常及后天疾病因素引起,妊娠早期常规行妇科检查可了解软产道有无异常。

（一）外阴异常

1. 外阴坚韧及瘢痕　分娩时常需行会阴切开术。如瘢痕过大,需行剖宫产术。

2. 外阴水肿　临产前局部用 50% 硫酸镁溶液湿热敷。分娩时水肿不消失者,可在严密消毒下行多点穿刺放液,行会阴切开术,产后加强局部护理,防止感染。

（二）阴道异常

1. 阴道横隔、阴道纵隔　阴道横隔高且厚者行剖宫产术,横隔薄弱者做"X"形切开术。纵隔较厚者中间剪断,纵隔薄弱者胎儿通过时可自行断裂或被挤向一侧。

2. 阴道包块　包括阴道囊肿、阴道肿瘤和阴道尖锐湿疣。阴道囊肿较大时可穿刺抽出内容物,产后再处理,肿瘤较大、范围广的尖锐湿疣,行剖宫产术为宜。

（三）宫颈异常

1. 宫颈粘连和瘢痕　轻度的宫颈膜状粘连可试行粘连分离、机械性扩展或宫颈放射状切开，严重的宫颈粘连和瘢痕应行剖宫产术。

2. 宫颈坚韧和水肿　应抬高产妇臀部，减轻局部受压，在宫颈两侧各注入 0.5% 利多卡因 5~10ml，宫口近开全时，用手将水肿的宫颈前唇上推，使其越过胎头，可经阴道分娩。处理无效，应行剖宫产术。

3. 宫颈癌　为防止经阴道分娩而引起癌肿出血、感染及扩散，应行剖宫产术。

（四）子宫异常

1. 子宫畸形　包括纵隔子宫、双子宫、双角子宫等，子宫畸形合并妊娠者，临产后应严密观察，适当放宽剖宫产手术指征。

2. 瘢痕子宫　分娩时子宫破裂的风险增加。若只有一次剖宫产史、切口为子宫下段横切口、术后无感染、两次分娩间隔时间超过 18 个月，胎儿体重正常，剖宫产术后再次妊娠阴道试产成功率较高。

（五）盆腔肿瘤

1. 子宫肌瘤　较小的肌瘤且无阻塞产道可经阴道分娩。子宫下段及宫颈部位的较大肌瘤阻碍胎先露部下降，宜行剖宫产术。

2. 卵巢肿瘤　妊娠时卵巢肿瘤容易发生蒂扭转、破裂，位于骨盆入口阻碍胎先露衔接者，应行剖宫产术同时切除。

第三节　胎位、胎儿异常

胎儿异常因素包括胎位异常和胎儿发育异常，均可导致异常分娩。

一、持续性枕后位或枕横位

胎位异常包括胎头位置异常、臀先露及肩先露等异常胎位。其中，胎头位置异常多见持续性枕后位或枕横位，是最常见的异常胎位。

在分娩过程中，因骨盆异常、胎头俯屈不良或其他因素影响，如头盆不称、宫颈肌瘤、前置胎盘、宫缩乏力、胎儿过大或过小以及胎儿发育异常等，使胎头枕部持续位于母体骨盆后方或侧方，于分娩后期仍不能向前旋转，致使分娩发生困难，称为持续性枕后位或枕横位（图 11-6）。

【护理评估】

（一）健康史

评估产妇有无影响胎头内旋转的因素，如子宫收缩乏力、胎头俯屈不良、漏斗骨盆、横径狭窄骨盆和膀胱充盈等。

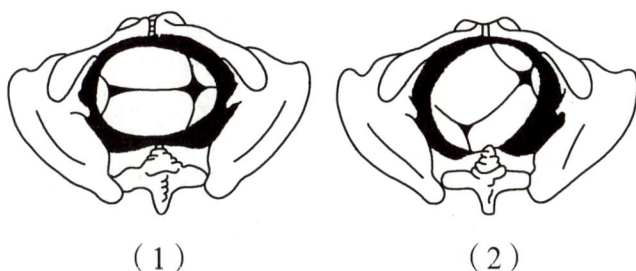

图 11-6　持续性右枕横位与枕后位
（1）持续性右枕横位;（2）持续性右枕后位。

（二）身体状况

1. 症状评估　①疲乏:因产程延长产妇过度消耗所致。②过早使用腹压:枕后位时,胎头枕部直接压迫直肠,宫口未开全时产妇自觉有肛门坠胀感及排便感,不自觉地屏气用力。

2. 体征评估　①腹部触诊:在宫底部可触及胎臀,腹壁前方易触及胎儿肢体,胎背偏向母体后方或侧方不易触及,胎心在脐下一侧,母体腹侧偏外最清楚。②阴道检查:枕后位时,盆腔后部空虚,胎头矢状缝位于骨盆的斜径或前后径上,大囟门在骨盆的前方,小囟门在骨盆的后方。枕横位时,矢状缝与骨盆横径一致,小囟门位于骨盆的左侧方或右侧方。

（三）辅助检查

B 型超声检查可准确判断胎头的方位。

（四）心理－社会状况

产程进展缓慢、产妇体力衰竭,家属及产妇对手术助产分娩产生犹豫和无助,担心产妇和胎儿的安全等情况均可使产妇和家属焦虑与紧张。

（五）治疗要点

持续性枕后位、枕横位无明显头盆不称、估计胎儿不大者,可试产。若有明显头盆不称或出现胎儿窘迫,均应行剖宫产术结束分娩。

【常见护理诊断／问题】

1. 疲乏　与产程延长,过早地使用腹压有关。

2. 有受伤的危险　与手术助产有关。

3. 焦虑　与担心自身和胎儿的安全有关。

【护理目标】

1. 产妇能在产程中保持良好的体力。

2. 产妇及新生儿无损伤发生。

3. 产妇及家属的焦虑减轻。

【护理措施】

（一）一般护理

鼓励产妇进食,保证良好的体力。产妇 2 小时排尿 1 次,避免膀胱充盈。指导产妇向胎背对侧卧位,有利于胎头枕部转向前方。宫口开全之前,勿过早屏气用力,应张口哈气,防止宫颈水肿及体力消耗。

(二)特殊护理

1. 产程观察　观察宫缩情况、胎心和产程进展情况,发现异常及时报告医师,协助做好阴道助产或剖宫产的准备,做好抢救新生儿的准备。

2. 预防产后出血及感染　产后严密观察产妇的生命体征、阴道流血量、子宫复旧和恶露的排出情况,遵医嘱给予宫缩剂、抗生素预防产后出血和感染。

3. 防止新生儿产伤　根据实际情况正确选择分娩方式,阴道助产术娩出的新生儿,应遵医嘱给予抗生素、维生素 K_1,预防感染和颅内出血。

(三)心理护理

提供陪伴分娩,及时关注产妇心理变化,关心关爱产妇,缓解其焦虑紧张的心情,增强对分娩的信心,取得理解和配合。

(四)健康指导

指导产妇和家属正确认识头位难产,学会观察手术产儿的面色、呼吸和精神状态。护理分娩中发生重度窒息的新生儿,应需保持患儿安静、减少搬动、延迟哺乳;指导产妇和家属注意其精神状态和运动功能,警惕智力障碍、瘫痪等远期并发症的发生。

【护理评价】

1. 产妇是否在产程中保持良好的体力。

2. 新生儿是否发生损伤。

3. 产妇的焦虑是否减轻或消除。

二、臀　先　露

臀先露为常见且容易诊断的异常胎位。常见原因是胎儿发育异常、活动空间过大或过小。根据胎儿两下肢所取的姿势,分为单臀先露、完全臀先露及不完全臀先露。臀先露易发生胎膜早破、脐带脱垂,后出胎头困难,致围产儿损伤、死亡率增加。

【护理评估】

(一)健康史

评估产妇是否存在导致臀先露的因素,如骨盆狭窄、羊水过多、双胎妊娠或子宫畸形等。

(二)身体状况

1. 症状评估　孕妇常感肋下有圆而硬的胎头,致局部位顶压性疼痛,妊娠晚期胃部不适,临产后胎先露因不能贴近子宫下段或宫颈内口而导致宫缩乏力及产程延长。

2. 体征评估

(1)腹部检查:子宫呈纵椭圆形,在子宫底部可触及圆而硬的胎头,在耻骨联合上方可触及不规则、软而宽的胎臀,听诊胎心音位置在脐左或右上方位于母体腹壁的胎背部最清楚。

（2）阴道检查:宫口开大（>3cm）或胎膜已破裂者,可触及胎臀、外生殖器及肛门。

（三）辅助检查

B 型超声检查可准确判断胎方位及胎儿大小。

（四）心理－社会状况

临产前胎位不能纠正时、担心难产手术有风险,产妇和家属出现紧张不安和焦虑的情绪。

（五）治疗要点

妊娠 30 周后开始矫正胎位。分娩期根据产妇年龄、骨盆类型、臀先露类型、胎儿大小、是否存活及发育是否正常以及有无合并症,决定分娩方式。

【常见护理诊断／问题】

1. 有受伤的危险　与臀先露助产、后出胎头困难、脐带脱垂有关。

2. 焦虑　与担心自身和胎儿安全有关。

【护理目标】

1. 新生儿无损伤发生。

2. 产妇焦虑减轻或消除。

【护理措施】

（一）一般护理

加强孕期保健,通过产前检查发现臀先露,如孕 30 周仍不能转为头位,应予以纠正。

1. 膝胸卧位　适用于妊娠 30～32 周。孕妇排空膀胱后,松解裤带,空腹时采取膝胸卧位（图 11-7）。每天 2 次,每次 15 分钟,连续 1 周后复查胎位。

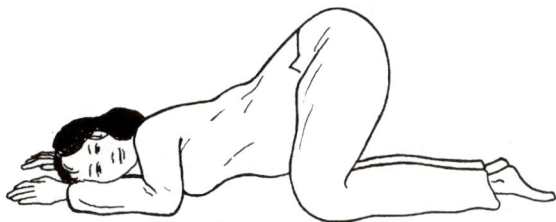

图 11-7　膝胸卧位

2. 激光照射或艾灸至阴穴　适用于妊娠 30～32 周。至阴穴位于足小趾外侧,距趾甲根部外侧 0.1 寸,近年来用激光照射。每天 1 次,每次 15～30min,1～2 周为一疗程。

3. 外倒转术　上述方法无效者,一般建议 36～37 周后,排除禁忌证后在严密监测下实施。术前做好紧急剖宫产的准备,在 B 超及电子胎心监护下进行。

（二）特殊护理

1. 剖宫产的护理　产道异常、估计胎儿体重大于 3 500g、足先露、高龄初产妇或曾有难产史者,择期剖宫产,做好术前准备、术中配合及术后护理。

2. 阴道分娩的护理 临产后指导产妇侧卧位,不宜站立走动。胎膜破裂时立即听胎心音,协助产妇抬高臀部,预防脐带脱垂。宫口开大 4～5cm,见胎足脱出者,在外阴消毒后宫缩时以手掌垫无菌巾堵住阴道口,让胎臀下降,达到充分扩张软产道的作用;堵的过程中每 10～15min 听胎心一次;待宫口开全,再娩出胎臀。脐部娩出后最长 8min 应娩出胎头,做好新生儿窒息抢救的准备。新生儿娩出后应使用缩宫素加强宫缩、仔细检查有无产伤,遵医嘱使用抗生素预防感染。

（三）心理护理

产前检查发现臀先露,及时向孕妇及家属解释臀先露对母儿的影响,指导孕妇矫正胎位。临产后,关心安慰产妇,帮助其确定分娩的方式,增加安全感,缓解焦虑和紧张情绪。

（四）健康指导

加强产前检查,妊娠 30 周仍为臀先露应及时矫正,接近预产期未能矫正者,提前入院待产。臀先露分娩的新生儿按手术产儿进行护理。

【护理评价】

1. 新生儿是否发生损伤。
2. 产妇焦虑感是否减轻或消除。

三、胎 儿 异 常

（一）巨大儿

胎儿体重超过 4 000g,称巨大儿。其常见于父母身材高大、糖尿病孕妇、经产妇和过期妊娠。一旦确诊后,如有明显头盆不称者及时行剖宫产术,无明显头盆不称可在严密监护下阴道试产。因胎儿过大,易发生肩难产,需提前做好处理难产的准备工作,产后预防出血及感染。

（二）脑积水

脑积水是脑脊液过多（500～3 000ml）蓄积于脑室系统内,致脑室系统扩张和压力升高,压迫正常脑组织。使头颅体积增大,常合并脊柱裂、足内翻等畸形。确诊后应立即终止妊娠。

（三）无脑儿

无脑儿指胎头缺乏颅盖骨,脑髓暴露在外,多伴有羊水过多。确诊后应立即终止妊娠。

章末小结 本章学习重点是产力、骨产道及胎位异常,能按护理程序完成对产妇的护理评估、列出常见护理诊断／问题、实施护理措施。学习难点为产力异常的护理评估、护理措施。在学习过程中注意区分协调性、不协调性宫缩乏力及过强时的临床表现,制订护理计划。产后护理实施中,充分体现人文关怀,关心、关爱产妇,操作轻柔。对产妇的一般护理、产科特殊护理、心理护理及健康指导应注重科学性,能按预期目标及时完成护理评价,培养提高运用知识解决问题的能力。

(张 茜)

? 思考与练习

1. 说出异常分娩的相关因素。

2. 孙女士,28 岁。妊娠 39 周,下腹阵痛 10 小时。入院检查:宫缩弱,30s/5min,宫缩时宫底部较子宫下段弱,宫缩间歇期也不能完全放松,LOA,已入盆,每分钟胎心率 170 次。阴道检查:宫口开大 1cm,胎先露 S=−1。观察 2 小时后,产程无进展。

请问:

(1)此时的宫缩属于哪种异常宫缩?

(2)可能对母儿产生哪些影响?

3. 刘女士,26 岁。G_1P_0,现妊娠 40 周,规律宫缩 6 小时入院。产科检查:髂棘间径 25cm,骶耻外径 20cm,坐骨棘间径 9.8cm,坐骨结节间径 7.5cm,后矢状径 7.5cm,枕右前位,已入盆,胎心率 134 次/min。宫口开大 4cm,胎先露 S=0。估计胎儿体重 2 800g。

请说出:

(1)导致产妇出现以上症状的原因是什么?

(2)现应如何处理和护理?

第十二章 ｜ 分娩期并发症妇女的护理

学习目标

1. 具有健康的心理和良好的职业道德,关爱母婴健康。
2. 掌握分娩期并发症的护理评估、护理措施。
3. 熟悉分娩期并发症的常见护理诊断 / 问题、护理目标。
4. 了解分娩期并发症的护理评价。
5. 学会对分娩期并发症的急救护理技能。

工作情景与任务

导入情景:

方女士,35 岁。初孕妇,双胎,小心翼翼至妊娠 38 周。助产士小张为方女士接生,分娩很顺利。自胎盘娩出之后,阴道持续出血,鲜红色的血液不断地涌出来,伴有暗红色的血块。

工作任务:

1. 作为母婴护理人员应具备的职业素质。
2. 评估方女士产后出血的原因。
3. 为方女士制订护理计划。

第一节　产后出血

产后出血(postpartum hemorrhage)是指胎儿娩出后 24 小时内阴道出血量超过 500ml,剖宫产时超过 1 000ml。多发生于产后 2 小时内,是分娩期严重并发症,是造成我国孕产妇死亡的首位原因。发病原因主要有子宫收缩乏力、胎盘因素、软产道裂伤、凝血功能障碍。

【护理评估】

对产妇进行产后出血的评估,评估须及时、准确、全面。关注、关爱产妇,积极为产妇提供个性化的有效护理,以降低产妇的死亡率及希恩综合征(Sheehan syndrome)的发生率。

⚙️ 知识拓展

希恩综合征

产妇在短时间内大量失血可迅速导致失血性休克,严重时甚至危及产妇生命。休克时间过长可引起垂体缺血性坏死,继发严重的腺垂体功能减退,称为希恩综合征。患者可表现为衰弱乏力,无乳汁分泌,月经稀少甚至垂体性闭经,继发不孕,性欲减退,毛发脱落,乳房、生殖器萎缩,精神淡漠,反应迟钝,体温偏低,面色苍白,贫血等表现。

(一)健康史

详细了解本次分娩过程及用药情况,了解妊娠前有无诱发产后出血的疾病。

1. 子宫收缩乏力　最常见的原因。其常见于产妇精神过度紧张、产程延长、子宫过度膨胀(如羊水过多、多胎妊娠)、妊娠前子宫肌壁受损等。

2. 胎盘因素　胎盘滞留、胎盘粘连或植入、胎盘胎膜残留等。

3. 软产道裂伤　急产、宫缩过强、巨大儿及阴道手术等损伤软产道。

4. 凝血功能障碍　①产科因素:妊娠期高血压疾病、胎盘早剥等可引起弥散性血管内凝血(DIC),导致产后出现难以控制的大出血。②内科因素:再生障碍性贫血、重症肝炎等妊娠合并凝血功能障碍性疾病。

(二)身体状况

产后出血主要表现为胎儿娩出后阴道流血过多,导致严重贫血、失血性休克。产妇可出现口渴、头晕、面色苍白、烦躁不安、皮肤湿冷、呼吸急促、脉搏细弱、血压下降等表现。不同病因所致产后出血的出血特点及体征见表12-1。

表12-1　产后出血特点及体征

病因	出血特点	体征
子宫收缩乏力	胎盘娩出后出现阴道流血,色暗红,呈间歇性,有凝血块	子宫软,轮廓不清,按摩后子宫收缩变硬
胎盘因素	胎儿娩出数分钟后开始阴道流血,色暗红,有凝血块	可见胎盘滞留、胎盘剥离不全、胎盘胎膜残留

病因	出血特点	体征
软产道损伤	胎儿娩出后立即出现阴道流血,色鲜红能自凝	可见宫颈、阴道、会阴撕裂伤口
凝血功能障碍	胎儿娩出后阴道流血呈持续性,血液不凝	身体多部位出血、身体瘀斑

及时准确评估产后出血量有助于产后出血的诊断及抢救方案的制订。目前临床常用的出血量测定方法有称重法、容积法、面积法、休克指数法。

知识拓展

出血量测定方法

产后出血量常用测定方法有四种:

(1)称重法:失血量(ml)=[胎儿娩出后敷料湿重(g)-胎儿娩出前敷料干重(g)]/1.05(血液比重 g/ml)。

(2)容积法:用专用的产后接血容器收集血液后用量杯测量出血量。

(3)面积法:根据血液浸湿 4 层纱布面积估计,按 10cm×10cm=10ml 计算。

(4)休克指数法:休克指数=脉率/收缩压,0.5 为正常,1.0 为轻度休克,2.0 以上为重度休克。

(三)辅助检查

1. 中心静脉压监测　通过中心静脉压监测,判断血容量。

2. 实验室检查　血常规,血型、凝血功能测定等。

(四)心理-社会状况

产后出血一旦发生,产妇及家属通常感到惊慌、焦虑、恐惧,不知所措。由于对疾病进展不可预测,更加担忧产妇的生命安全、产后康复等问题。

(五)治疗要点

针对出血原因采取迅速有效的止血措施;补充血容量,纠正贫血及失血性休克;防治感染。

【常见护理诊断/问题】

1. 组织灌注量不足　与失血过多有关。

2. 有感染的危险　与失血后抵抗力降低及手术操作有关。

3. 潜在并发症:失血性休克、希恩综合征。

4. 恐惧　与大量失血担心自身安危有关。

【护理目标】

1. 血容量尽快得到恢复,生命体征平稳。

2. 产妇无感染发生。

3. 产妇无并发症发生。

4. 产妇情绪稳定,恐惧消除并能积极配合治疗与护理。

【护理措施】

(一)一般护理

1. 休息与体位　病室温、湿度适宜,空气清新、通风良好、舒适安静。产妇应卧床休息,取舒适体位,避免过劳。

2. 饮食护理　保证产妇足够的营养,应给予高热量、高蛋白、高维生素、清淡易消化的饮食,注意补充含铁丰富的食物,如动物肝脏、黑木耳等;鼓励产妇多饮水,保证足够的液体摄入;少量多餐,增强机体抵抗力,保持大小便通畅。

3. 保持外阴清洁、干燥　协助产妇更换会阴垫,可用 0.05% 聚维酮碘溶液擦洗外阴,每日 2～3 次,大小便后及时擦洗。

(二)特殊护理

1. 妊娠期护理　做好孕期保健。具有产后出血高危因素的孕妇,指导其加强产前检查,并建议提前入院进行科学干预。为孕妇提供心理和情感上的支持,科普分娩相关知识,让孕妇树立自信心。

2. 分娩期护理　密切观察及正确处理产程:①第一产程陪伴、鼓励产妇,给予产妇全程的心理、生理上的关怀与照顾,解除产妇紧张心理。保证产妇充足休息和足够营养,严密观察宫缩及产程进展,防止产程延长。②第二产程指导产妇正确使用腹压,避免胎儿娩出过快导致产道损伤,正确掌握会阴切开术指征并协助胎儿娩出,严格执行无菌技术操作。有出血可能者,胎儿前肩娩出后遵医嘱使用缩宫素。③第三产程正确处理胎盘胎膜娩出,在胎盘未剥离前,不可过早牵拉脐带或按摩、挤压子宫。检查娩出的胎盘胎膜是否完整,检查软产道有无裂伤。

3. 产后护理　产后出血发生的高峰时期在产后 2 小时,故分娩后产妇应留在产房观察 2 小时。严密监测产妇的生命体征、宫缩情况及阴道流血量、会阴及阴道有无血肿,发现异常及时处理;鼓励和督促产妇及时排尿,以免膀胱充盈影响子宫收缩;无禁忌证的产妇及早实施母乳喂养,促进子宫收缩,减少产后出血。

4. 针对病因迅速止血,纠正休克

(1) 子宫收缩乏力:加强宫缩是最有效的止血方法。①按摩子宫:有经腹壁单手按摩子宫法(图 12-1)和双手按摩子宫法(图 12-2)、腹部-阴道双手按摩子宫法(图 12-3)三种。其中经腹壁单手按摩子宫法是最常用的方法。②遵医嘱应用宫缩剂:根据产妇情况使用缩宫素 10U 加入 0.9% 氯化钠溶液 500ml 静脉滴注,必要时可直接子宫体注射缩宫素 10U。若缩宫素无效,及早使用前列腺素类药物。③宫腔填塞纱布:局部压迫止血。严格无菌操作下用无菌纱布填塞宫腔,不留空隙。24 小时后在使用宫缩剂前提下缓慢取出纱布,并应用抗生素预防感染。此种方法在子宫松弛无力、缺乏血源、病情危急时考虑使用。④当上述处理方法无效时,可考虑使用结扎盆腔血管、髂内动脉或子宫动脉栓塞术、子宫全切术等方法止血。

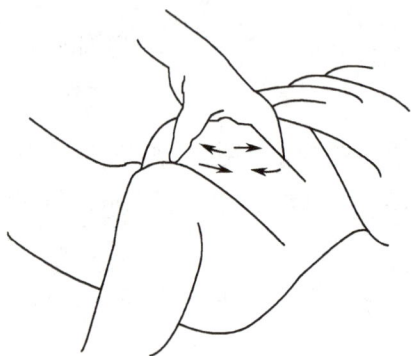

图 12-1　经腹壁单手
按摩子宫法

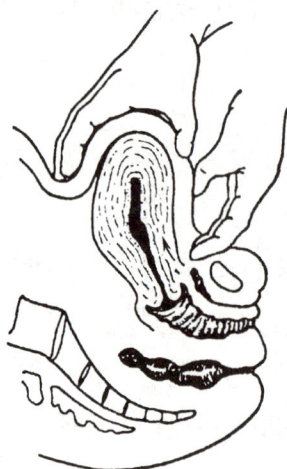

图 12-2　经腹壁
双手按摩子宫法

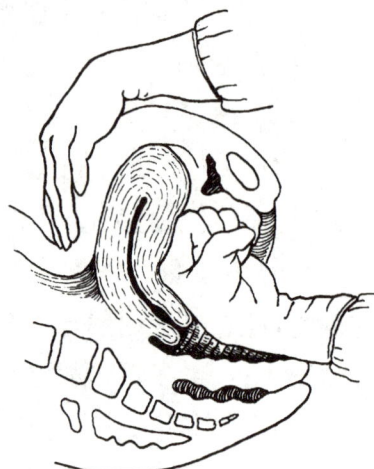

图 12-3　腹部 - 阴道双手
按摩子宫法

（2）胎盘因素:采取"刮、麻、取、挤、切"。胎盘胎膜残留,可用刮匙刮取,为"刮",产后不宜过早使用器械刮宫,防止损伤子宫壁;子宫狭窄环可导致胎盘剥离后嵌顿,使用麻醉剂,松解狭窄环后用手取出,为"麻";胎盘粘连,可在无菌操作下徒手剥离后协助胎盘娩出,为"取";胎盘已剥离,由于宫缩乏力未娩出者,可按摩子宫协助胎盘娩出,为"挤";植入性胎盘,行子宫次全切术,为"切"。

（3）软产道裂伤:及时、准确地按解剖层次逐层缝合伤口是有效的止血措施。若出现阴道血肿,首先切开血肿,清除血块后再行缝合止血,并注意补充血容量。

（4）凝血功能障碍:应针对病因治疗,遵医嘱使用药物改善凝血功能,输新鲜血液,积极做好抗休克的抢救准备。阴道流血持续不止者应做好子宫切除的术前准备。

（5）纠正休克:严密观察并详细记录患者意识状态、生命体征及尿量,发现早期休克。中凹卧位、保暖、吸氧,迅速建立静脉通道,及早补充血容量,并记录出入量。

5. 预防感染　保持环境清洁,严格无菌操作,监测生命体征,保持会阴局部清洁,注意观察恶露的颜色、气味及量的变化,一旦发现感染征象,及时通知医师处理。

（三）心理护理

产后出血一旦发生,护理人员首先保持镇静,迅速且有条不紊地开展抢救工作。尽量陪伴产妇,耐心倾听产妇的叙述,给予同情和关爱。认真做好解释病情的工作,取得产妇及其家属主动配合,避免过度紧张和慌乱。允许家属陪伴,增加产妇的安全感,教会产妇精神放松,如谈话、听轻音乐等,通过分散注意力,鼓励其树立战胜疾病的信心,消除恐惧的心理。

（四）健康指导

1. **妊娠前期指导** 加强女性卫生保健知识宣教，做好计划生育指导，减少人工流产，降低产后出血概率；对于有出血性疾病的备孕期女性应嘱其积极治疗且病情得到控制后再考虑妊娠。

2. **妊娠期指导** 加强孕期管理，定期进行产前检查，不宜妊娠者尽早终止妊娠；对有产后出血高危因素的孕妇应增加产前检查次数，必要时指导其转诊或提前入院待产，做好救治准备。

3. **分娩期指导** 耐心向产妇及家属讲解自然分娩过程，缓解产妇紧张情绪；教会产妇分娩过程中缓解疼痛的方法，鼓励其说出内心感受，消除焦虑。

4. **产褥期指导** 指导产妇科学饮食，必要时服用改善贫血的药物。教会产妇如何观察子宫复旧及恶露情况，发现异常情况及时就诊；指导母乳喂养，促进子宫收缩，减少产后出血。

【护理评价】

1. 产妇生命体征是否平稳，全身状况是否改善。
2. 产妇是否发生感染。
3. 产妇是否出现并发症。
4. 产妇情绪是否稳定，紧张和恐惧是否得到缓解。

第二节　子宫破裂

子宫破裂（rupture of uterus）是指妊娠晚期或分娩期，在子宫体部或子宫下段发生的破裂。多见于经产妇，是最严重的产科并发症之一，可直接威胁产妇及胎儿生命。瘢痕子宫、梗阻性难产、子宫收缩药物使用不当及产科手术损伤等是导致子宫破裂常见的病因。根据发生的原因、时间、部位、程度分为自然破裂和损伤性破裂；妊娠期破裂和分娩期破裂；子宫体部破裂和子宫下段破裂；完全性破裂和不完全性破裂。

【护理评估】

对患者进行评估须及时、准确、全面。重点评估与子宫破裂有关的既往史与现病史，关注、关爱产妇，积极为产妇提供个性化的有效护理。

（一）健康史

详细了解产妇是否有剖宫产史、子宫肌瘤剔除术史、梗阻性难产史、缩宫素使用不当等情况；本次妊娠胎方位、胎儿大小、阴道助产手术等情况。

（二）身体状况

子宫破裂多见于分娩过程中，也可发生在妊娠晚期，按病情发展通常是渐进性的，分为先兆子宫破裂和子宫破裂两个阶段。

1. 先兆子宫破裂　主要表现有子宫病理性缩复环、下腹部压痛、胎心率改变及血尿。患者烦躁不安,下腹剧痛、拒按,排尿困难,甚至出现血尿;胎心率表现为先加快后减慢或听不清,胎动频繁。若不及时处理,子宫将发生破裂。

2. 子宫破裂　①不完全性子宫破裂:子宫肌层和黏膜层裂开,浆膜层完好,腹痛等症状和体征不明显,仅在破裂处有压痛,胎心多不规则。若破裂累及子宫动脉,可发生急性大出血。②完全性子宫破裂:子宫肌壁全层裂开,产妇突感腹部撕裂样剧烈疼痛,其后腹痛可暂时缓解。但随着羊水、血液进入腹腔内,又出现持续性腹痛加重。产妇可出现休克表现。查体可见全腹压痛和反跳痛,在腹壁下可清楚扪及胎体,在胎儿的一侧可扪及缩小的子宫体,胎心和胎动消失。阴道可有鲜血流出,已下降的胎先露上升,已开大的宫口回缩。

评估产妇的宫缩强度、间歇时间,腹部疼痛程度、性质,是否出现排尿困难,有无病理性缩复环等。同时检查胎心、胎动情况,评估胎儿有无宫内窘迫。

知识拓展

病理性缩复环

在分娩过程中,胎先露下降受阻,而子宫收缩加强,强而有力的宫缩迫使子宫下段肌层拉长变薄,而子宫体肌层增厚变短,厚薄两者之间形成明显的环状凹陷,导致子宫外形呈葫芦状,此凹陷可逐渐上升至脐部或脐部以上,出现明显压痛,称为病理性缩复环。它是先兆子宫破裂典型的体征之一。

（三）辅助检查

1. 实验室检查　血红蛋白值降低。尿常规检查,可见血尿。

2. B超检查　了解子宫破裂口位置、胎儿与子宫的关系。

3. 其他检查　腹腔穿刺可证明有腹腔内出血。

（四）心理－社会状况

产妇精神烦躁,因疼痛难忍而焦虑不安、恐惧,担心自身与胎儿的安危,期盼尽早结束分娩。一旦发生子宫破裂和休克,家属往往会害怕失去亲人,表现紧张、无助,甚至出现失望、愤怒、过激情绪。

（五）治疗要点

1. 先兆子宫破裂　立即抑制子宫收缩,尽快行剖宫产结束分娩。

2. 子宫破裂　抢救休克的同时,无论胎儿是否存活均应尽快剖宫产终止妊娠。根据产妇全身情况、破裂部位及程度、有无感染等情况决定手术方式,手术前后应积极控制感染。

【常见护理诊断/问题】

1. 疼痛 与子宫强直性收缩以及子宫破裂后血液刺激腹膜有关。

2. 组织灌注量不足 与子宫破裂大出血导致循环血量减少有关。

3. 潜在并发症:失血性休克、胎儿窘迫。

4. 预感性悲哀 与子宫切除和胎儿死亡有关。

【护理目标】

1. 强直性子宫收缩得到抑制,产妇疼痛减轻。

2. 产妇出血得到控制,低血容量得到纠正,血压及脉搏恢复正常。

3. 能及时发现并纠正并发症。

4. 产妇情绪稳定,悲哀减轻,接受现实。

【护理措施】

(一)一般护理

积极宣传孕期保健知识,加强产前检查。对有高危因素的孕妇应指导其提前入院待产,可安排在离抢救室较近的病室,保持室内安静、空气新鲜,适宜的温、湿度,卧床休息,避免过劳。

(二)特殊护理

1. 严密观察病情正确护理 密切观察产程进展,及时发现先兆子宫破裂的征象,遵医嘱给予吸氧、抑制宫缩并做好剖宫产手术的术前准备,同时监测生命体征。一旦子宫发生破裂,遵医嘱抢救休克并做好剖腹手术的术前准备,陪伴安慰产妇并护送至手术室。

2. 积极配合医师抢救休克 产妇取中凹卧位,注意保暖。迅速开放2条以上静脉通道,遵医嘱给药、输血、吸氧;密切观察产妇的生命体征、意识及阴道流血等情况并详细记录。

(三)心理护理

积极实施护理措施的过程中要密切关注产妇的心理变化。尽量陪伴产妇,鼓励产妇倾吐不良情绪,表示同情和理解。向产妇及家属解释子宫破裂的治疗方法和对再次妊娠的影响;对失去胎儿的产妇,应更换至安静、无新生儿的病房,并告诉家属多鼓励安慰产妇,提供心理支持,帮助其度过悲伤期,早日树立生活信心;提供产褥期的休养计划,帮助产妇尽快调整心理状态,适应现实生活。

(四)健康指导

做好计划生育工作,避免多产,减少人工流产次数;加强孕期管理及保健知识宣教,及早发现并处理高危妊娠,对有剖宫产史或子宫手术史的女性,指导其术后2年再孕,妊娠后加强产检,提前入院待产。

【护理评价】

1. 强直性子宫收缩是否得到抑制,疼痛是否得到缓解。

2. 产妇出血是否得到控制,生命体征是否平稳。

3. 并发症是否被及时发现并得到处理。

4. 产妇情绪是否稳定,是否能接受现实。

第三节　胎膜早破与脐带脱垂

胎膜早破(premature rupture of membranes,PROM)是指胎膜在临产前自然破裂,分为未足月胎膜早破和足月胎膜早破。常见的病因有生殖道感染、羊膜腔压力增高、胎膜受力不均、缺乏营养(如维生素、锌和铜)、过度负重、腹部受碰撞及其他高危因素(如妊娠晚期性生活)等是引起早产、脐带脱垂的重要原因。胎膜早破可导致宫腔内感染、胎盘早剥、胎儿肺发育不良、胎儿受压(破膜时间长,剩余羊水少)等情况。

脐带脱垂是指脐带在胎膜破裂后脱出于阴道或外阴,是严重威胁胎儿生命的分娩期并发症(图 12-4)。脐带先露是指胎膜未破时脐带位于胎先露前方或一侧,又称隐性脐带脱垂(图 12-5)。常见的病因有头盆不称、胎位异常、羊水过多、脐带过长等;可增加剖宫产及手术助产率,导致胎儿宫内缺氧甚至死亡。

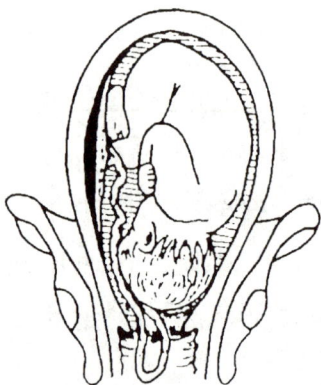

图 12-4　脐带脱垂　　　　　　　　图 12-5　脐带先露

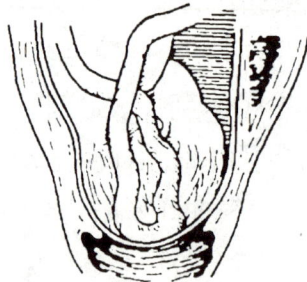

【护理评估】

对患者进行评估须及时、准确、全面。耐心、详细地询问与疾病发生相关的各种因素,关注、关爱患者,积极为患者提供个性化的有效护理。

（一）健康史

询问阴道排液开始的时间、量、性质以及伴随症状,有无腹痛及阴道流血、胎动异常等情况。了解本次妊娠期是否发生过阴道感染,有无头盆不称、胎位异常、双胎、羊水过多等情况,有无宫颈内口松弛、妊娠晚期性生活史。了解是否有微量元素缺乏等。

（二）身体状况

1. 胎膜早破　孕妇突然自觉阴道内有液体流出,不能自控,在咳嗽、排便等增加腹压时液体流出增多。肛门检查触摸不到前羊水囊,可触及胎先露,上推先露部时液体流出增多。

2. 脐带脱垂　胎心突然改变,经抬高臀部或变换体位可缓解。胎膜破裂后阴道检查可在胎先露前方触及或看到脐带。

（三）辅助检查

1. 阴道窥器检查　可见液体自宫颈口流出或阴道后穹隆有液池形成。

2. 超声检查　可见羊水量较破膜前减少。

3. 阴道液 pH 值测定　阴道液 pH 值≥6.5,提示胎膜早破。

4. 阴道液涂片检查　阴道液干燥后涂片镜检呈羊齿植物叶状结晶。

（四）心理－社会状况

阴道排液突然发生且不可自控,孕妇及家属惊惶不安,不知所措,担心孕妇及胎儿的安危。若发生脐带脱垂,医护人员的紧急处理,会使孕妇及家属感到情况危急,更担心孩子的预后。

（五）治疗要点

1. 胎膜早破　根据孕周、胎儿宫内情况及有无感染等制订合理的处理方案或及时转诊。

2. 脐带先露　经产妇、宫缩良好者,取头低臀高位,密切观察胎心,胎心持续良好者,可经阴道分娩;初产妇、胎位异常者,应行剖宫产术。

3. 脐带脱垂　胎儿存活者,应尽快娩出胎儿;胎儿已死亡,可等待自然分娩。

【常见护理诊断/问题】

1. 有围生儿受伤的危险　与脐带脱垂及早产儿肺部不成熟有关。

2. 自理能力缺陷　与胎膜早破需绝对卧床有关。

3. 潜在并发症:脐带脱垂、早产、感染。

4. 焦虑　与担心孕产妇及胎儿的安危有关。

【护理目标】

1. 胎儿及新生儿未受伤。

2. 孕产妇日常生活需求得到满足。

3. 孕产妇无并发症发生。

4. 孕产妇焦虑情绪得到缓解。

【护理措施】

（一）一般护理

孕妇应立即平车送入院,胎膜早破但胎先露部尚未入盆的孕妇绝对卧床休息,取左侧卧位并抬高臀部;协助孕妇做好各种生活护理,尽量满足孕妇的基本生活需求,如将呼叫器和生活用品放孕妇伸手可及的地方,协助孕妇进食、洗漱、床上排便等;进食含丰富纤维素的食物,保持大便通畅,避免增加腹压;治疗与护理操作要轻柔,避免不必要的肛门与阴道检查。

（二）特殊护理

1. 病情观察　通过观察胎心率变化，监测胎动以及羊水性状、颜色及气味综合分析胎儿状况，若存在胎儿宫内缺氧，应遵医嘱给予吸氧、药物治疗等措施改善缺氧状况；脐带先露者可通过抬高臀部、上推先露部等方法缓解，等待先露部入盆。若发现脐带脱垂应在数分钟内结束分娩，同时做好抢救新生儿的准备。

2. 终止妊娠

（1）足月胎膜早破的处理：有手术指征者行剖宫产。若破膜后未临产，无剖宫产指征者破膜后 2～12 小时内积极引产。对于宫颈条件成熟者，行缩宫素静脉滴注是首选的引产方法；对宫颈条件不成熟者，可用机械方法和药物促进宫颈成熟（主要是前列腺素制剂）。

（2）未足月胎膜早破的处理

1）放弃胎儿，终止妊娠：若妊娠 <24 周应终止妊娠。

2）期待保胎治疗：①妊娠在 24～27^{+6} 周符合保胎条件者可依据孕妇及家属意愿保胎，但要充分告知保胎过程中的风险；②妊娠在 28～33^{+6} 周符合保胎条件者，给予糖皮质激素和抗生素治疗，延长孕周至 34 周。

3. 预防感染　每日擦洗外阴 2 次，严格执行无菌操作，勤换会阴垫，使用吸水性好、柔软舒适的消毒会阴垫，保持外阴清洁干燥；严密观察生命体征，尤其是体温变化；定期复查白细胞计数；破膜 12 小时未分娩者应遵医嘱给予抗生素预防感染。

（三）心理护理

主动陪伴孕妇，引导孕妇主动述说内心的焦虑与担忧，及时解答疑问并给予安慰，缓解孕妇及家属的不良情绪。向孕妇及家属耐心解释卧床的必要性，取得配合。对胎儿已经死亡等待自然分娩的产妇，应避开有新生儿的病房，以免产妇及家属情绪激动。

（四）健康指导

加强围生期知识宣教，孕妇妊娠 28 周后禁止性生活；孕期平衡摄入各种营养素；孕期出现生殖道感染应积极治疗；宫颈内口松弛者应于妊娠 12～14 周行宫颈环扎术；指导头盆不称及胎位异常孕妇提前入院待产；告知孕妇及家属一旦见有液体自阴道流出立即平卧并抬高臀部，尽快入院。

【护理评价】

1. 胎儿及新生儿是否受伤。

2. 孕产妇日常生活需求是否得到满足。

3. 潜在并发症是否发生，已发生者是否得到治疗。

4. 孕产妇情绪是否稳定。

第四节 羊水栓塞

羊水栓塞（amniotic fluid embolism,AFE）指羊水进入母体血液循环引起肺动脉高压、低氧血症、循环衰竭、弥散性血管内凝血（DIC）、多器官功能衰竭甚至猝死等一系列病理生理变化的过程。好发于高龄初产妇、多产妇,70%发生在阴道分娩时。其发病急,病情凶险,死亡率为19%～86%,是造成孕产妇死亡的重要原因之一。

破膜、宫缩过强、血窦开放（如急产、子宫破裂、剖宫产）等可诱发羊水栓塞,一般认为是由于羊水中的有形物质进入母体血液循环引起的一系列过敏反应所致。

【护理评估】

对患者进行评估须镇静、及时、准确。耐心、详细地询问与疾病发生相关的各种因素,关注、关爱患者,积极为患者提供个性化的有效护理。

（一）健康史

了解产妇在分娩过程中有无宫缩过强、胎膜早破、前置胎盘、胎盘早剥、宫缩剂使用不当等可以诱发羊水栓塞的因素。

（二）身体状况

产妇可在短时间内因心肺功能衰竭、休克而死亡。若胎膜破裂后产妇出现呛咳、尖叫、烦躁不安、气急等前驱症状,继而出现呼吸困难、发绀、循环衰竭及不明原因休克,首先应考虑为羊水栓塞。

羊水栓塞典型临床表现以骤然出现的低氧血症、低血压（血压与失血量不符合）和凝血功能障碍为特征,也称羊水栓塞三联征,但有时亦可不全出现或症状不典型。

（三）辅助检查

1. 实验室检查　取母血涂片镜检可见到羊水有形物质。

2. 床旁胸部 X 线检查　双肺弥散性点、片状浸润影,在肺门周围融合,伴有轻度肺不张和右心扩大。

3. 床旁心功能检查　心电图、彩色多普勒超声检查可提示右侧房室扩大,心排血量减少、心肌劳损等。

4. 与 DIC 有关的实验室检查　提示凝血功能障碍。

（四）心理－社会状况

由于羊水栓塞起病急骤且进展快,严重时直接威胁产妇生命,产妇会感到痛苦和极度恐惧,家属难以接受现实,表现出情绪激动、恐惧、愤怒,甚至不配合治疗护理操作。如果抢救失败会对医护人员产生抱怨和不满,出现过激行为。

（五）治疗要点

一旦怀疑或确诊羊水栓塞,应立即抢救。治疗原则是维持生命体征和保护器官功能。

【常见护理诊断/问题】

1. 气体交换受损　与肺血管阻力增加所致的肺动脉高压、肺水肿有关。

2. 组织灌注量不足　与过敏性休克及弥散性血管内凝血有关。

3. 潜在并发症：心肺功能衰竭、肾功能衰竭、胎儿窘迫。

4. 恐惧　与病情危重、濒死感有关。

【护理目标】

1. 产妇呼吸困难有所改善。

2. 产妇生命体征平稳。

3. 产妇和胎儿的并发症能及时发现并处理。

4. 产妇及家属情绪稳定。

【护理措施】

（一）预防羊水栓塞

定期接受产前检查，及时发现诱发因素；严密观察产程进展，严格掌握缩宫素的使用方法，防止宫缩过强；如需人工破膜，应在宫缩间歇期高位小口破膜，注意控制羊水流出速度。行钳刮术时，宜先刺破胎膜，待羊水流尽后再钳刮。

（二）治疗配合

发生羊水栓塞后应立即实施抢救，分秒必争，各种手段应尽快且同时进行。

1. 改善低氧血症　保持气道通畅，加压给氧，必要时气管插管或人工辅助呼吸。

2. 维持血流动力学稳定　遵医嘱首选多巴酚丁胺、磷酸二酯酶-5 抑制剂等药物，低血压时予以升压。

3. 解除肺动脉高压　遵医嘱使用磷酸二酯酶-5 抑制剂、一氧化氮（NO）、内皮素受体拮抗剂或盐酸罂粟碱、阿托品、氨茶碱、酚妥拉明等药物。

4. 抗过敏　遵医嘱快速静脉滴注氢化可的松或推注地塞米松。

5. 纠正凝血功能障碍　积极处理产后出血，遵医嘱及时补充凝血因子，必要时可静脉输注氨甲环酸。

6. 保护器官功能　包括肝、肾功能的支持、神经系统保护、胃肠功能维护、积极防治感染等。

（三）特殊处理

原则上应在产妇呼吸及循环功能明显改善、凝血功能障碍得以纠正后再处理分娩。发生在第一产程应考虑行剖宫产终止妊娠。若发生在第二产程期间，根据情况进行阴道助产尽快结束分娩。若发生产后大出血，积极配合医生抢救。

（四）心理护理

羊水栓塞一旦发生，医护人员应沉着冷静，立刻紧张有序地进行抢救工作，切忌惊慌失措、高声喧哗，加重患者及家属的恐惧感。若产妇清醒，应多关注产妇心理变化，柔声安慰、鼓励产妇，增强其信心，相信自己的病情会在医护人员的帮助下得到有效控制，争取患者的配合。对待家属的恐惧情绪表示理解和安慰,适当的时候鼓励家属陪伴产妇,向家属解释产妇病情及其严重程度,取得家属配合。

(五)健康指导

针对产妇的身体状况、心理状态制订康复计划,如失去胎儿者,应帮助产妇和家属消除思想顾虑,指导避孕方法并选择再次受孕时间。

【护理评价】

1. 产妇呼吸困难是否改善。
2. 产妇生命体征是否平稳。
3. 产妇和胎儿是否有并发症发生,已发生者是否得到有效治疗。
4. 产妇及家属情绪是否稳定。

| 章末小结 | 本章学习重点是分娩期并发症妇女的常见症状、心理特点,按护理程序能完成对患者的护理评估、列出常见护理诊断/问题、实施护理措施。学习难点为对分娩期并发症产妇的护理评估、护理措施。在学习过程中注意区别产后出血、子宫破裂、胎膜早破、脐带脱垂和羊水栓塞这几个不同疾病的典型身心状况以及采取的相应有效护理措施。在护理实施中,护理人员需要具备良好的心理素质和职业素质,充分体现人文关怀,给予产妇关爱、安慰和鼓励,有效改善产妇及家属的不良情绪。对产妇的一般护理、特殊护理、心理护理及健康指导应注重科学性,能按预期目标及时完成护理评价,培养提高运用知识解决问题的能力。 |

(何　朗)

？ 思考与练习

1. 安女士,28 岁。初孕妇,妊娠 36 周,因阴道排液 1 天就诊。患者自述阴道流水,不能自控,咳嗽时流液量增多。门诊行阴道检查未触及前羊水囊,可见清亮液体不断从宫口流出,临床诊断为胎膜早破。入院后,护士小王让其卧床休息,取左侧卧位并抬高臀部。

请问:

(1) 护士小王为什么让产妇取左侧卧位并抬高臀部?

(2) 护士在进行日常护理时应重点观察哪些项目?

2. 王女士,26 岁。初产妇,孕 37 周,头先露。临产 11 小时,宫口开全 30 分钟,胎心率 170 次/min,流出黄绿色、浑浊羊水,立即行阴道助产,娩出一体重 2 800g 活女婴。15 分钟后娩出胎盘,子宫间歇性出血 500ml,检查:胎盘胎膜完整,子宫体柔软,轮廓不清,软产道未见明显裂伤。

请问:

（1）该产妇需要阴道助产的原因是什么?

（2）产后出血的原因最可能是什么?

（3）此情况下最应该采取的护理措施是什么?

3. 刘女士,37 岁。初产妇,足月妊娠,宫缩强,60s/1～2min,宫口已开全,行人工破膜后,顺娩一男婴。胎盘娩出过程中产妇突然出现呛咳、尖叫、烦躁不安,继而呼吸困难,面色发绀。查体:血压为 80/50mmHg,脉搏 100 次/min,双肺底闻及湿啰音。

请问:

（1）最可能的诊断是什么?

（2）需采取的抢救措施有哪些?

第十三章 │ 产褥期并发症妇女的护理

13 章 数字资源

1. 具有健康的心理和良好的职业道德,有与产妇换位思考的意识和基本能力。
2. 掌握产褥期并发症的护理评估、护理措施。
3. 熟悉产褥期并发症的常见护理诊断/问题、护理目标。
4. 了解产褥期的并发症、护理评价。
5. 学会产褥期并发症护理技能。

工作情景与任务

导入情景:

李女士,30 岁。5 天前顺利分娩一男婴,产后第 3 天出现轻微腹痛。今晨腹痛明显加重,自测体温 38.9℃,立即就诊。门诊以急性子宫内膜炎收入院。护士小王接待了李女士,检查所见:患者急性痛苦病容,体温 39.3℃,脉搏 100 次/min,呼吸 21 次/min,血压 110/70mmHg。妇科检查:宫底平脐,触痛明显。挤压子宫底部,阴道流血增多,有臭味。

工作任务:

1. 作为母婴护理从业人员,护士应具备的职业素质。
2. 对李女士做出完整的护理诊断。
3. 为李女士制订护理计划。

第一节 产 褥 感 染

产褥感染(puerperal infection)是指分娩期及产褥期生殖道受病原体侵袭,引起局部或全身感染。产褥感染是常见的产褥期并发症,是产妇死亡的四大原因之一。产褥病率(puerperal morbidity)是指分娩24小时以后至产后10天内,每日测量口温4次,间隔4小时,有2次达到或超过38℃者。产褥病率包括产褥感染、泌尿系感染、上呼吸道感染、急性乳腺炎等感染性疾病。

产褥感染的诱因有胎膜早破、羊膜腔感染、产程延长、产后出血、手术操作、慢性疾病、产妇机体抵抗力下降和妊娠晚期性生活等。由于产褥期特殊的生理特点,机体抵抗能力及生殖器官的自我防御功能降低,易诱发感染。引起产褥感染病原体种类繁多,有需氧菌、厌氧菌、支原体、衣原体等,其中厌氧菌是最常见的病原体。根据病原体来源,感染途径可分为外源性感染和内源性感染,其中内源性感染更常见。

【护理评估】

对患者进行评估须全面、准确。耐心、详细地询问与疾病发生相关的各种因素,关注、关爱患者,积极为患者提供个性化的有效护理。

(一)健康史

询问有无产褥感染的诱因,如产前阴道流血、胎膜早破、阴道检查及手术无菌操作不严格、软产道裂伤、产程延长、产后出血等。

(二)身体状况

1. 急性外阴、阴道、宫颈炎 外阴伤口感染可致局部灼热、疼痛、坠胀感、伤口红肿、裂开甚至有脓液流出。阴道与宫颈感染表现为黏膜充血、溃疡、脓性分泌物增多。全身反应较轻,体温一般不超38℃。

2. 急性子宫内膜炎、子宫肌炎 最常见,两者常伴发。①子宫内膜炎:病原体侵入到子宫蜕膜层。多在产后3～4天出现症状,表现为低热,子宫内膜充血、坏死,恶露量多且有臭味。②子宫肌炎:病原体侵及子宫肌层,表现为腹痛、恶露量增多呈脓性、下腹部压痛明显,子宫复旧不良,可伴寒战、高热、头痛、心率增快,白细胞增高等全身感染症状。

3. 急性盆腔结缔组织炎及急性输卵管炎 患者可出现持续性高热、寒战、下腹痛伴肛门坠胀感,宫旁结缔组织片状增厚、压痛、输卵管增粗,可触及形状不规则的包块。严重时侵及整个盆腔形成"冰冻骨盆"。

4. 急性盆腔腹膜炎及弥漫性腹膜炎 表现为全身中毒症状,高热,恶心、呕吐、腹胀。下腹部有明显压痛、反跳痛。有时可在直肠子宫陷凹形成局限性脓肿,若脓肿波及膀胱与肠管可出现排尿困难、腹泻和里急后重。

5. 血栓性静脉炎 多见于产后1～2周,分为盆腔血栓性静脉炎和下肢血栓性静脉炎。盆腔血栓性静脉炎常继发子宫内膜炎之后,表现为寒战、高热,可反复发作,持续数周;下肢血栓性静脉炎病变多累及单侧股静脉、腘静脉和大隐静脉,可表现为弛张热,下肢持续性疼痛,当下肢静脉血栓影响到血液回流时,局部静脉压痛或触及硬索状,引起下肢水肿,皮肤紧张发白,习称"股白肿"。

6. 脓毒血症及败血症 是产褥感染最严重阶段。当感染血栓脱落进入血液循环时可引起脓毒血症,出现肺、脑、肾脓肿或肺栓塞而致死亡。若细菌大量进入血液循环并繁殖形成败血症时,出现持续高热(体温可超40℃)、寒战及感染性休克,可危及生命。

(三)辅助检查

1. 实验室检查　白细胞计数增高,以中性粒细胞升高明显;阴道、宫颈分泌物或阴道穹穿刺液培养阳性,血细菌培养阳性。

2. 影像学检查　B型超声、CT及磁共振检查对产褥感染形成的炎性包块、脓肿及静脉血栓做出定位及定性诊断。

(四)心理－社会状况

由于疼痛、高热等使产妇产生恐慌、焦虑和烦躁,同时因新生儿得不到照顾,而感到内疚、沮丧。丈夫及家庭其他成员对产妇的态度、社会关系、经济状况均对产妇的情绪有较大的影响。

(五)治疗要点

控制感染,纠正全身状况;积极进行感染灶的处理,对血栓性静脉炎给了抗凝治疗。

【常见护理诊断/问题】

1. 体温过高　与感染有关。

2. 疼痛　与炎症刺激有关。

3. 舒适度减弱:高热、疼痛　与感染有关。

4. 焦虑　与担忧自身疾病及母子分离有关。

【护理目标】

1. 产妇感染得到控制,体温正常。

2. 产妇疼痛减轻或消失。

3. 产妇恶露正常,舒适度增加。

4. 产妇焦虑缓解,情绪稳定,积极配合治疗。

【护理措施】

(一)一般护理

1. 休息与体位　协助患者取半卧位或抬高床头,以利于炎症局限及恶露排出;注意保暖,保证产妇休息。出现下肢血栓性静脉炎者,应绝对卧床休息2周左右,抬高患肢,局部保暖,湿热敷,促进血液循环,减轻肿胀,可用支架支撑患处衣被等覆盖物,防止摩擦导致疼痛。

2. 饮食护理　指导产妇加强营养,少量多餐,给予高热量、高蛋白、高维生素、清淡易消化的饮食,增强机体抵抗力。鼓励产妇多饮水,保证足够的液体摄入,保持大小便通畅。

3. 保持外阴清洁、干燥　帮助产妇更换会阴垫,可用0.05%聚维酮碘溶液擦洗外阴,每日2次,大小便后及时擦洗。外阴伤口感染可用1%聚维酮碘溶液消毒后,行红外线理疗,每日2次,每次20～30分钟;脓肿已形成则应提前拆线引流及伤口换药;严格做好床边隔离措施,防止交叉感染。

（二）特殊护理

1. 体温过高的护理　体温超过 38.5℃者给予有效的物理降温措施,遵医嘱补液,维持机体水、电解质平衡。

2. 病情观察　观察子宫复旧情况,恶露的量、颜色、气味及变化,子宫附件区有无包块,有包块者要检查大小、性质、质地。注意有无下肢肿痛、皮肤发白现象,及早发现下肢血栓性静脉炎。

3. 控制感染　遵医嘱选择广谱高效的抗生素,病情较重者根据细菌培养和药敏试验结果调整抗生素的种类和剂量;中毒症状严重者可短期应用肾上腺皮质激素。

4. 病灶处理　配合医生对感染伤口和脓肿行切开引流术,在有效抗感染的基础上清除宫腔内残留物;子宫严重感染者,经治疗无效、炎症扩展、出现不能控制的出血、败血症或脓毒血症时应及时做好子宫全切术术前准备。

5. 抗凝治疗　对血栓性静脉炎患者在应用高效抗生素的同时进行抗凝治疗,可遵医嘱加用肝素钠、尿激酶,或者口服双香豆素、阿司匹林、活血化瘀的中药等。

（三）心理护理

多陪伴产妇,了解产妇和家属的心理状态,鼓励产妇说出焦虑的原因及心理感受,给予理解和关心。耐心解答产妇及家属对疾病本身以及治疗过程中用药的疑问,取得其积极配合。指导产妇自我护理的技巧,提供母婴接触机会,减轻焦虑,增强战胜疾病的信心。

（四）健康指导

1. 加强孕期指导,临产前 3 个月禁止性生活及盆浴。

2. 嘱患者养成良好的个人卫生习惯,保持会阴部清洁,便后及时清洁会阴,勤换会阴垫。

3. 教会产妇识别产褥感染征象,如有异常及时就诊。

4. 指导产妇正确护理乳房,感染控制后可继续哺乳。

【护理评价】

1. 产妇感染症状是否减轻或消失,体温是否恢复正常。

2. 产妇疼痛感是否减轻或消失。

3. 产妇恶露是否恢复正常,舒适度是否增加。

4. 产妇情绪是否稳定,是否积极配合治疗。

第二节　晚期产后出血

晚期产后出血(late puerperal hemorrhage)是指分娩 24 小时后,在产褥期内发生子宫大量出血。其常见于产后 1~2 周,亦有产后 2 月余发病者。最常见的病因是胎盘胎膜残留、蜕膜残留、子宫胎盘附着部位复旧不全、剖宫产术后子宫切口愈合不良、感染等。产妇常因失血过多导致贫血或失血性休克。

【护理评估】

对产妇进行评估应及时、全面、准确。详细地询问与疾病发生相关的各种因素，评估过程中要充分体现对产妇的关爱，积极为患者提供个性化的有效护理。

（一）健康史

了解本次妊娠、分娩的情况。特别是本次分娩过程中胎盘、胎膜娩出情况，是否有产程延长、软产道损伤、手术助产史，了解产后子宫复旧及恶露的情况。若为剖宫产，询问剖宫产术式，术后恢复情况，术后有无发热，切口处有无疼痛。

（二）身体状况

1. 不同病因导致的阴道流血特点　①胎盘胎膜残留、蜕膜残留导致的阴道流血多出现在产后10天左右，可以是反复多次出血；②子宫胎盘附着部位复旧不良常在产后2周；③剖宫产术后子宫切口裂开或愈合不良多在术后2～3周，表现为突然大量出血，甚至出现失血性休克；④合并感染时引起的流血，可出现腹痛、发热、恶露异常等。

2. 妇科检查　子宫增大、变软，血液从子宫颈口流出，阴道内可见组织物排出或堵塞于子宫颈口，伴感染时常有子宫压痛。

（三）辅助检查

1. 实验室检查　血、尿常规检查了解贫血和感染情况；宫腔分泌物培养可查明致病菌；血 β-hCG 测定有助于排除胎盘残留及滋养细胞肿瘤。

2. 超声检查　检查子宫大小，宫腔内有无残留物及子宫切口愈合情况。

3. 病理检查　如有宫腔刮出物或切除子宫标本，应送病理检查。

（四）心理－社会状况

反复阴道流血伴腹痛、发热会使产妇及其家属感到紧张、焦虑和抑郁，若突然出现大量出血，常使产妇惊慌失措、恐惧，影响正常哺乳和照顾新生儿，家属担忧产妇的安危和身体康复等问题。

（五）治疗要点

针对病因进行对症、支持治疗，同时给予广谱抗生素预防感染。

【常见护理诊断/问题】

1. 组织灌注不足　与阴道流血有关。

2. 有感染的危险　与阴道流血时间过长、贫血有关。

3. 潜在并发症：失血性休克。

4. 焦虑　与担心自身健康和婴儿喂养有关。

【护理目标】

1. 产妇出血得到控制，血压、脉搏正常。

2. 产妇体温正常，无感染发生。

3. 失血性休克得到纠正。

4. 产妇焦虑有所缓解，积极配合治疗。

【护理措施】

（一）一般护理

1. 休养环境　保持病室内温湿度适宜、安静、空气清新，注意保暖。保持床单、用物清洁。

2. 饮食护理　鼓励产妇进营养丰富饮食，少量多餐，以增强机体抵抗力。多食含铁、蛋白质、维生素的食物。鼓励产妇多饮水，保证足够的液体摄入。保持大小便通畅。

（二）特殊护理

1. 观察病情变化　密切观察生命体征、子宫复旧、阴道出血情况，一旦阴道出血增多及时通知医生，并做好抢救失血性休克准备。

2. 控制出血　配合医师查明出血原因，对于出血量少或中等者，遵医嘱用宫缩剂及抗生素保守治疗；可疑有胎盘、胎膜、蜕膜残留者，在输液、备血、做好术前准备的条件下协助医生行清宫术，操作应轻柔，刮出物应送病理检查，以明确诊断，术后给予抗生素及宫缩剂；可疑为剖宫产术后伤口裂开或愈合不良，应住院治疗，密切观察病情变化，需行剖腹探查术者，做好术前准备。

3. 保持会阴清洁　每日 2 次擦洗外阴，便后立即擦洗，严格无菌操作。指导产妇经常更换会阴垫，保持局部清洁、干燥，防止感染。

（三）心理护理

产妇及家属因阴道出血时间长、出血量多，心情紧张、焦虑，护士应主动安慰产妇，耐心讲解晚期产后出血的相关知识及治疗护理计划，取得患者的配合，缓解焦虑。

（四）健康指导

1. 指导产妇加强营养，多吃高蛋白质、高铁、富含维生素 C 的食物，注意休息，避免过劳。

2. 教会产妇按摩子宫的方法，指导产妇自我检查子宫复旧的方法，学会观察恶露的变化。

3. 注意产褥期卫生，避免引发感染。

【护理评价】

1. 出血是否得到控制，生命体征是否平稳。

2. 产妇体温是否正常，有无感染征象。

3. 失血性休克是否得到纠正。

4. 产妇情绪是否稳定，是否配合治疗。

第三节　产后抑郁症

产后抑郁症主要表现为产褥期持续和严重的情绪低落以及一系列症候，如主动活动力减低、悲观、失眠等，甚至影响对新生儿的照料能力。它是产褥期精神障碍的一种常见类型,多在产后 2 周内出现症状。产后抑郁症病因尚不明确,可能与产后雌激素和孕激素水平下降、分娩带来的紧张与恐惧、个性心理特征、社会因素、遗传因素等相关。产后抑郁症不仅影响产妇生活质量,还影响家庭功能及亲子关系,甚至影响婴儿认知能力和情感的发展。

【护理评估】

对产妇进行评估时要有与产妇换位思考的意识,在给予产妇充分关爱的前提下,详细询问与疾病发生相关的各种因素,积极为患者提供个性化的有效护理。

(一)健康史

1. 详细了解产妇的资料,包括个人性格、经济状况、家庭婚姻关系,有无精神病个人史和家族史,有无重大精神创伤史;询问本次妊娠期心理状态、产前是否有抑郁或焦虑情绪。

2. 了解分娩情况、婴儿健康状况、丈夫及家庭成员是否主动参与到育儿过程中。

(二)身体状况

1. 情绪改变　表现为表情淡漠,心情压抑、孤独、沮丧、焦虑、恐惧、易怒、易哭泣。

2. 认知改变　对日常活动缺乏兴趣,缺乏对事物的正确认知能力,不能正确评价事物,常常自卑、自责、内疚,对生活失去信心,与家人、丈夫关系不协调,严重者出现自杀或杀婴倾向。

3. 意志与行为改变　意志活动减少,表现过分被动和依赖。

4. 躯体症状　表现为失眠、头痛、胸闷、胃部不适等躯体症状。抑郁情绪解除后症状会消失。

(三)心理测试

目前对于产后抑郁症尚无统一的诊断标准。美国精神病学会(1994 年)在《精神疾病诊断与统计手册》中制订了产后抑郁症的诊断标准。

⚙ 知识拓展

产后抑郁症的诊断标准

1. 在产后 2 周内出现下列 5 条或 5 条以上的症状,必须具备①②两条:①情绪抑郁;②对全部或大部分活动明显缺乏兴趣或愉悦;③体重明显下降或增加;④失眠或睡眠过度;⑤精神运动性兴奋或阻滞;⑥疲劳或乏力;⑦遇事皆觉毫无意义或有自罪感;⑧思维力减退或注意力不集中;⑨反复出现死亡的想法。

2. 在产后 4 周内发病。

（四）心理－社会状况

产褥期妇女情绪变化较大，特别是在产后1周，产妇情感脆弱，心理处于严重不稳定状态，如果对即将承担母亲角色有心理压力，常感到情绪低落、沮丧、焦虑，甚至出现自暴自弃、生存意志低下从而自残自杀的行为，不仅影响产妇本身和婴儿的身心健康，更危及其婚姻、家庭。

（五）治疗要点

1. 心理治疗　为重要的治疗手段，包括心理支持、咨询以及社会干预等。
2. 药物治疗　适用于中重度抑郁症和单纯心理治疗无效者。

【常见护理诊断／问题】

1. 有自杀的危险　与情绪低落及认知改变有关。
2. 营养失调：消瘦　与低于机体需要量有关。
3. 睡眠形态紊乱　与情绪改变有关。
4. 家庭运作过程失常　与无法正常承担母亲角色有关。

【护理目标】

1. 产妇生理、心理行为正常，无自杀发生。
2. 营养失调改善。
3. 睡眠好转。
4. 产妇顺利进入母亲角色，主动关心照护婴儿。

【护理措施】

（一）一般护理

加强对产妇的照顾和陪伴是缓解病情最有效的方法。选择宽敞、明亮、温馨的病房，保持室内空气新鲜。选择高营养、富含粗纤维的食物，保证足够液体摄入。邀请家属尤其是产妇丈夫陪伴用餐，可少量多餐，保证营养。睡前喝热饮或用热水泡脚，促进入睡，保证足够的睡眠，提高睡眠质量。鼓励产妇白天适当活动，可给予陪伴。

（二）特殊护理

1. 药物治疗　对于严重产后抑郁、焦虑患者，可遵医嘱给予药物治疗。临床抗抑郁药主要选择5－羟色胺再吸收抑制剂和三环类抗抑郁药，如帕罗西丁、舍曲林、氟西丁、阿米替林等。这类药物的优点是不进入乳汁中，故可用于产褥期抑郁症。服药期间注意有无口干、便秘等副反应，一旦发现，立即通知医生及早处理。

2. 安全防护　对有自杀企图的产妇，必须有专人24小时监护，防止暴力行为发生，造成自伤或伤及他人。

（三）心理护理

1. 缓解压力法　心理护理是产后抑郁症护理的重点。护理人员要态度和蔼、热情，使用亲切、友善的语言，通过沟通建立良好的护患关系，主动关心产妇及婴儿，耐心倾听其诉说，了解其想法和感受，并鼓励产妇把引起抑郁的原因表达出来，使其减轻心理压力。

2. 角色转换法　帮助产妇认同母亲角色。初为人母,产妇往往不适应新的角色,对如何喂养好自己的孩子缺乏信心,应当帮助产妇及时进行母乳喂养,利用哺乳时母亲与婴儿间的密切接触,增强母子亲情,尽快完成角色转变,树立信心,改善产妇低落的情绪。

3. 放松法　对产妇进行放松训练,播放产妇喜欢的音乐,让产妇闭上眼睛,暗示产妇:冥想美好的大自然,漫步在幽静的林间小溪边,从心理到躯体充分地放松,缓解焦虑抑郁的心境;鼓励产妇做好自我调节,学会自我安慰,保持愉悦心境,提高应激反应的能力,树立信心,消除苦闷心境。

4. 社会支持法　充分利用产妇的社会资源,调动产妇家庭成员、亲朋好友多与产妇交谈,了解产妇的需求所在,尽最大限度满足产妇的合理需求,让产妇感到自己在社会中的地位,在家人心目中的地位,可有效解除抑郁心理。

（四）健康指导

大多产妇在产后 1 年内治愈,再孕约有 20% 的复发风险率。在妊娠期及产后应早期识别、早期干预,可避免不良后果的发生。加强妊娠期、分娩期、产褥期保健,掌握自我护理技能,消除紧张、焦虑的心理,可预防产后抑郁症的发生;出院后坚持治疗,做好指导与家庭随访工作,为产妇提供有效的心理咨询渠道,促进早日康复。

【护理评价】

1. 产妇生理、心理行为是否正常,是否有自杀发生。

2. 营养失调状况是否得到改善。

3. 睡眠是否好转。

4. 产妇是否能顺利进入母亲角色,是否主动关心照护婴儿。

第四节　产　褥　中　暑

产褥中暑是指产褥期因高温环境使体内余热不能及时散发,引起中枢性体温调节功能障碍的急性热病。通常由于旧风俗习惯而要求关门闭窗,使产妇长时间处于高温、高湿状态导致机体体温调节中枢功能障碍所致。可表现为高热、水和电解质紊乱、循环衰竭、神经系统功能损害等。本病起病急骤,发展迅速,处理不当可遗留严重的后遗症,甚至死亡。

【护理评估】

对产妇进行评估应及时、全面、准确。详细地询问与疾病发生相关的各种因素,评估过程中要充分体现对产妇的关爱,积极为患者提供个性化的有效护理。

（一）健康史

了解产妇休养环境。在天气炎热的季节,有无影响产妇出汗散热导致中暑的因素存在。

（二）身体状况

1. 中暑先兆　表现为口渴、多汗、胸闷、心悸、四肢无力等。此时体温正常或仅为低热。

2. 轻度中暑　若中暑先兆未能及时发现处理，产妇体温逐渐升高，可达 38.5℃以上，随即出现面色潮红、呼吸急促、脉搏加快及全身出现痱子。

3. 重度中暑　产妇体温继续升高，可高达 41～42℃，呈稽留热型。此时产妇面色苍白、呼吸急促，可出现谵妄、抽搐甚至昏迷。若不及时抢救，数小时内即可因呼吸、循环衰竭而死亡。

（三）辅助检查

血常规、尿常规检查，是否有贫血和感染存在；电解质、血气分析了解是否有电解质紊乱及酸碱平衡失调。

（四）心理－社会状况

产妇及其家属多感到紧张、恐惧，担忧产妇的安危和身体康复等问题。

（五）治疗要点

正确识别产褥中暑，立即改变高温、不通风环境，迅速降温，及时纠正水、电解质紊乱及酸中毒。

【常见护理诊断／问题】

1. 体温过高　与机体散热不良有关。

2. 体液不足　与发热消耗、水分摄入不足有关。

3. 知识缺乏：缺乏产褥期自我护理知识。

4. 潜在并发症：心力衰竭、呼吸衰竭。

5. 焦虑　与不能亲自护理新生儿、担心疾病预后有关。

【护理目标】

1. 产妇体温恢复正常水平。

2. 产妇体液平衡。

3. 产妇能叙述产褥中暑的相关知识和自我护理的知识。

4. 未发生心力衰竭、呼吸衰竭。

5. 焦虑有所缓解，积极配合治疗。

【护理措施】

（一）一般护理

产妇房间定时通风，保持适宜温湿度；保证充足休息，合理安排活动时间；给予清淡易于消化的高热量、高蛋白的流食或半流食，鼓励产妇多饮水。

（二）特殊护理

1. 高热护理　高热产妇应卧床休息，避免过劳；去除衣被，选择与环境温度相适宜的宽松衣物；可行物理降温，若选用冰袋降温应注意局部皮肤的温度及颜色；遵医嘱给予药物降温(已发生循环衰竭者慎用);降温同时需密切观察生命体征变化,尤其是体温变化。

2. 昏迷产妇的护理 专人护理,严密观察生命体征及病情变化;保持呼吸道通畅;谵妄者加床挡,可予适当约束防止坠床;抽搐发作时使用牙垫防止舌咬伤;加强生活护理。

(三)心理护理

耐心做好产后休养环境的知识宣教,产褥中暑主要是通风不良、环境温度过高引起。告知产妇产褥中暑是可以预防的,并教会产妇识别中暑先兆,解除产妇的焦虑情绪。

(四)健康指导

做好卫生宣教,摒弃不科学的"坐月子"方法。产妇居室需保持空气流通,定时开窗通风,室温保持在 24～26℃,相对湿度在 50%～60%,避免室温过高引起中暑症状;产妇衣着应宽松透气,有利于散热,以舒适为度。

【护理评价】

1. 产妇体温是否恢复正常。

2. 产妇体液是否平衡。

3. 产妇是否掌握产褥期自我护理知识。

4. 产妇是否发生心力衰竭、呼吸衰竭。

5. 产妇焦虑是否缓解。

章末小结

  本章学习重点是产褥期并发症妇女的常见症状、心理特点,按护理程序能完成对患者的护理评估、列出常见护理诊断/问题、实施护理措施。学习难点为对产褥期并发症产妇的护理评估、护理措施。在学习过程中注意区别正常产褥期和异常产褥期患者身心状况的不同,掌握产褥期并发症各个疾病典型的身心状况以及相应有效护理措施。在护理实施中,充分体现人文关怀,给予产妇关爱、安慰和鼓励,有效改善产妇及家属的不良情绪。对产妇的一般护理、特殊护理、心理护理及健康指导应注重科学性,能按预期目标及时完成护理评价,培养提高运用知识解决问题的能力。

(何 朗)

? 思考与练习

1. 王女士,28岁。妊娠38周经阴道分娩,胎儿娩出后因胎盘滞留,行人工剥离胎盘术,产后出血约 450ml。产后第 4 天突发寒战、高热,体温 39.8℃,宫底脐下 2 横指,子宫体压痛明显,血性恶露,有臭味。

请问:

(1)列出目前的护理诊断/问题。

（2）应为产妇怎样进行护理？

（3）如何进行健康指导？

2. 陈女士,25岁。因产后12天,阴道大量出血半小时入院。产妇于12天前在当地医院顺利分娩一女婴。出院后,一直有少量阴道出血。半小时前,突然出现阴道大量出血,伴头晕、眼花,全身无力。产科检查发现,耻骨联合上方可触及子宫底,轻压痛,阴道出血多,宫口堵塞烂肉样物。血常规:血红蛋白90g/L,白细胞12.1×10^9/L,中性粒细胞70%。盆腔彩超提示宫内有残留物。

请问:

（1）该产妇阴道出血的原因是什么？

（2）该产妇最恰当的处理是什么？

3. 试述产后抑郁症的诊断标准;对产后抑郁症患者应进行怎样的护理措施？

第十四章 | 胎儿、新生儿疾病的护理

14章 数字资源

学习目标

1. 具有严谨的工作作风和良好的沟通能力,能为服务对象提供情感支持与健康教育。
2. 掌握胎儿、新生儿疾病的护理评估和护理措施。
3. 熟悉胎儿、新生儿疾病的常见护理诊断/问题、护理目标。
4. 了解胎儿、新生儿疾病的护理评价。
5. 学会新生儿复苏术的护理配合技能。

工作情景与任务

导入情景:

王女士,32岁。第一胎妊娠37周,胎心监护有频发晚期减速,经治疗无明显缓解,因胎儿宫内窘迫行剖宫产术,新生儿出生时全身苍白,呼吸微弱,不哭,心率80次/min,四肢肌张力低下,弹足底无反应。

工作任务:

1. 胎儿窘迫、新生儿窒息的护理评估。
2. 配合医师做好复苏及护理工作。
3. 体现抢救过程中的专业素养及团队合作精神。

第一节 胎 儿 窘 迫

胎儿窘迫(fetal distress)是指胎儿在宫内由于急、慢性缺氧而危及胎儿健康和生命的综合症状。可分为急性胎儿窘迫和慢性胎儿窘迫,急性胎儿窘迫以临产过程多见,慢性胎

儿窘迫可发生在妊娠晚期,且可延续至临产并加重。

引起胎儿窘迫的原因:①产科因素包括前置胎盘、胎盘早剥、胎膜早破、羊水过多或多胎妊娠等,产程延长、急产、不协调性子宫收缩、缩宫素及麻醉剂使用不当;②妊娠合并症、并发症因素包括妊娠合并心脏病、慢性肾脏疾病、重度贫血、妊娠期高血压疾病、糖尿病;③胎儿因素包括胎儿畸形、胎儿严重先天性心脏病、母儿血型不合致溶血、胎儿宫内感染;④脐带因素包括脐带绕颈、脐带打结、脐带脱垂等。

胎儿窘迫的主要病理生理变化是胎儿缺血、缺氧,体内代谢产物蓄积,引起酸中毒,致胎儿脑、心肌损害,胎粪吸入,表现为胎心率及胎动异常。

【护理评估】

(一)健康史

了解孕妇的年龄、胎产次、既往生育情况,有无严重心肾疾病、糖尿病、贫血等;本次妊娠有无前置胎盘、胎盘早剥、胎膜早破;分娩时有无产程延长、急产或缩宫素及麻醉剂使用不当情况;胎儿有无严重的心血管畸形、宫内感染、母儿血型不合;有无脐带异常或胎盘功能异常。

(二)身体状况

1. 急性胎儿窘迫 多见于分娩期,以胎心率改变、胎动异常、羊水胎粪污染为主要表现。

(1)胎心率改变:胎儿早期缺氧时胎心率加速,>160 次 /min,甚至 >180 次 /min;若持续或严重缺氧则胎心率减慢,胎心率 <110 次 /min,甚至 <100 次 /min。

(2)胎动异常:在缺氧初期可出现胎儿躁动,胎动频繁,若缺氧未及时纠正或严重缺氧时则胎动减弱,次数减少,最后消失。

(3)羊水胎粪污染:胎儿缺氧导致肠蠕动增加,肛门括约肌松弛,胎粪排入羊水中致羊水污染。羊水胎粪污染分为Ⅰ度浅绿色、Ⅱ度黄绿色混浊、Ⅲ度棕黄色稠厚。

2. 慢性胎儿窘迫 常见于妊娠末期且延续至临产并加重,主要表现有胎动减少(胎动少于 10 次 /2h)或消失(通常胎动消失 24 小时后胎心音消失),胎盘功能减退,胎儿生长发育迟缓等。

知识拓展

羊水胎粪污染及处理

胎儿在宫内孕周越大羊水胎粪污染的概率越高。10%～20% 的分娩中会出现羊水胎粪污染,羊水中胎粪污染并不完全是胎儿窘迫的征象。出现羊水胎粪污染时,如果胎心监护正常,不需要进行特殊处理;如果胎心监护异常,提示存在胎儿宫内缺氧情况,可能引起胎粪吸入综合征(MAS),会造成胎儿不良结局,需紧急处理。

（三）辅助检查

1. 电子胎心监护　无胎动或宫缩时，胎心率 >160 次 /min 或 <110 次 /min，持续 10 分钟以上，无应激实验（NST）无反应型，基线变异频率 <5 次 /min，催产素激惹试验（OCT）频繁出现晚期减速、变异减速。

2. 胎盘功能检测　孕妇 24 小时尿雌三醇（E_3）连续监测急剧减少 30% ~ 40%，或于妊娠晚期连续多次测定 24 小时尿 E_3 值 <10mg/L，提示胎盘功能低下。

3. 胎儿血气分析　胎儿头皮血 pH 值 <7.20，提示胎儿酸中毒。

4. 胎儿生物物理评分　满分 10 分，5 ~ 6 分为可疑缺氧，≤4 分提示胎儿缺氧。

5. 胎儿多普勒超声血流检查　S/D 比值增大，提示胎盘灌注不足，胎儿有缺氧的风险。

（四）心理-社会状况

孕产妇及家属因胎儿窘迫而危及生命导致焦虑、恐惧，对需要手术结束分娩表现出忧虑、无助。若胎儿不幸死亡，家属可能会产生否认、愤怒、抑郁的情绪。

（五）治疗要点

1. 急性胎儿窘迫　积极寻找原因，提高母体血氧含量，改善胎儿缺氧，若处理无效，尽快终止妊娠，做好新生儿抢救准备。

2. 慢性胎儿窘迫　进行严密的胎儿监测，结合孕周、胎儿成熟度及窘迫的程度进行处理。

【常见护理诊断 / 问题】

1. 胎儿气体交换受损　与胎儿的供氧供血不足有关。

2. 焦虑　与孕产妇担心胎儿或新生儿生命健康有关。

3. 预感性悲哀　与胎儿可能死亡有关。

【护理目标】

1. 胎儿缺氧状况得到纠正，胎心率恢复正常。

2. 孕产妇能控制焦虑，配合治疗及护理。

3. 孕产妇及家属能接受胎儿可能死亡的现实。

【护理措施】

（一）缓解胎儿缺氧

嘱孕妇取左侧卧位，同时面罩给氧，每分钟流量 10L。间断给氧，给氧 30 分钟间隔 5 分钟，反复进行。在第二产程由于强烈的阵发性宫缩存在，可低流量持续给氧。

（二）密切监护

临产初期每 15 分钟听诊胎心音 1 次，也可用胎心电子监护仪观察胎心率变化，并做好记录；对慢性胎儿窘迫者密切监测胎盘功能，以便积极采取相应措施。

（三）治疗配合

1. 终止妊娠　如宫口开全，胎儿双顶径已达坐骨棘平面以下，应尽快阴道助产结束分娩;若因使用缩宫素导致胎儿窘迫,停止使用,病情紧迫者立行剖宫产结束分娩,协助做好术前准备。

2. 做好新生儿抢救和复苏的准备。

(四)心理护理

将胎儿的情况告知孕产夫妇,并做好解释工作,告知治疗措施及可能出现的后果,帮助做好面对现实的心理准备,从而减轻焦虑情绪。对于胎儿不幸死亡的父母,给予仁爱之心关怀,帮助服务对象找到适合自己减轻压力的方法,鼓励他们诉说悲伤,陪伴并提供支持。

(五)健康指导

加强产前检查,积极治疗妊娠合并症、并发症;指导孕妇休息时采取左侧卧位,改善胎盘血供,教会孕妇数胎动并记录,发现异常及时就诊。临产后加强产程的自我监护,发现胎动异常及时报告医护人员,积极配合治疗。

【护理评价】

1. 胎心率是否恢复正常,达到 110~160 次/min。

2. 孕产妇焦虑情绪是否减轻,积极主动配合治疗和护理。

3. 孕产夫妇是否接受了胎儿死亡的事实。

第二节　新生儿窒息

新生儿窒息(neonatal asphyxia)是指新生儿出生后 1 分钟无自主呼吸或未建立规律性呼吸而导致低氧血症和混合性酸中毒及全身多脏器损伤。本病是造成新生儿死亡和儿童伤残的重要原因之一,可能遗留不同程度的神经系统后遗症。

常见病因:①胎儿窘迫未得到及时纠正;②呼吸中枢受抑制或呼吸道阻塞;③早产儿、巨大儿、宫内感染、某些先天畸形等。

主要病理生理改变:①窒息时胎儿向新生儿呼吸、循环转变受阻,加重组织缺氧、缺血、酸中毒,导致不可逆的多器官缺氧缺血损伤;②窒息时各器官缺血,导致各脏器受损;③呼吸暂停;④低氧血症、混合性酸中毒、糖代谢紊乱、高胆红素血症、低钠血症和低钙血症。

【护理评估】

(一)健康史

评估产妇是否为高危妊娠,妊娠期、分娩期是否存在胎儿窘迫;临产后是否有诱发胎儿窘迫的因素,如:使用了麻醉剂、镇静剂或催产剂等药物,或手术产、滞产等;是否为早产、先天畸形及宫内感染等。

(二)身体状况

1. 新生儿窒息程度判定　阿普加评分是临床上评价新生儿窒息程度常用而简易的

方法。内容包括呼吸、心率、皮肤颜色、肌张力及喉反射。正常在8~10分,轻度窒息4~7分,重度窒息0~3分。生后1分钟评分可判断新生儿窒息程度,而5分钟及10分钟评分则可用于判断复苏的效果和预后。新生儿阿普加评分内容及标准(详见第五章 第五节 产程护理 表5-1)。

知识拓展

新生儿窒息的诊断标准

2013年中国医师协会新生儿专业委员会制订了新生儿窒息诊断和分度标准建议:①产前具有可能导致窒息的高危因素;②出生时有严重呼吸抑制、至生后1分钟仍不能建立有效自主呼吸且阿普加评分≤7分,包括持续至出生后5分钟仍未建立有效自主呼吸且阿普加评分≤7分或出生时阿普加评分不低,但至出生后5分钟降至≤7分者;③脐动脉血pH值<7.15;④排除其他引起低阿普加评分的病因,如呼吸、循环、中枢神经系统先天性畸形,神经肌肉疾患,胎儿失血性休克,胎儿水肿,产妇产程中使用大剂量麻醉镇痛剂、硫酸镁引起的胎儿被动药物中毒等。

以上②~④为必要条件,①为参考指标。

2. 并发症 窒息引起的缺氧、缺血将造成多器官的损伤,甚至发生功能衰竭。
(1)心血管系统:缺氧缺血性心肌损害、持续性肺动脉高压、心源性休克和心力衰竭。
(2)呼吸系统:胎粪吸入综合征、呼吸窘迫综合征及肺出血等。
(3)泌尿系统:肾功能不全、急性肾小管坏死、肾静脉血栓等。
(4)中枢神经系统:主要是缺氧缺血性脑病和颅内出血。
(5)消化系统:应激性溃疡、坏死性小肠、结肠炎等。
(6)代谢方面:低血糖,电解质紊乱(如低钠血症和低钙血症)。此外,缺氧还导致黄疸加重及时间延长,甚至发生DIC等。

(三)辅助检查

血气分析估计新生儿缺氧程度。根据病情需要还可测血糖、血电解质、血尿素氮及肌酐等生化指标。必要时做头颅B超、CT可评估颅内出血情况。

(四)心理-社会状况

新生儿窒息可能威胁患儿生命,部分患儿可遗留后遗症。家长表现出担忧、焦虑、恐惧的心理,也可能因情绪激动导致纠纷。注意评估家长对新生儿所患疾病及其预后的了解程度,对可能留下的后遗症的接受程度。评估家庭经济状况和应对能力。

(五)治疗要点

1. 预防和积极治疗妊娠合并症及并发症。

2. 有胎儿窘迫者,娩出前即应做好充分的复苏准备,包括人员、设备、物品等。

3. 窒息复苏时采用 ABCDE 复苏方案。

4. 复苏后积极监测生命体征及评估窒息所致的各器官系统损伤,防治并发症,维持内环境稳定。

【常见护理诊断/问题】

1. 气体交换受损　与呼吸道内存在羊水、气道分泌物有关。

2. 体温过低　与缺氧及保暖不足有关。

3. 潜在并发症:吸入性肺炎、颅内出血、缺氧缺血性脑病等。

4. 焦虑　与家长担心患儿病情危重、预后不良有关。

【护理目标】

1. 新生儿复苏成功。

2. 生命体征平稳,不发生低体温。

3. 并发症不发生或降至最低。

4. 家长情绪稳定,积极配合完成治疗护理及早期的康复训练。

【护理措施】

(一)复苏程序

新生儿窒息由新生儿科及产科医师、护士及麻醉师共同协作进行复苏。严格按照 A→B→C→D 步骤进行,顺序不能颠倒,同时严密心电监护。其中 A、B、C 三步最重要,A 是根本,B 是关键,E 贯穿于整个复苏过程。

1. A(airway)清理呼吸道　①保温:新生儿娩出后用预热的干毛巾裹住,立即放置在预热的远红外辐射保暖台上,擦干全身,减少散热。②安置体位:仰卧位,肩部用布卷垫高 2~3cm,使新生儿头部轻微仰伸。③立即吸净口、咽、鼻腔黏液,每次吸引时间不超过 10 秒,吸引器负压不超过 100mmHg,先吸口腔,再吸鼻腔,动作轻、快、准,防止损伤气道黏膜。

2. B(breathing)建立呼吸　①触觉刺激:拍打足底和摩擦新生儿背部促使建立自主呼吸。经触觉刺激后出现正常呼吸,心率 >100 次/min,肤色红润或仅手足青紫可观察。②正压通气:经触觉刺激无自主呼吸建立或心率 <100 次/min,应立即用复苏器在氧饱和度仪的监测下正压通气。面罩应密闭遮盖下颌、口鼻,但不盖住眼睛,通气频率为 40~60 次/min,吸呼比 1:2,通气压力需要 1.96~2.45kPa(1cmH$_2$O=0.098kPa),少数病情严重的刚出生的新生儿可用 2~3 次 2.94~3.92kPa(30~40cmH$_2$O)压力通气。30 秒后再评估,如心率 >100 次/min,出现自主呼吸可予以观察;如无规律性呼吸,或心率 <100 次/min,须进行气管插管正压通气。

3. C(circulation)维持循环　有效正压通气 30 秒后,心率 <60 次/min 或心率在 60~80 次/min 不再增加,在气管插管正压通气同时应进行胸外心脏按压,胸外心脏按压与正压通气的比例为 3:1,给氧浓度增加至 100%。采用双手拇指法或中、示指法按压,按

压部位为新生儿胸骨体下 1/3 处,按压 90 次 /min,按压深度为胸廓前后径的 1/3。按压有效时可摸到股动脉搏动,胸外心脏按压 30 秒后评估心率恢复情况。

4. D(drug)药物治疗 ①肾上腺素:胸外心脏按压 45～60 秒,心率仍 <60 次 /min,遵医嘱给予 1∶10 000 肾上腺素静脉或气管内给药,首选脐静脉给药,用量 0.1～0.3ml/kg,气管内用量 0.5～1.0ml/kg,必要时 3～5 分钟后可重复。②扩容剂:推荐生理盐水,首次剂量 10ml/kg,经脐静脉或外周静脉 5～10 分钟缓慢推入,必要时可重复扩容 1 次。③纠正酸中毒。

5. E(evaluation)评估 此步骤贯穿于整个复苏过程,并遵循:评估→决策→措施,循环往复,直至复苏结束。

(二)保温

产房室温设置 25～28℃,预热辐射保暖台,足月儿设置温度 32～34℃或腹部体表温度 36.5℃,早产儿根据中性温度设定。用预热的干毛巾裹住新生儿放置在预热的远红外辐射保暖台上,注意头部擦干和保暖。整个复苏及护理过程中注意患儿的保温,病情稳定后置于暖箱中保暖,患儿肛温维持在 36.5～37.5℃。

(三)复苏后监护和转运

复苏后新生儿可能发生多器官功能损害,监测体温、呼吸、心率、血压、尿量、肤色等,注意有无窒息所致的各系统症状、早期发现并发症,及时报告医师并做好相关记录。转运过程中注意保温及监护。

(四)心理护理

耐心细致地向家长介绍患儿目前的病情和可能的预后;多与家长沟通,了解家长的心理需求,适时地给予安慰,减轻家长的恐惧和焦虑,取得家长最积极的配合,同时给予产妇心理疏导。

(五)健康指导

向家长介绍有关的医学基础知识,让家长理解患儿病情及治疗过程,促进父母角色的转变。对恢复出院的患儿,应指导家长做好居家照顾及定期复查,及时发现异常情况并积极进行早期干预,培训家长早期康复的方法,促进患儿康复。

【护理评价】

1. 患儿呼吸道是否通畅、缺氧是否得到改善。

2. 患儿生命体征是否恢复正常。

3. 患儿是否发生并发症,并发症的发生率是否降到最低。

4. 家长是否了解疾病的相关知识,情绪是否稳定,是否积极配合治疗和护理。

第三节　新生儿缺氧缺血性脑病

新生儿缺氧缺血性脑病(neonatal hypoxic ischaemic encephalopathy,NHIE)是由于各

种围生期因素引起的缺氧和脑血流减少或暂停而导致的胎儿和新生儿脑损伤,是新生儿窒息后的严重并发症。病情重,病死率高,少数幸存者可产生永久性神经功能障碍,如智力低下、癫痫、脑性瘫痪等。

引起新生儿缺氧缺血性脑病的病因主要有:①新生儿窒息;②反复呼吸暂停;③严重呼吸系统疾病;④心跳暂停或严重的心动过缓;⑤重度心力衰竭或周围循环衰竭等。其中新生儿窒息是最主要的病因。

新生儿缺氧缺血性脑病的病理生理改变为:①脑血流改变;②脑血管自主调节功能障碍;③脑组织无氧酵解增加,组织中乳酸堆积,能量产生急剧减少,最终能量衰竭,导致脑细胞坏死;④病理学改变,足月儿主要表现为脑灰质梗死,早产儿主要表现为脑室周围白质软化和脑室周围 – 脑室内出血。

【护理评估】

(一)健康史

评估胎儿在母体内有无胎儿窘迫的病史,胎儿出生时有无产程过长、羊水污染及新生儿窒息,出生后有无先天性心脏病、肺透明膜病、胎粪吸入综合征等严重疾病。

(二)身体状况

身体状况主要表现为意识障碍,肌张力及原始反射改变,惊厥,颅内压增高等,严重者可出现中枢性呼吸衰竭。临床根据病情不同可分为轻、中、重三度(表14–1)。

表14–1　新生儿缺氧缺血性脑病的临床分度

分度	轻度	中度	重度
意识	过度兴奋、激惹	嗜睡,反应迟钝	昏迷
肌张力	正常或稍增加	减低	松软
惊厥	一般无,可有肌阵挛	常有	频繁或持续状态
吸吮反射	正常	减弱	消失
拥抱反射	活跃	减弱	消失
瞳孔	正常	缩小,对光反射迟钝	不等大或扩大
中枢性呼吸衰竭	无	有	明显
病程及预后	症状在24h内最明显,72h消失,预后良好	症状在72h内最明显,14d内消失,可能有后遗症	症状可持续数周,病死率高,存活者多数遗留后遗症

(三)心理 – 社会状况

评估家长对本病的临床表现、治疗及预后等的认知程度,重症患儿的家长是否因患儿可能出现严重神经系统后遗症而表现出焦虑、悲伤、沮丧等。家长是否愿意配合各种治疗及护理措施。了解家庭经济状况及家庭成员是否互相支持。

（四）辅助检查

CT有助于了解颅内出血的部位和程度，磁共振成像（MRI）是确定病变的部位、范围、判定病变程度及评价预后的重要手段。脑电图可显示低电压、痫样放电、等电位等改变。

（五）治疗要点

1. 支持疗法　选择适当的供氧方法，改善通气，保持$PaO_2>60\sim80mmHg$，$PaCO_2$及pH值正常，纠正酸中毒及低血糖，维持正常心率及血压，控制输液量为生理需要量。

2. 控制惊厥　首选苯巴比妥，顽固性惊厥可加用地西泮或水合氯醛，两药合用时应注意呼吸抑制的可能。

3. 降低颅内压　首选呋塞米静脉推注。如效果不好，可加用20%甘露醇。不主张使用糖皮质激素。

4. 亚低温治疗　包括全身降温和选择性头部降温，亚低温有效的神经保护时间窗应是缺氧缺血损伤6小时内。

【常见护理诊断/问题】

1. 低效性呼吸形态　与缺氧缺血致呼吸中枢损害有关。

2. 潜在并发症：颅内压增高、中枢性呼吸衰竭。

3. 有失用性综合征的危险　与缺氧缺血导致的后遗症有关。

【护理目标】

1. 不发生中枢性呼吸衰竭。

2. 生命体征平稳。

3. 减少后遗症发生概率。

【护理措施】

（一）改善缺氧状态

及时清除呼吸道分泌物，保持呼吸道通畅。选择合适的给氧方式，根据患儿缺氧情况，可给予鼻导管吸氧或头罩吸氧，如不能改善缺氧，可考虑气管插管及机械辅助通气。

（二）监护

保持患儿安静，尽量减少刺激，密切监护患儿的呼吸、心率、血压、血氧饱和度等。注意患儿意识、瞳孔变化、前囟张力、肌张力及有无惊厥、呼吸暂停等症状。发现异常及时报告医生，协助医生急救处理。

（三）亚低温治疗的护理

1. 降温　亚低温治疗时采用循环水冷却法进行选择性头部降温，起始水温保持在10~15℃，直至体温降至35.5℃时开启身体保暖，头部采用覆盖铝箔的塑料板反射热量。脑温下降至34℃时间应控制在30~90分钟。

2. 维持　使头颅温度维持在34~35℃，由于头部的降温，体温亦会相应地下降，可给予新生儿辐射保暖台保暖，维持皮肤温度在35~35.5℃，否则易引起新生儿寒冷损伤综合征。保暖的同时注意保证亚低温的温度要求，给予患儿持续的肛温检测，维持肛温在

35.5℃左右。

3. 复温　亚低温治疗结束后,必须给予复温。复温宜缓慢,时间>5小时,复温过程中监测体温,保证体温上升速度不高于每小时0.5℃,避免快速复温引起的低血压。体温恢复正常后,须每4小时测体温1次。

4. 监测　在进行亚低温治疗的过程中,给予持续的动态心电监护,监测肛温、呼吸、血压、心率、血氧饱和度,同时观察患儿的面色、反应、末梢循环等情况,监测24小时液体出入量并记录,如出现异常情况及时报告医生。

（四）心理护理

耐心地向家长介绍患儿目前的病情和可能出现的后遗症;给予家长安慰及心理支持,减轻家长的焦虑情绪。

（五）健康指导

对疑有功能障碍者,将其肢体固定于功能位,指导家长早期给予患儿动作训练和感知刺激的干预措施,促进脑功能的恢复。向家长耐心解释病情,以获得家长理解及配合,指导家长掌握康复措施并定期随访。

【护理评价】

1. 患儿是否能维持有效的呼吸,缺氧是否得到改善。
2. 患儿生命体征是否维持稳定,并发症的发生率是否降到最低。
3. 患儿亚低温治疗过程是否顺利。

第四节　新生儿产伤

产伤是指新生儿在分娩及复苏过程中发生的机械性损伤。临床上产伤的高危因素包括急产、产程延长、胎位不正、巨大儿及产妇产道异常等,也与产科手术及分娩过程处置不当有关,因此,产科工作者应具有高度的责任感,提高助产技术和重视产前检查,尽量避免产伤发生。

一、锁骨骨折

（一）疾病概要

锁骨骨折是产伤性骨折中最常见的一种,与出生体重、分娩方式及胎儿娩出方位有关,多见于巨大儿、肩难产,自然分娩也可发生。锁骨骨折多发生在锁骨中外1/3交界处,与此处相对较细,无肌肉附着的解剖特点有关。

部分患儿无明显症状,常被忽略,部分患儿可见局部肿胀、压痛、上肢活动减少或被动活动时哭闹。骨折处可扪及骨摩擦感,患侧拥抱反射减弱或消失,1~2周后甚至可扪及骨痂硬块。辅助检查X线、CT或MRI有助于骨折的诊断。一般不需治疗。

（二）护理要点

1. 患肢护理 ①固定患肢可将患侧上臂固定于躯干上，使患侧手部到达对侧锁骨的水平，一般经固定 2 周后可愈合；②指导产妇采用环抱式或健侧卧位姿势进行喂奶；③注意观察局部有无肿胀、压痛及患侧肢体的血液循环情况。

2. 心理护理 向家长说明患儿病情，争取其配合治疗及护理。在护理过程中做好解释工作，使家长了解大部分锁骨骨折患儿预后较好，不会留下后遗症。

3. 健康指导 教会家长帮助患儿进行功能锻炼，促进患儿康复。加强对妊娠合并糖尿病、体重增长过快及超声提示胎儿过大的孕妇行饮食管理。及时筛查巨大儿、胎位不正，必要时采取剖宫产。正确处理产程，熟练掌握助产技术，提高接生技巧，切忌暴力牵引。

二、臂丛神经损伤

（一）疾病概要

臂丛神经损伤是新生儿出生时因臂丛神经受压或撕裂引起上肢的部分性或完全性迟缓性瘫痪。肩难产和臀位分娩是臂丛神经损伤的主要原因，发生机制为臂丛神经过度牵拉受损。表现为上肢下垂，上臂内旋内收贴胸，肘部不能弯曲，可伴有前臂小肌群瘫痪。治疗原则为根据患儿的情况实施保守或手术治疗。

（二）护理要点

1. 患肢护理 促进功能恢复保持患肢呈松弛状态，将患臂置于外展、外旋、肘部屈曲位，固定上肢，神经水肿消退后遵医嘱开始做按摩及被动运动，防止肌肉萎缩。

2. 心理护理 向家长介绍患儿病情及预后，减轻家长焦虑，树立其治愈的信心。

3. 健康指导 指导家长保护患儿的患肢，教会家长被动运动的方法，鼓励其积极配合并参与患儿治疗，促进患儿康复。

章末小结

本章学习重点是胎儿、新生儿常见疾病的护理，按护理程序能完成对患病新生儿的护理评估、列出常见护理诊断／问题、实施护理措施。学习难点为新生儿窒息及新生儿缺氧缺血性脑病的护理评估、护理措施。在学习过程中注意新生儿窒息及新生儿缺氧缺血性脑病的分度，新生儿窒息的复苏程序。在护理实施过程中，应具有高度的职业责任感，关心、关爱新生儿，充分理解支持家长；对新生儿的护理、家长的心理护理及健康指导应注重科学性；各项护理措施应规范、有效，按预期目标及时完成护理评价，提高运用知识解决问题的能力。

（曾 嵘）

1. 吴女士,36 岁。妊娠 36 周,产前胎心监护,提示频发晚期减速。

请问:

（1）胎心监护出现晚期减速应考虑胎儿发生了什么情况?

（2）根据目前的情况,护士应立即采取哪些护理措施?

2. 新生男婴,足月产,出生后 1 分钟,四肢皮肤青紫,呼吸浅且不规则,心率 80 次/min,四肢松软,弹足底无反应,喉反射消失。

请问:

（1）该男婴阿普加评分是几分? 属何种窒息程度?

（2）根据目前的情况,护士应立即采取哪项护理措施?

3. 新生女婴,早产,出生时中度窒息,出生 1 天后出现惊厥,嗜睡,反应迟钝,前囟饱满,吸吮反射、拥抱反射减弱,肌张力降低。

请问:

（1）该女婴发生了什么情况?

（2）根据目前的情况,护士应采取哪些护理措施?

第十五章 ｜ 母婴常用手术护理

学习目标

1. 具有与患者换位思考的意识,尊重关爱患者。
2. 掌握母婴常用手术的适应证、禁忌证。
3. 熟悉母婴常用手术的操作护理要点。
4. 了解母婴常用手术所需准备的物品及用途,母婴常用手术的操作流程。
5. 学会母婴常用手术护理技能。

工作情景与任务

导入情景:

刘女士,30岁。初产妇,妊娠39周,临产,分娩过程中行会阴后-侧切开术。

工作任务:

(1)母婴护理从业人员应具备的职业素质。

(2)手术前准备、手术中配合。

(3)做出会阴后-侧切开术后的护理计划。

第一节 会阴切开、缝合术护理配合

【适应证】

1. 初产妇需产钳助产、胎头吸引、臀位助产者。
2. 需缩短第二产程者,如妊娠高血压、妊娠合并心脏病、胎儿宫内窘迫等。
3. 初产妇会阴部坚韧,有发生严重裂伤可能者。
4. 预防早产儿因会阴阻力引起的颅内出血。

【术前准备】

1. 用物准备　会阴切开包1个,内有会阴切开剪1把、血管钳2把、20ml注射器1个、长穿刺针头1个、弯止血钳4把、巾钳4把、持针器1把、圆针1~2个、三角针1~2枚、治疗巾4块、纱布10块、1号丝线1团、0号肠线1支或可吸收线1根;2%利多卡因1支,0.1%聚维酮碘溶液等。

2. 术前核对　术前需核对产妇的姓名及术式,向产妇及家属解释操作目的,取得配合。

【手术步骤】

会阴切开、缝合术是最常用的产科手术。临床常用会阴后－侧切开缝合和会阴正中切开缝合两种术式(图15-1、图15-2)。通常采用阴部神经阻滞麻醉或局部皮下浸润麻醉。

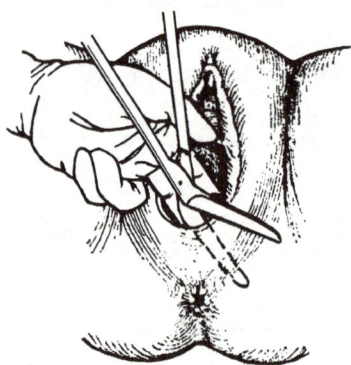

图 15-1　会阴后－侧切开

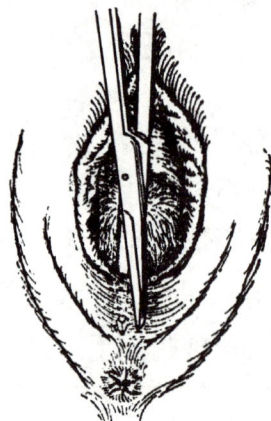

图 15-2　会阴正中切开

1. 会阴后－侧切开缝合术　常规消毒会阴部并铺无菌巾;待麻醉起效后,左手示指、中指置于胎先露与阴道左侧后壁之间,既可保护胎儿先露部又可起到指示切口的作用;右手持会阴切开剪在会阴后联合正中偏左0.5cm处,与正中线呈45°角(会阴高度膨隆时可呈60°角),在宫缩时剪开皮肤及阴道黏膜,切口大小依需要而定,一般长约3~5cm。纱布压迫止血并结扎小动脉;胎盘娩出检查软产道无裂伤后,阴道内放置带尾线纱布。检查会阴切口,寻找阴道黏膜顶端,以0号或1号肠线自切口上方0.5~1cm处连续缝合,皮肤及皮下组织用丝线缝合。最后取出带尾线纱布,肛诊检查确定无肠线穿透肠黏膜、无阴道后壁血肿。

2. 会阴正中切开缝合术　常规消毒会阴部并铺无菌巾;于胎头着冠时迅速沿会阴正中向下做2~3cm切口,切开后立即保护会阴;待胎盘娩出,检查软产道无损伤后,按解剖层次缝合。肛诊确定无肠线穿透肠黏膜、无阴道后壁血肿。

【术中配合】

1. 密切观察产程进展,掌握时机,协助医师进行会阴切开。

2. 密切观察产妇一般状态,与产妇进行及时有效沟通,缓解产妇恐惧心理。

3. 协助医师进行缝合。缝合时需注意组织层次准确、皮肤对合整齐、松紧适宜,不留死腔。

234

4. 仔细检查物品、器械数量，无误后将产妇转至观察室。

【术后护理】

1. 取健侧卧位，保持局部清洁干燥。每日会阴擦洗2次，大、小便后及时清洗会阴。若切口肿胀明显，可选用50%硫酸镁湿热敷，配合局部理疗，促进伤口愈合。

2. 多摄入粗纤维食物，养成规律的排便习惯，多补充水分，以避免便秘。

3. 密切观察切口情况，有无红肿、渗出、硬结等，若有异常及时通知医师尽早处理。

4. 会阴后–侧切开于术后第5天拆线，正中切口于术后第3天拆线。

5. 术后6周内禁止性生活，6周后复诊；术后1个月内避免负重。

第二节　胎头吸引术护理配合

【适应证】

1. 因持续性枕横位或枕后位、轻度骨盆狭窄、宫缩乏力等原因导致第二产程延长者。

2. 产妇全身情况不宜在分娩时使用腹压者，如心脏疾病；急性或慢性肺部疾病或其他疾病导致肺功能减退；重度的肝脏、肾脏疾病，癫痫、精神分裂症等精神、神经系统疾病；产妇高热、器官衰竭等以及原发性高血压、动脉硬化等需缩短第二产程者。

3. 因妊娠期高血压疾病、过期妊娠、胎盘早剥、脐带绕颈等原因导致胎儿窘迫者。

【禁忌证】

1. 胎位异常，如额先露，面先露等。

2. 宫口未开全，胎头位置高。

3. 严重头盆不称、产道梗阻或畸形，胎儿不能经阴道分娩者。

【术前准备】

1. 用物准备　胎头吸引器1个，50ml注射器1个，止血钳1把。会阴切开缝合包1个，氧气，负压吸引器1台，吸氧面罩1个，新生儿抢救药品等。

2. 术前需核对产妇的姓名及术式，向产妇及家属解释操作目的，取得配合。

3. 协助产妇排空膀胱，取膀胱截石位。

【手术步骤】

胎头吸引术是临床常用的一种助产手术。将胎头吸引器置于胎头，形成负压后吸住胎头，通过牵引协助胎儿娩出。

1. 操作准备　常规冲洗消毒外阴并铺无菌巾，做阴道检查，了解宫颈扩张程度，胎头位置及胎膜情况，胎膜未破者，先行破膜。初产妇会阴较长或坚韧者应先行会阴切开术。阴道检查确认宫口已开全，阴道口已见胎头，胎位已明确后放置吸引器。

2. 放置方法　放置吸引器时，左手分开小阴唇，以示指、中指撑开阴道后壁，右手持涂有润滑剂的吸引器头，沿阴道后壁缓慢放入，示指、中指向外拨开阴道右侧壁，使吸引器头端滑入阴道内。随后手指撑起阴道前壁、左侧壁，使吸引器头端上缘滑入阴道，紧贴胎头。右手示指沿吸引器头端检查一周,确认宫颈和阴道组织未被夹于吸引器内。最后调整吸引器横柄与胎头矢状缝一致,作为旋转胎头方向的标志。

3. 牵引方法　吸引器放置完毕后,抽吸空气形成负压,用 50ml 注射器或用电动吸引器慢慢抽出空气,形成负压并维持,一般抽出吸引器内空气 150~180ml。在宫缩时,按胎头娩出机制牵引,使胎头俯屈、仰伸、旋转娩出。胎头娩出过程中注意保护会阴。胎头娩出阴道口后,解除负压状态,取下吸引器。

【术中配合】

1. 操作前检查吸引器有无漏气。协助医师放入吸引器。

2. 缓慢抽吸空气,一般抽取 150ml 空气,形成负压每分钟 $0.2~0.6kg/m^2$,使胎头形成产瘤后牵引。抽吸要适当,压力过大易损伤胎儿,压力不足易发生滑脱。一旦出现滑脱,须重新放置胎头吸引器,但不可超过 2 次。胎头吸引的时间不得超过 20 分钟。

3. 操作中密切观察产妇的一般状态,指导产妇积极与医师配合完成操作;观察胎心变化,若有异常及时通知医师处理。

4. 胎头娩出后取下吸引器,协助胎儿娩出,将新生儿交与助产士处理;协助医师检查软产道有无裂伤,一旦发现立即缝合。

【术后护理】

1. 产妇护理　密切观察产妇的阴道流血情况,及时询问产妇感受,如有阴道不适感应检查有无阴道血肿。一旦发生,配合医师切开血肿,寻找出血点并缝合。

2. 新生儿护理

(1) 预防颅内出血　新生儿出生后即刻给予 10mg 维生素 K_1 肌内注射。应密切观察面色、反应及肌张力,警惕颅内出血的发生。

(2) 密切观察新生儿有无头皮损伤、头皮血肿以及产瘤大小、位置。

(3) 新生儿静卧 24 小时,避免搬动,出生后 3 天内禁止洗头。

第三节　剖宫产术护理配合

【适应证】

1. 产力异常　子宫收缩乏力,发生滞产经处理无效者。

2. 产道异常　骨盆狭窄或畸形,软产道异常或阻塞。

3. 胎儿、胎位异常　胎儿宫内窘迫,巨大胎儿,连体儿,横位、臀位等。

4. 妊娠合并症及并发症　妊娠合并心脏病心功能Ⅲ~Ⅳ级,重症妊娠高血压,前置胎盘,胎盘早期剥离等。

5. 其他　高危妊娠,瘢痕子宫,生殖道修补术后,各种头盆不称等。

【禁忌证】

死胎及胎儿畸形需终止妊娠者。若孕妇的一般状态极差或有严重的内、外科合并症,需给予针对性治疗后再行剖宫产术。

【手术方式】

剖宫产术是经腹壁切开子宫娩出胎儿的手术,但不包括子宫破裂或腹腔妊娠的情况。临床常用术式有子宫下段剖宫产、子宫体剖宫产和腹膜外剖宫产三种。麻醉多采用连续硬膜外麻醉。

【术前准备】

1. 术前核对 核对产妇姓名、床号、术式及手术日期,详细解释手术目的及方法,缓解产妇及家属的焦虑情绪。

2. 产妇准备 做好术前备皮、备血、药敏试验,手术当日清晨禁食禁水(急诊者立即禁食禁水)、留置导尿等。监测母儿状况。

3. 新生儿抢救用物 吸痰器、喉镜、急救药品等。

4. 新生儿用物准备 备齐用物至手术室,包括新生儿衣被,清理呼吸道所需吸痰管或洗耳球,处理脐带所需物品(棉线、气门芯、脐带夹,血管钳,2.5% 碘酒、75% 乙醇溶液、20% 高锰酸钾溶液或 5% 聚维酮碘溶液,无菌纱布,绷带等)。

【术中配合】

(1)清理新生儿呼吸道:用吸痰管或洗耳球吸出新生儿口鼻内黏液及羊水。

(2)新生儿阿普加评分(详见第五章 第五节 产程护理)。

(3)脐带处理:新生儿娩出后,用两把血管钳在距离脐带根部 10～15cm 处夹住脐带,并于两把血管钳之间剪断脐带。75% 乙醇溶液消毒脐带根部及周围皮肤(消毒方法见脐带护理),用气门芯结扎脐带,挤出残余血液,用 5% 聚维酮碘溶液或 20% 高锰酸钾溶液消毒脐带断面,用无菌纱布覆盖后绷带包扎。

(4)其他护理:产妇进入第二产程时,助产士应预先将新生儿辐射保暖台预热。在新生儿出生后,用无菌巾擦干其全身羊水、胎脂和血迹,立即采取保暖措施,以防止机体散热过快。

脐带处理完毕后,检查新生儿身体外观各部位是否正常,若有异常,需记录。擦净新生儿足底胎脂,按足印及母亲的拇指印于新生儿出生报告单,将标明母亲姓名、床号、新生儿性别、体重、出生时间的手腕带系于新生儿右手腕,标明有相同信息的心形卡片系在衣服或包被上。将新生儿抱给母亲,让母亲确认新生儿性别,协助产妇在产后 60 分钟内首次哺乳。用抗生素眼药水给新生儿滴眼,预防眼部感染。

【术后护理】

1. 一般护理

(1)床边交班:产妇术后返回休养室时,病房护士须与手术室护士进行床边交班。内容包括手术过程、麻醉方式、术中用药情况、此时产妇的意识是否清醒、生命体征是否正常、各种管道是否通畅、腹部伤口有无渗血、子宫收缩及阴道流血情况。

(2)体位:术后取去枕平卧位,24 小时后取半卧位以利于恶露排出。

(3)休息与饮食:手术当日产妇应卧床休息,拔除尿管后应尽早下床活动。术后禁食

6～12小时后可进流食。肛门排气前禁食牛奶、豆浆,排气后可进普食。摄入高营养、高蛋白的食物,保证充足热量及液体摄入。多食汤类,如鸡汤、鱼汤等,适当补充维生素及铁剂。

2. 特殊护理 密切观察产妇的生命体征,尤其是体温及脉搏,每4小时测量一次。产后子宫复旧及恶露情况,尤其应注意子宫收缩及阴道流血情况。腹部伤口有无出血、渗出。导尿管是否通畅及尿量,详细记录,无异常情况于术后24小时拔出导尿管。

3. 心理护理 多与产妇沟通,了解术后的心理状况,发现问题及时疏导。

4. 健康指导 ①指导母乳喂养及新生儿护理;②产后禁止性生活6周,6周后到医院复查,生殖器官恢复方可性生活;③产后严格避孕2年。

第四节 新生儿气管插管护理配合

新生儿气管插管是新生儿心肺复苏的重要措施,将特制的气管导管通过口腔或鼻腔插入气管内,从而达到迅速开放气道的目的。新生儿气管插管不仅能解除气道内的阻塞,提供有效通气,还可以通过导管进行气管内给药。

【适应证】

1. 新生儿窒息需心肺复苏。

2. 新生儿胎粪吸入致气道阻塞的抢救。

3. 各种原因所致呼吸衰竭等情况。

【手术步骤】

1. 预热 用38℃的无菌温水加热气管导管,与新生儿体温接近。

2. 新生儿体位 肩下垫软垫,使头部后仰,减少口、咽、喉及气管的弯度,必要时可用环形枕头于枕部固定,切忌头部极度后仰。

3. 气管插管 操作者将喉镜从口腔右侧插入,将舌向左移,推进喉镜。见悬雍垂和会厌后,操作者校正姿势,立于患儿头端,固定患儿头部,暴露声门后插入气管导管,固定导管;口唇外留2～4cm,其余部分剪除,撤出喉镜。

【术前准备】

1. 用物准备 气管导管、喉镜、简易呼吸机、新生儿面罩、吸痰器、新生儿吸痰管、生理盐水、胶布等。

2. 术前交代 操作前与家属沟通,解释操作目的,取得家属配合。

【术中配合】

1. 协助医师将新生儿移至床边摆好体位。

2. 若有留置胃管需先行拔除,吸净口腔、鼻腔及咽喉部分泌物。待气管插管后再放置胃管。

3. 术中协助医师固定新生儿体位,待导管插入后连接简易呼吸机和新生儿面罩加压给氧。

4. 医师调整好导管位置后,胶布固定。

5. 协助新生儿取舒适体位。

6. 术中观察新生儿的皮肤颜色、心率,若有发绀、心动过缓,需改用气囊加压给氧,症状缓解后再继续插管。

【术后护理】

1. 病情观察 监测生命体征,精神状态,皮肤颜色。严格执行无菌操作预防感染。

2. 插管期间护理 每日口腔护理2次,固定气管导管位置,确保管道通畅,测量并记录口唇外导管长度。

3. 拔管时护理 先吸氧2分钟,吸尽口腔、鼻腔、咽喉部及气管内分泌物,将吸痰管置于气管插管最深处,边拔管边吸痰,防止拔管时误吸。

4. 拔管后护理 立即给予吸氧,严密观察生命体征、口唇及面色、监测血氧饱和度,注意有无鼻翼扇动、呼吸急促等缺氧现象。拔管后第一日取仰卧位,肩颈部垫一小毛巾,使头略后仰,以保持呼吸道通畅。定期翻身、拍背,及时吸痰,保持呼吸道通畅。

> **章末小结**
>
> 本章重点为会阴切开、缝合术、胎头吸引术、剖宫产术、新生儿气管插管护理配合问题,能运用护理程序对产妇进行术前准备、术中配合及术后护理。学习难点为会阴切开、缝合术、胎头吸引术、剖宫产术护理配合措施。在学习过程中,注意学会识别禁忌证,护理实施中,注意锻炼严谨的工作态度,关爱孕妇和团队合作精神。

(叶艳娜 郭玉兰)

? 思考与练习

1. 方女士,28岁。初孕妇,妊娠39周臀位,于今日行"子宫下段剖宫产术",13:00返回病房,意识清楚。

请问:

(1)责任护士指导方女士取何种体位?

(2)与手术室护士进行交接班时应着重交接哪些内容?

2. 刘女士,30岁。初产妇,妊娠40周,临产,分娩过程中行会阴后-侧切开术。

请问:

(1)术后应该取何种体位?

(2)会阴后-侧切开术后如何护理?

3. 剖宫产术后预防腹胀的饮食指导有哪些?

第十六章 母婴常用护理技术

16章 数字资源

学习目标

1. 具有健康的心理和爱岗敬业、乐于奉献的职业品格,能给予服务对象人文关怀。
2. 掌握母婴常用护理技术操作方法。
3. 熟悉母婴常用护理技术的护理要点。
4. 了解母婴常用护理技术的护理目的、适应证、禁忌证。
5. 学会母婴常用护理技术的操作技能。

工作情景与任务

导入情境:

张女士,26 岁。阴道分娩产后第 2 天,病房护士为产妇及新生儿进行产后护理。

工作任务:

1. 作为母婴护理从业人员,护士应具备的职业素质。
2. 产后外阴护理方法。
3. 护士为新生儿进行脐部护理及经皮测试胆红素值。

第一节 外阴擦洗

【护理目的】

清除会阴污垢及血迹,保持外阴清洁,使病人舒适;预防会阴伤口感染,促进愈合。

【适应证】

适用于分娩前、产褥期外阴护理、急性外阴炎、妇产科手术前准备、术后留置导尿等。

【操作方法】

1. 护士备齐用物至产妇床边,核对床号及姓名,告知本操作的目的、方法,取得产妇配合。

2. 嘱产妇排空膀胱后仰卧,脱裤暴露会阴,双腿屈膝外展。臀下铺一次性臀垫,再置便盆于臀下。

3. 进行外阴擦洗,操作者戴无菌手套,擦洗顺序:大、小阴唇→阴阜→双大腿内上1/3→会阴→近会阴侧臀部→肛门,根据操作项目及产妇局部情况确定擦洗遍数,最后用干纱布擦干。有伤口者需在擦洗后另行以伤口为中心消毒3遍。

4. 更换干净会阴垫,协助病人取舒适体位,整理床单位。

【护理要点】

1. 操作时注意保护产妇隐私,应用屏风遮挡;环境温、湿度适宜。

2. 擦洗过程中要注意观察会阴有无水肿、血肿;会阴伤口有无红肿感染及伤口愈合情况,如有异常,应及时报告医师,遵医嘱给予相应处理。

3. 外阴擦洗每日2次,至伤口拆线为止。

第二节　外阴湿热敷

【护理目的】

湿热敷可促进局部血液循环,增强白细胞的吞噬作用和组织活力,有助于脓肿局限,刺激局部组织的生长和修复。

【适应证】

适用于外阴局部水肿、血肿吸收期、会阴伤口硬结及早期感染。

【禁忌证】

不适用于外阴伤口已有脓肿形成。

【操作方法】

1. 护士备齐用物至产妇床边,核对姓名、床号,告知本操作的目的、方法,以取得产妇配合。

2. 嘱产妇排空膀胱后仰卧于床上,充分暴露外阴,臀下铺一次性臀垫。

3. 行外阴擦洗,清洁局部伤口。

4. 热敷部位先涂抹一薄层凡士林,盖上纱布,敷上热敷溶液浸透的纱布,最外层盖棉垫保温。

5. 热敷完毕更换清洁会阴垫,整理床单位及物品。

【护理要点】

1. 操作时注意保护产妇隐私,应用屏风遮挡;环境温湿度适宜,不易过冷过热。

2. 湿热敷的面积应超过病变范围2倍。

3. 选择热源袋湿热敷时，3～5分钟更换1次热敷垫，每次15～20分钟。若选用红外线灯湿热敷，可延长更换时间至20～30分钟。

4. 湿热敷温度为41～48℃，以产妇舒适为宜，防止烫伤，对休克、昏迷及术后感觉不灵敏者应特别注意。

5. 湿热敷过程中，随时评价湿热敷效果。

第三节　外阴红外线灯照射

【护理目的】
促进外阴局部血液循环，促进水肿的消退，刺激局部组织的生长和修复。

【适应证】
适用于产后24小时以后，外阴局部水肿、会阴伤口硬结。

【禁忌证】
禁用于外阴伤口化脓者。

【操作方法】
1. 护士备齐用物至产妇床边，核对姓名、床号，告知本操作的目的、方法，以取得产妇配合。

2. 嘱产妇排空膀胱后仰卧于床上，双腿屈膝仰卧位，充分暴露外阴，臀下铺一次性臀垫。

3. 根据产妇感受调整灯头距离。照射过程中请产妇不要随便移动体位以免烫伤。

4. 照射完毕更换会阴垫，整理产妇衣裤，取舒适体位，整理好床单位。

【护理要点】
1. 外阴如有血迹或分泌物应在照射前先行外阴擦洗。

2. 操作时注意保护产妇隐私，应用屏风遮挡。环境温湿度适宜，不易过冷过热。

3. 一般照射时灯头距外阴约30～50cm，每日照射2次，每次时间为20～30分钟。

4. 照射前后均应仔细检查局部皮肤有无异常，随时询问产妇有无不适反应。

第四节　新生儿脐带护理

【护理目的】
脐带护理可保持新生儿脐带清洁、干燥，预防脐部感染。

【适应证】
适用于脐带未脱落的新生儿。

【操作方法】
1. 护士备齐用物至产妇床边，核对产妇姓名、床号、新生儿出生时间、性别，告知产妇及家属本项操作的目的、方法,取得产妇及家属配合。

2. 去除脐贴或污染纱布并检查脐带是否清洁、干燥,有无大小便污染、血渍、渗出等。

3. 棉签蘸取 75% 乙醇溶液由脐轮周围皮肤环形擦拭,然后用 0.5% 聚维酮碘溶液消毒未脱落的脐带。

4. 消毒后用无菌纱布覆盖脐带,固定。

5. 整理新生儿衣物及包被,整理床单位。

【护理要点】

1. 一般选择在新生儿沐浴后进行脐带护理。在消毒前需用无菌干棉签蘸干脐轮周围水渍。

2. 消毒前观察脐部有无异常分泌物,有无出血、渗血、皮肤红肿等异常情况。

3. 脐带消毒时应采用环形消毒,由内向外(由脐带根部向周围皮肤),不可来回擦拭。消毒时不要用力拉动脐带。

4. 脐带脱落后,用 75% 乙醇溶液或 0.5% 聚维酮碘消毒脐窝、脐轮即可。

第五节　新生儿更换衣服及尿布

【护理目的】

保持新生儿清洁、温暖。

【操作方法】

1. 护士备齐用物至产妇床边,核对产妇姓名、床号、新生儿出生时间、性别,告知产妇及家属本项操作的目的、方法,取得产妇及家属配合。

2. 降下床挡,松解新生儿包被。

3. 脱衣裤　先脱裤子后脱衣。

4. 更换尿布　解开污染尿布,用尿布清洁部分由上向下擦净会阴及臀部;用温水清洁会阴及臀部,擦拭干净后涂鞣酸软膏,更换干净尿布。

5. 穿衣裤　先穿衣后穿裤。

6. 上提床挡,保护新生儿安全。

【护理要点】

1. 关闭门窗,保持室温在 26～28℃。

2. 动作轻柔,注意保护新生儿。

3. 为新生儿穿衣时要将新生儿手指全部握住,避免误伤。

4. 新生儿尿量少、次数多,每次尿湿后应及时更换。更换新尿布前必须洗净擦干新生儿臀部。

5. 尿布前端应保持在脐部以下,以免尿液污染,引起感染。

6. 哺乳结束不宜立即更换尿布,易引起溢乳。

第六节　新生儿足跟采血

【护理目的】

重点筛查新生儿代谢性疾病。

【适应证】

通常用于筛查苯丙酮尿症、筛查红细胞葡糖 -6- 磷酸脱氢酶缺乏症、先天性甲状腺功能减退。

【操作方法】

1. 护士备用物至产妇床边,核对产妇姓名、床号、新生儿出生时间、性别,告知产妇及家属本项操作的目的、方法,取得产妇及家属配合。

2. 新生儿取平卧位,双足裸露。

3. 护士无菌操作,在新生儿足跟内或外侧缘确定一点,用 75% 乙醇溶液消毒 3 遍(范围不小于 5cm),取采血针垂直刺入(深度 <3mm),挤出并收集第 2 滴血,用滤纸片共收集 3 个血斑(每个直径 >8mm),采血后局部用棉签压迫止血,滤纸片阴凉干燥后送检。

4. 整理用物后洗手,核对采血卡信息后签字。

【护理要点】

1. 采血时间　正常新生儿出生后 72 小时至 7 天,新生儿有异常情况者可延迟采血,但不超过出生后 20 天。

2. 新生儿足跟采血部位仅限于足跟内、外侧缘,位置偏移有可能损伤神经、肌腱及软骨。

3. 滤纸正反面血斑一致,无渗血环及污染。

4. 动作轻柔,避免刺激或损伤新生儿。

第七节　新生儿听力筛查

【护理目的】

及时发现新生儿听力障碍或听力损失,早期干预,促进其语言发育。

【操作方法】

1. 护士备好听力筛查仪器至产妇床边,核对产妇姓名、床号、新生儿出生时间、性别,告知产妇及家属本项操作的目的、方法,取得产妇及家属配合。

2. 适当清洁新生儿外耳道。

3. 将仪器探头分别放置新生儿两耳外耳道,仪器自动得出结果。

【护理要点】

1. 选择安静环境,环境噪声低于 45 分贝。

2. 新生儿生后 48 小时且处于安静或自然睡眠状态。

3. 动作轻柔,避免刺激或损伤新生儿。

4. 初筛结果未通过的新生儿在生后 42 天需进行复筛。

第八节　新生儿经皮测胆红素法

【护理目的】

测量新生儿胆红素水平。

【操作方法】

1. 护士备好经皮测胆红素仪至产妇床边,核对产妇姓名、床号、新生儿出生时间、性别,告知产妇及家属本项操作的目的、方法,取得产妇及家属配合。

2. 将仪器消毒备用。

3. 仪器开机将探头垂直紧贴新生儿皮肤按压,读取数据。

4. 分别测量新生儿额头、面颊、前胸黄疸值,取三部位测量值的平均数为最终数值,足月儿血清胆红素 <220.59μmol/L(12.9mg/dl)为生理性黄疸的界限。

【护理要点】

1. 测量前胸部位时注意保暖。

2. 结果正常与否需结合新生儿胎龄、日龄、有否高危因素。

3. 同一部位可多次测量取平均值。

第九节　新生儿辐射保暖台的使用

【使用目的】

在护理操作或抢救时,给新生儿提供温暖的环境。

【操作方法】

1. 预热模式　适用于短时间保暖新生儿,如处理脐带、穿衣包被等。调节辐射台温控开关至 30～32℃,床温传感器探头置于辐射床中央,3～5 分钟达预定温度后将新生儿置于辐射台中央。

2. 肤温模式　适用于长时间保暖新生儿,如抢救窒息新生儿。将新生儿置于辐射台中央,皮肤传感器探头紧贴新生儿脐旁 2cm 处,系统默认设置温度为 36℃,可按体重调节皮肤预定温度。

【护理要点】

1. 检查传感器探头是否暴露在远红外元件发热区内或者紧贴新生儿皮肤,根据新生儿体温的改变,及时调整辐射台温度。

2. 及时给新生儿补充水分,防止脱水。

3. 拉好床挡,避免患儿坠床。

4. 出现报警及时处理,确保其正常使用。

5. 及时消毒,定期保养。

第十节　新生儿温箱使用

【使用目的】

为低出生体重儿及异常新生儿提供一个温湿度适宜的环境,以利于其维持正常体温,提高成活率。

【操作方法】

1. 接通电源、检查仪器、清洁温箱并预热至 28～32℃,湿度调至 55%～65%,新生儿穿单衣、尿不湿放置箱内。

2. 根据其体温调节箱温,保持体温在 36～37℃。

3. 新生儿出箱后清洁消毒温箱备用。

【护理要点】

1. 护理操作尽量集中在箱内进行,减少开箱门的次数和时间。

2. 保持箱内温度稳定。

3. 保持箱内清洁,每天更换蒸馏水。

4. 出现报警及时处理,确保其正常使用。

5. 及时消毒,定期保养。

章末小结

　　本章学习重点是母婴常用护理技术操作技能,能按程序完成对产妇及新生儿的护理操作。学习难点为产妇的外阴擦洗、新生儿足跟采血法。在学习过程中注意各种操作的规范性,保护产妇及新生儿隐私,充分体现人文关怀,关心、关爱产妇及新生儿,培养学生运用知识解决问题的能力。

（张　茜　郭玉兰）

？ 思考与练习

1. 王女士,25 岁。3 天前顺产一健康男婴,今日出院。护士小张为其进行新生儿护理指导。

请说出:

（1）新生儿脐带护理时应选择哪些消毒液? 如何进行操作?

（2）如何为新生儿进行听力筛查及经皮监测黄疸?

2. 方女士,30 岁。妊娠 39 周,于昨日顺产一女婴,护士小张今晨为其进行外阴擦洗。

请说出:

(1) 外阴擦洗的步骤。

(2) 擦洗过程中如何体现对产妇的关怀?

附 录

实 训 指 导

实训 1　妊娠期常见问题护理技能

【实训目的】

1. 具有科学、严谨的工作作风和全心全意为母婴服务的工作理念。

2. 学会妊娠期常见问题的护理方法。

3. 能熟练完成妊娠期妇女常见问题的护理操作。

4. 培养提高学生将理论运用于实际的能力,能为不同妊娠时期孕妇解决实际问题。

【实训准备】

1. 教师准备　实训课内容准备,训练方法的准备、教学录像。

2. 学生准备　穿工作服,戴护士帽,全班分若干实训小组,每小组 5～10 人。

3. 用物准备　孕妇模型。

【实训学时】

2 学时。

【实训方法】

1. 教师展示本次实训课目的,提出要求:

(1)能熟练说出妊娠期常见问题有恶心、呕吐、尿频、尿急、白带增多、下肢水肿、便秘、痔疮、下肢及外阴静脉曲张、腰背痛、下肢痉挛、仰卧位低血压综合征等。

(2)能对出现的妊娠期常见问题进行正确处理,详细讲解出现问题的原因及指导实施护理措施。

(3)具有良好的语言交流和表达能力:语速音量适中,表达清晰流畅、有亲和力,能获得孕妇及家属的信任,有效解决实际问题。

(4)实施过程充分体现以"母婴为中心"的人文关怀。

2. 有条件学校可带学生进入临床见习妊娠期常见问题的护理方法。

3. 创设临床情景,进行角色扮演。

(1)依据实训小组情况,每组选择 1～2 个妊娠期常见问题。

(2)组内同学分配角色,分别扮演出现问题的孕妇、家属、护士、医师等。

(3)给同学们 10 分钟准备时间,随后每组同学轮流在实训室进行角色表演。

(4)每组推选同学进行评价。

(5)教师进行点评。

4. 实训结果

（1）根据实训项目开展情况,学生代表进行发言总结实训心得,重点交流对实训过程中人文关怀及护理实施效果的体会,可以由小组代表发言或分小组学生逐一发言。

（2）教师对本次实训情况进行归纳总结。

【实训报告】

1. 写出妊娠期常见问题及应达到的预期目标。

2. 写出实训操作过程,描述出实施过程中对孕妇的关心,注重心理护理和人文关怀,体现出以"母婴"为中心的操作理念,能为孕妇解决实际问题。

3. 学生总结实训操作并写出体会。

实训 1　妊娠期常见问题护理技能

项目 总分	项目 内容	参考技术要求	分值	参考评分标准	评分	扣分	得分
素质 要求 10分	服装 服饰	鞋帽整洁 着装符合职业要求	5	发式符合职业要求 着装规范整洁 鞋帽整洁	2 2 1		
	态度 举止	态度和蔼 举止端庄 语言流畅	5	态度和蔼 举止端庄 语言流畅	2 2 1		
妊娠期 常见问 题指导 技能 60分	知识 准备	熟练掌握妊娠期常见问题	12	说出妊娠期常见问题类型 (至少6个,每个2分)	12		
	角色 扮演	正确判断孕妇存在问题类型	8	依据孕妇的表现,准确把握问题类型	8		
		对孕妇存在问题进行讲解	20	原因叙述准确 原因叙述全面 讲解通俗易懂	6 6 8		
		对孕妇实施护理措施	20	一般护理实施有效 心理护理实施有效 正确指导预防措施	8 6 6		
实训 报告 30分	实训 目的	1. 学会妊娠期常见问题的护理方法 2. 能熟练完成妊娠期妇女常见问题的护理操作 3. 学习严肃认真、一丝不苟、全心全意为孕妇服务的工作精神	10	正确指导孕妇对妊娠期常见问题进行护理 实施过程顺利,问题得到解决 实施过程中关心关爱孕妇,获得孕妇信任	3 4 3		

项目总分	项目内容	参考技术要求	分值	参考评分标准	评分	扣分	得分
实训报告 30分	方法与结果	按实训操作过程记录	10	说出实训中为孕妇解决实际问题过程	10		
	总结	通过本次实训课学习到的技能,谈谈自己的学习体会	10	说出学到的技能 写出体会	5 5		
总分 100分							

（赖素艺）

实训 2　接产的护理配合技能

【实训目的】

1. 具有以母婴健康为中心的服务理念和细致认真的工作作风。

2. 熟练掌握外阴擦洗、消毒的顺序及方法。

3. 学会助产士接产时的护理配合。

4. 培养学生团队合作的能力。

【实训准备】

1. 教师准备　实训课内容准备,训练方法的准备,模拟产房的准备。

2. 学生准备　穿工作服,戴口罩、帽子,全班划分实训小组,每小组 3～5 人。

3. 用物准备　产妇模型、新生儿模型、产包、无菌持物钳、消毒棉球及肥皂棉球、无菌治疗巾、0.5% 和 5% 聚维酮碘溶液、温开水、冲洗壶、便盆、污物桶、手套、吸痰器、新生儿包被、衣物、手腕带、宫缩剂、常用急救药品等。

4. 环境　模拟产房按手术室的无菌要求标准设置,环境整洁、明亮,调节室内温度为 24～26℃,相对湿度为 50%～60%。

【实训学时】

1 学时。

【实训方法】

操作者衣帽整洁、洗手,备齐用物,至产床旁。核对床号、姓名,解释操作的目的和过程,以取得配合。注意屏风遮挡。

1. 模型示教

（1）产妇外阴消毒:产妇仰卧于产床上,两腿屈曲分开,臀下置便盆,垫治疗巾。

1）擦洗:用消毒肥皂棉球擦洗外阴,顺序是大阴唇→小阴唇→阴阜→大腿内上 1/3 →会阴及肛门周围。

2）冲洗：用温开水冲掉肥皂水，冲洗的顺序是从上到下，从外到内。冲洗时，用消毒棉球堵住阴道口，以防冲洗液流入阴道。用干棉球擦干。

3）消毒：取出堵在阴道外口的棉球，用0.5%聚维酮碘溶液消毒外阴2遍，消毒顺序为小阴唇→大阴唇→阴阜→大腿内上1/3→会阴及肛门周围。移去便盆和治疗巾，铺无菌巾。打开产包，准备接生。

（2）新生儿护理：新生儿娩出后迅速用无菌巾擦干全身的羊水和血迹，注意保暖。

1）清理呼吸道：用吸痰器轻轻吸出新生儿口、鼻腔黏液及羊水，保持呼吸道通畅。

2）新生儿阿普加评分：口述评分标准。

3）脐带处理：用75%乙醇溶液消毒脐带根部周围，用一把血管钳套上带线气门芯在距脐根上0.5cm处钳夹脐带，距血管钳上0.5cm剪断脐带，套入气门芯，挤出残余血液。用5%聚维酮碘溶液消毒脐带断面，干燥后用无菌纱布包盖好，再用脐带布包扎固定。

2. 分组训练　学生分组利用模型进行产妇外阴消毒、新生儿护理练习。

【实训报告】

1. 写出实训项目及目的。

2. 写出实训过程。

3. 写出实训体会。

实训2　接产的护理配合技能考核内容及标准

项目总分	项目内容	参考技术要求	分值	参考评分标准	评分	扣分	得分
素质要求10分	服装服饰	鞋帽整洁 着装符合职业要求	5	发式符合职业要求 着装规范整洁 鞋帽整洁	2 2 1		
	态度举止	态度和蔼 举止端庄 语言流畅	5	态度和蔼 举止端庄 语言流畅	2 2 1		
接产时的护理配合60分	物品准备	实训操作物品准备能力	5	实训用具准备	5		
	仿真操作	操作前与产妇的沟通能力	5	核对产妇姓名、床号 评估产妇身体状况 解释外阴消毒目的	1 2 2		
		产妇外阴消毒	25	外阴擦洗 外阴冲洗 外阴消毒	10 5 10		
		新生儿护理	25	清理呼吸道 新生儿阿普加评分 脐带处理	5 10 10		

项目总分	项目内容	参考技术要求	分值	参考评分标准	评分	扣分	得分
实训报告 30 分	实训目的	1. 学会对产妇进行外阴消毒 2. 能对新生儿评分 3. 学习严肃认真、一丝不苟、全心全意为母婴服务的工作精神	10	产妇外阴消毒 新生儿护理 操作中严肃认真、一丝不苟,关心关爱母婴	3 3 4		
	方法与结果	按实训操作流程描述	10	说出物品准备 叙述出外阴消毒、新生儿护理流程	2 8		
	总结	通过本次实训课学习到的技能,谈谈自己的学习体会	10	说出学到的技能 写出体会	5 5		
总分100 分							

(黄红芬)

实训 3　导乐陪伴分娩技能

【实训目的】

1. 具有关爱、尊重理解产妇的职业道德和严谨细心的工作作风。
2. 熟练掌握导乐球的使用。
3. 学会分娩镇痛的方法。
4. 培养学生全心全意为产妇服务的意识。

【实训准备】

1. 教师准备　实训课内容准备,训练方法的多媒体课件准备。
2. 学生准备　穿工作服,戴护士帽,全班划分实训小组,每小组约 3～5 人。
3. 用物准备　导乐球、产妇模型。

【实训方法】

1. 教师介绍本次实训课目的与要求,讲解导乐的工作内容。
2. 创设临床情景,“一对一”陪伴服务。教师扮演助产士,学生扮演产妇进行导乐工作内容示教。

(1) 导乐开始工作时间:临床提倡在产妇临产后开始导乐陪伴。

(2) 亲切交谈:了解产妇所掌握的有关妊娠和分娩的知识、减轻分娩疼痛动作的掌握情况,讲解产妇身体各个系统已为分娩做好了准备,使产妇对分娩充满信心。

(3) 指导产妇选择最舒适体位:上身直立体位引导胎儿下降;变化体位引导胎儿旋转。

(4) 指导产妇分娩镇痛

1) 导乐球的使用:①放一条热毛巾在球上,然后坐在上面,促进会阴部的放松。②双腿分开,坐在球上,慢慢旋转髋关节,前后左右摆动。利用重力和骨盆活动有助于胎儿下降和旋转,缓解宫缩的疼痛。③把分娩球放在床上或地上,用双臂环抱着分娩球,左右摇晃髋关节,这样可以缓解手腕的压力。④趴在球上,让导乐按压后背最不舒服的地方,手掌根部用力,画圈式按压,这样能有效地缓解背部疼痛。

2)呼吸法:教会产妇如何在宫缩期间分散注意力,宫缩时指导产妇深呼吸。

3)穴位按压法:合谷穴、三阴交穴位按压可以刺激宫缩而不引起额外疼痛。

4)局部按压:在宫缩时按压产妇腰背部、臀部、膝部。

5)热敷、按摩:热敷可以促进产妇的血液循环,缓解疼痛。手和足部按摩可以舒缓产妇的紧张、焦虑情绪。

(5)指导饮食:鼓励产妇进食和饮水,保持足够的营养和能量。

(6)鼓励产妇:利用胎心监护的节律声音,使产妇听到胎儿有力的胎心音加深母亲的幸福感和责任感。

3. 同学们分组角色扮演练习。

【实训报告】

1. 写出实训项目及目的。

2. 写出实训过程。

3. 写出实训体会。

实训 3　导乐陪伴分娩技能考核内容及标准

项目总分	项目内容	参考技术要求	分值	参考评分标准	评分	扣分	得分
素质要求 10分	服装服饰	鞋帽整洁 着装符合职业要求	5	发式符合职业要求	2		
				着装规范整洁	2		
				鞋帽整洁	1		
	态度举止	态度和蔼 举止端庄 语言流畅	5	态度和蔼	2		
				举止端庄	2		
				语言流畅	1		
导乐陪伴分娩技能 60分	物品准备	实训操作物品准备能力	10	实训用具准备	10		
	仿真操作	操作前与产妇的沟通能力	10	核对产妇姓名、床号	3		
				评估产妇身体状况	4		
				解释导乐陪伴目的	3		
		指导产妇选择舒适体位	5	正确指导体位	5		
		指导产妇分娩镇痛	25	导乐球的使用	5		
				呼吸法	5		
				穴位按压法	5		
				局部按压	5		
				热敷、按摩	5		
		指导产妇饮食	5	正确指导饮食	5		
		鼓励产妇	5	鼓励产妇	5		

项目总分	项目内容	参考技术要求	分值	参考评分标准	评分	扣分	得分
实训报告30分	实训目的	1. 学会导乐陪伴分娩的工作内容 2. 能指导产妇分娩镇痛 3. 学习严肃认真、一丝不苟、全心全意为产妇服务的工作精神	10	导乐陪伴分娩工作内容 分娩镇痛技能 操作中严肃认真、一丝不苟,关心关爱产妇	3 4 3		
	方法与结果	按实训操作流程描述	10	说出物品准备 叙述导乐陪伴分娩工作的内容	2 8		
	总结	通过本次实训课学习到的技能,谈谈自己的学习体会	10	说出学到的技能 写出体会	5 5		
总分100分							

（黄红芬）

实训4 产后健身操指导

【实训目的】

1. 具有以产妇健康为中心的服务理念和严肃认真一丝不苟的工作作风。

2. 熟练掌握产后健身操的动作,每节操的运动目的。

3. 学会指导产妇做产后健身操。

4. 培养学生理论联系实际、分析解决问题的能力。

【实训准备】

1. 教师准备 准备好本次课示教内容。着装整洁,适宜运动。

2. 学生准备 穿运动服装。全班划分实训小组,每小组5~8人。

3. 用物准备 硬板床或瑜伽垫。

【实训学时】

1学时。

【实训方法】

1. 教师介绍本次实训课目的与要求,讲解并演示产后健身操。

2. 学生模仿练习

（1）做操前准备活动:舒展颈部、腰部、四肢,轻微活动各个关节。

（2）学做第1~8节产后健身操(详见第六章 第四节 产后康复护理)。

（3）注意事项:做操前排空大小便;运动宜选择在餐前1小时,饱餐后不宜运动。

【实训报告】

1. 写出实训项目及实训目的。

2. 写出实训操作过程,有科学严谨的操作流程,描述出操作中对产妇的关爱。

3. 总结实训操作并写出体会。

实训4　产后健身操指导考核内容及标准

项目总分	项目内容	参考技术要求	分值	参考评分标准	评分	扣分	得分
素质要求10分	服装服饰	鞋帽整洁 着装符合职业要求	5	发式符合职业要求 着装规范整洁 鞋帽整洁	2 2 1		
	态度举止	态度和蔼 举止端庄 语言流畅	5	态度和蔼 举止端庄 语言流畅	2 2 1		
健身操指导技能60分	物品准备	实训操作物品准备能力	10	实训用具准备	10		
	仿真操作	操作前与产妇的沟通能力	10	核对产妇姓名、床号 评估产妇身体状况 解释健身操目的	3 4 3		
		指导产妇运动前的准备能力	10	指导产妇排空膀胱 正确指导体位	4 6		
		都会产妇产后健身操	30	第1~2节（每节3分） 第3~8节（每节4分）	6 24		
实训报告30分	实训目的	1. 学会做并能指导产妇做产后健身操 2. 能针对产后妇女盆底的损伤程度指导进行功能恢复训练 3. 学习严肃认真、一丝不苟、全心全意为产妇服务的工作精神	10	正确指导健身操 针对产后妇女盆底的损伤程度指导进行功能恢复训练指导 操作中严肃认真、一丝不苟,关心关爱产妇。	4 3 3		
	方法与结果	按实训操作流程描述	10	说出物品准备 叙述出健身操1~8节	2 8		
	总结	通过本次实训课学习到的技能,谈谈自己的学习体会。	10	说出学到的技能 写出体会	5 5		
总分100分					分		

（郭玉兰）

实训 5　产后康复评估技能

【实训目的】

1. 具有良好的职业素质和全心全意为母婴服务的工作精神,关心关爱产妇,体现人文关怀。

2. 熟练掌握产褥期妇女子宫底高度、骨盆、腹直肌、盆底肌力评估技能。

3. 学会监测产后妇女生殖器官康复状况,能根据评估结果进行功能恢复训练指导。

4. 培养学生分析、判断解决问题的能力。

【实训准备】

1. 教师准备　准备好本次课教学内容,着装整洁。

2. 学生准备　穿白大衣,洗手,戴帽子、口罩。全班划分实训小组,每小组 3~5 人。

3. 用物准备

(1) 实训器材:妇科检查床、妇科检查模型、骨盆、女性骨盆底模型、子宫底高度评估模型、处置车、诊查床。

(2) 实训用具:骨盆测量器、无菌弯盘 2 只,内放 0.25% 聚维酮碘棉球 3~5 个,无菌液体石蜡棉球 2 个,无菌镊子 2 把。另备橡胶单 1 块、一次性治疗巾 1 块、一次性手套 1 副。

【实训学时】

1 学时。

【实训方法】

1. 教师介绍本次实训课目的与要求,讲解并示教子宫底高度与盆底肌力评估的操作方法。

2. 创设情景,学生应用仿真模型操作。

(1) 操作前与产妇沟通:核对产妇姓名、床号;评估产妇身体状况;说明评估目的,取得产妇的理解和配合。(操作者口述)

(2) 评估操作流程

1) 子宫底高度评估:嘱产妇排空膀胱,双腿屈膝仰卧于床上,腹部袒露,检查者站在产妇右侧,右手五指并拢平放于产妇腹部轻触按子宫底的位置,以解剖标志剑突、脐窝、耻骨联合为参照,评估子宫底高度并记录。

2) 盆底肌力评估:①嘱产妇排空膀胱,双腿屈膝仰卧于检查床上,脱下一侧裤腿,臀下铺好橡胶单、治疗巾。②外阴消毒:用 1 把无菌镊夹取消毒液棉球 1 个消毒外阴,顺序:阴唇→会阴→肛门,用另 1 把镊子夹取第 2 个棉球,用第 1 把镊子从棉球下方接取进行第 2 遍消毒。③盆底肌力检测方法:戴无菌手套,右手示指、中指涂无菌液体石蜡,左手分拨小阴唇,右手示指、中指入阴道内诊,嘱产妇做紧缩阴道动作,观察收缩持续时间。④严格无菌操作,防止污物进入阴道引起感染。

3) 骨盆测量:嘱产妇排空膀胱,双腿屈膝仰卧于床上,腹部袒露,检查者站在产妇右侧。①应用骨盆模型进行测量;②学生可用角色扮演法,互测骨盆径线,练习外测量。

4) 腹直肌分离评估:嘱产妇排空膀胱,双腿屈膝仰卧于检查床上,腹部袒露,检查者站在产妇右侧,嘱产妇双手抱后枕部做仰卧起坐动作,当上身抬起时,右手三指并拢平放于产妇腹部两腹直肌中间的位置,评估两侧腹直肌间隙大小并记录。

【**实训报告**】

1. 写出实训项目及目的。

2. 写出实训操作过程,科学严谨。

3. 总结实训操作并写出体会。

实训 5　产后康复评估技能考核内容及标准

项目总分	项目内容	参考技术要求	分值	参考评分标准	评分	扣分	得分
素质要求10分	服装服饰	鞋帽整洁 着装符合职业要求	5	发式符合职业要求 着装规范整洁 鞋帽整洁	2 2 1		
	态度举止	态度和蔼 举止端庄 语言流畅	5	态度和蔼 举止端庄 语言流畅	2 2 1		
产后康复评估技能60分	物品准备	实训操作物品准备能力	10	实训器材准备 实训用具准备	5 5		
	仿真操作	操作前与产妇的沟通能力	10	核对产妇姓名、床号 评估产妇身体状况 解释操作目的	3 4 3		
		指导产妇准备及操作前准备	10	嘱产妇排空膀胱 指导选择正确体位 铺治疗巾	2 5 3		
		子宫底高度 腹直肌分离评估	10	检查方法 评估正确	5 5		
		盆底肌力评估 骨盆测量	20	检查方法 评估正确	10 10		
实训报告30分	实训目的	1. 具有良好的职业素质,体现人文关怀 2. 熟练掌握产褥期妇女子宫底高度、骨盆、腹直肌、盆底肌力评估技能 3. 学会根据评估结果进行功能恢复训练指导 4. 培养学生分析、判断解决问题的能力	10	列出评估方法 写出康复评价	5 5		

项目总分	项目内容	参考技术要求	分值	参考评分标准	评分	扣分	得分
实训报告 30分	方法与结果	按实训操作流程描述	10	操作前准备 操作方法	5 5		
	总结	通过本次实训课学习到的技能,谈谈自己的学习体会	10	说出学到的技能 写出体会	5 5		
总分 100分							

（郭玉兰）

实训 6　母乳喂养指导技能

【实训目的】

1. 具有为母婴健康服务的奉献精神,对哺乳期妇女有爱心、耐心和细心。
2. 熟练掌握母乳喂养方法。
3. 学会母乳喂养指导的技巧。
4. 培养学生敏锐的观察能力,及时发现及处理母乳喂养中的问题。

【实训前准备】

1. 教师准备　准备好本次课示教内容,严格执行无菌操作。着装整洁。
2. 学生准备　穿白大衣,洗手,戴帽子、口罩。全班划分实训小组,每小组 3~5 人。
3. 用物准备

（1）实训器材:产妇休养床、母乳喂养椅,女性全身模型、单个乳房模型、婴儿模型。

（2）实训物品:清洗盘 1 个,内放无菌小号清洗盆 3 个,大镊子 2 把,干纱布 2 块,干棉球若干个,治疗巾 2 块,小棉垫 2 个,一次性手套 1 副;38~40℃温开水 500ml,液体石蜡棉球 3~5 个。

【实训学时】

1 学时。

【实训方法】

1. 教师介绍本次实训项目的与要求,讲解并演示母乳喂养的姿势及指导方法。
2. 创设情景,学生应用仿真模型操作或角色扮演。

（1）操作前与产妇的沟通:核对产妇姓名、床号,评估产妇乳房状况,说明护理目的,取得产妇的理解和配合,嘱产妇洗净双手。（操作者口述）

（2）乳房护理:热敷、清洗乳头、乳晕。

（3）指导哺乳妇女选择体位:坐位或侧卧位。

（4）哺乳姿势:

1）卧式:母亲取侧卧位,婴儿卧于母亲的臂弯里,头枕在上臂,身体保持直线状,贴近母体。

2）坐式:母亲坐在喂养椅或低凳上,婴儿身体横卧于母亲胸腹前的臂弯里。

3）环抱式:乳母用单手托住婴儿头部,婴儿身体位于母亲腋下呈夹持状态。

（5）注意事项:①哺乳时防止婴儿鼻孔被乳房堵住,影响呼吸;②注意观察哺乳是否有效;③哺乳后将婴儿竖着抱起,婴儿头搭于母亲肩膀上,轻拍背部排出胃内积气,防止溢乳。

【实训报告】

1. 写出实训项目及实训目的。

2. 写出实训操作过程,体现操作中对产妇的关爱。

3. 总结实训操作并写出体会。

实训 6　母乳喂养指导考核内容及标准

项目总分	项目内容	参考技术要求	分值	参考评分标准	评分	扣分	得分
素质要求10分	服装服饰	鞋帽整洁 着装符合职业要求	5	发式符合职业要求 着装规范整洁 鞋帽整洁	2 2 1		
	态度举止	态度和蔼 举止端庄 语言流畅	5	态度和蔼 举止端庄 语言流畅	2 2 1		
母乳喂养指导技能60分	物品准备	实训操作物品准备能力	10	实训用具准备	10		
	仿真操作	操作前与产妇的沟通能力	10	核对产妇姓名、床号 评估产妇乳房状况 解释操作目的	3 4 3		
		清洗乳房操作流程	10	热敷 清洗乳头、去痂垢 整理用物	5 3 2		
		指导产妇选择体位、方式	30	指导体位（2种） 哺乳姿势（3种） 注意事项	10 15 5		
实训报告30分	实训目的	1. 具有为母婴健康服务的奉献精神,对哺乳期妇女有爱心、耐心和细心 2. 熟练掌握母乳喂养方法 3. 学会母乳喂养指导技巧 4. 培养学生观察能力,发现及处理母乳喂养中的问题	10	写出母乳喂养方法 写出指导方法	5 5		

项目总分	项目内容	参考技术要求	分值	参考评分标准	评分	扣分	得分
实训报告30分	方法与结果	按实训操作流程描述	10	物品准备、沟通、产妇准备、操作前准备、清洗乳头	每项2		
	总结	通过本次实训课学习到的技能，谈谈自己的学习体会	10	说出学到的技能 写出体会	5 5		
总分100分							

（郭玉兰）

实训 7　乳房按摩技巧

【实训目的】

1. 具有为母婴健康服务的奉献精神，有爱心、耐心、细心。
2. 熟练操作各种乳房按摩的手法。
3. 学会疏通乳腺导管，促进乳汁排出，缓解乳房胀痛。
4. 培养学生观察问题、解决问题的能力。

【实训前准备】

1. 教师准备　准备好本次课示教内容，着装整洁。
2. 学生准备　穿白大衣，洗手，戴帽子、口罩。全班划分实训小组，每小组 3～5 人。
3. 用物准备　女性全身模型或乳房模型、润滑剂、清洁用物。

【实训学时】

1 学时。

【实训方法】

1. 教师介绍本次实训课目的与要求，讲解并演示乳房按摩操作方法。
2. 创设情景，学生应用仿真模型操作。

（1）操作前与哺乳妇女沟通：核对姓名、床号，评估乳房状况，说明按摩目的，取得理解和配合。（操作者口述）

（2）指导哺乳妇女选择体位：坐位或侧卧位。

（3）护理时间：哺乳前。

（4）按摩技巧：①清洗乳头，乳头及乳房皮肤涂适量润滑剂；②用一手托住乳房，另一手用拇指和示指放在乳晕周围乳头两侧上与下（两指相对），垂直按压，然后两指轻轻夹住乳头根部，从两侧滑向乳头提起，再顺着乳腺管走行方向，在乳晕外围从近乳头端向乳房根部逐次按摩；③挤奶：挤压方向从乳房根部向乳头方向推压；④整理用物。

（5）注意事项：操作时要稳、准、轻，防止过度刺激乳头引发哺乳妇女不适及乳头损伤。本操作意在教会哺乳妇女及其家属,操作者必须洗净双手。

【实训报告】

1. 写出实训项目及实训目的。
2. 写出科学严谨的实训操作过程。
3. 总结实训操作并写出体会。

实训 7 乳房按摩技巧考核内容及标准

项目总分	项目内容	参考技术要求	分值	参考评分标准	评分	扣分	得分
素质要求10分	服装服饰	鞋帽整洁 着装符合职业要求	5	发式符合职业要求 着装规范整洁 鞋帽整洁	2 2 1		
	态度举止	态度和蔼 举止端庄 语言流畅	5	态度和蔼 举止端庄 语言流畅	2 2 1		
乳房按摩技巧60分	物品准备	实训操作物品准备能力	10	乳房模型 润滑剂 清洁用物	4 3 3		
	仿真操作	操作前与产妇的沟通能力	10	核对产妇姓名、床号 评估产妇身体状况 解释操作目的	3 4 3		
		指导产妇准备及操作前准备	10	清洁乳房 指导坐位或卧位 皮肤涂润滑剂	1 2 2		
		乳房按摩操作流程	30	按摩手法正确 挤奶手法正确 整理用物	15 10 5		
实训报告30分	实训目的	1. 具有爱心、耐心、细心 2. 熟练乳房按摩的手法 3. 学会疏通乳腺导管,促进乳汁排出 4. 培养学生观察问题、解决问题的能力	10	写出乳房按摩方法 写出按摩目的	5 5		
	方法与结果	按实训操作流程描述	10	物品准备、沟通 操作前准备、清洗乳房按摩方法	4 4 2		

项目总分	项目内容	参考技术要求	分值	参考评分标准	评分	扣分	得分
实训报告30分	总结	通过本次实训课学习到的技能,谈谈自己的学习体会	10	说出学到的技能 写出体会	5 5		
总分100分							

(郭玉兰)

实训8 新生儿人工喂养技能

【实训目的】

1. 具有科学、耐心、细致的工作态度与全心全意为新生儿服务的精神,操作中体现对新生儿的关爱。

2. 学会新生儿奶瓶喂养方法及拍嗝方法。

3. 能熟练完成新生儿奶瓶喂养及拍嗝技能的操作。

4. 培养学生理论联系实际、分析解决问题的能力。

【实训准备】

1. 教师准备 实训课内容的准备,训练方法的准备,实训物品的准备。

2. 学生准备 衣帽整洁,洗手,戴好口罩。全班划分实训小组,每小组约3~5人。

3. 用物准备 婴儿模型、尿不湿、洗手盆、大毛巾、小毛巾、热水、温水等,适宜温度和量的乳液、奶瓶、孔径适宜的奶嘴、记录单等。

【实训学时】

1学时。

【实训方法】

教师介绍本次实训课的目的与要求,讲解新生儿奶瓶喂养及拍嗝技能的操作流程。培养学生严谨的工作态度和科学的工作作风,操作中体现以人为本的服务思想,关心、关爱新生儿。

1. 奶瓶喂养技能 创设情景,学生应用模型仿真操作。

(1)核对床号、姓名,奶液种类、量及时间。

(2)为婴儿更换尿不湿,洗手。哺喂姿势:环抱婴儿,使其头部枕在喂哺者左臂弯呈半卧位,不能抱起者应将头垫高并取侧卧位,将小毛巾围于婴儿颌下。

(3)右手将奶瓶倒转,先滴1~2滴于喂哺者手腕内侧测试温度,以温热(40℃左右)不烫为宜。

(4)倾斜奶瓶,使奶嘴充满乳液,婴儿充分含住奶嘴吸吮。每次哺乳15~20分钟,婴儿吃饱为宜,间隔时间3~4小时。

(5)哺乳过程中观察婴儿面色、呼吸、吸吮力,有无呛咳,如出现异常情况停止哺乳。

2. 拍嗝技能 创设情景,学生应用模型仿真操作。

（1）奶瓶哺喂后将婴儿抱起伏在母亲肩部，使婴儿的口鼻高于肩部。

（2）用空心掌由下向上轻拍婴儿背部，使咽下的空气排出。

（3）将婴儿放回床上，取右侧卧位至少 30 分钟，并观察有无溢乳。

3. 整理用物　清水冲洗奶瓶、奶嘴后煮沸消毒 5～10 分钟。洗手，记录乳量及哺乳情况。

【注意事项】

1. 婴儿人工喂养优先选择婴儿配方奶粉，奶粉与水的比例按使用说明配比。

2. 为了防止吸入空气引起腹胀或呕吐，喂哺时乳液要始终充满奶嘴。

3. 奶瓶颈不要压在婴儿唇上，以免妨碍吸吮和吞咽。

4. 喂奶后观察婴儿的排便次数、量、性状及精神、睡眠等情况评估奶量是否满足需要。奶量随月龄增加进行适当调整。

【实训报告】

1. 写出实训项目及目的。

2. 写出实训过程，有科学严谨的操作流程，体现操作中对新生儿的关爱。

3. 总结实训操作并写出体会。

实训 8　新生儿人工喂养考核内容及标准

项目总分	项目内容	参考技术要求	分值	参考评分标准	评分	扣分	得分
素质要求10分	服装服饰	鞋帽整洁 着装符合职业要求	5	发式符合职业要求 着装规范整洁 鞋帽整洁	2 2 1		
	态度举止	态度和蔼 举止端庄 语言流畅	5	态度和蔼 举止端庄 语言流畅	2 2 1		
新生儿人工喂养技能60分	物品准备	实训操作物品准备能力	10	哺乳物品 其他用物	5 5		
	仿真操作	操作前与新生儿家长的沟通能力	10	核对姓名、床号、奶量 评估新生儿身体状况 解释操作目的	3 4 3		
		操作前的准备能力	10	物品齐全 摆放有序 更换尿不湿、洗手	4 3 3		
		奶瓶喂养、拍嗝操作流程	30	奶瓶喂养 ①摆好哺乳姿势 ②环抱婴儿 ③测试乳液温度 ④哺喂并观察	4 4 4 5		

项目总分	项目内容	参考技术要求	分值	参考评分标准	评分	扣分	得分
新生儿人工喂养技能 60分	仿真操作	奶瓶喂养、拍嗝操作流程		拍嗝 ①哺乳结束后竖抱 ②拍背 ③右侧卧位	4 5 4		
实训报告 30分	实训目的	1. 学会新生儿奶瓶喂养方法及拍嗝方法 2. 能熟练完成新生儿奶瓶喂养及拍嗝技能的操作 3. 培养学生理论联系实际、分析解决问题的能力	10	奶瓶喂养法、拍嗝法写出目的	5 5		
	方法与结果	按实训操作流程描述	10	说出操作前准备 叙述出人工喂养流程	2 8		
	总结	通过本次实训课学习到的技能,谈谈自己的学习体会	10	说出学到的技能 写出体会	5 5		
总分 100分							

（董春兰）

实训9　新生儿沐浴及抚触技能

一、新生儿沐浴
【实训目的】

1. 具有科学、耐心、细致的工作态度与全心全意为新生儿服务的精神,在操作中体现对新生儿的关爱。

2. 学会新生儿沐浴的正确方法和注意事项。

3. 能熟练完成新生儿沐浴的操作。

4. 培养学生理论联系实际、分析解决问题的能力。

【实训前准备】

1. 教师准备　实训课内容的准备,训练方法的准备,实训物品的准备。

2. 学生准备　衣帽整洁,修剪指甲,脱去手表、首饰,洗手,戴好口罩。全班划分实训小组,每小组约3~5人。

3. 用物准备

（1）棉布类:婴儿衣服及尿不湿、大小毛巾、包被、浴巾等。

（2）护理盘：内置梳子、指甲剪、棉签、0.5% 聚维酮碘（或 75% 乙醇溶液）、婴儿浴液、婴儿洗发水、婴儿身体乳、护臀霜或鞣酸软膏、液体石蜡油等。

（3）浴盆：内备温热水（2/3 满），沐浴时水温 37～39℃，用于降温时水温低于体温 1℃，备水时水温稍高 2～3℃。

（4）其他：平整的操作台、婴儿模型、婴儿磅秤、水温计、浴托、热水壶等。

4. 环境准备　关闭门窗，室内明亮安静，调节室温在 26～28℃。

【实训学时】

0.5 学时

【实训方法】

1. 教师介绍本次实训课的目的与要求，讲解新生儿沐浴的操作流程。嘱咐学生操作前摘去首饰，剪短指甲并磨平，防止划伤婴儿皮肤。操作过程中保证新生儿安全，动作轻柔，培养学生严谨的工作态度和科学的工作作风，体现对新生儿的关爱。

2. 创设情景，学生应用模型仿真操作。

（1）携用物至沐浴室，按使用顺序摆好，系上围裙。调节水温至 37～39℃。

（2）与家长核对新生儿腕带信息，包括姓名、性别、住院号。抱新生儿至沐浴处，松解衣服，检查全身情况。脱去衣服，保留尿不湿（若有污染和／或尿湿时更换，依需要测体重），用大毛巾包裹新生儿全身。

（3）面部擦洗：用小毛巾的不同部位依次擦洗（内眦→外眦→前额→面颊→下颌→耳部）。注意擦洗耳后皮肤，用棉签清洁鼻孔。

（4）头部洗浴：抱起新生儿，左手托住枕部，左手拇指和中指分别将双耳郭向前反折，遮盖外耳道口，以防止水流入耳内。左臂及腋下夹住婴儿躯干及下肢（实训图 9-1），右手将新生儿洗发水涂于头部进行洗浴，洗浴完毕用清水冲净，用大毛巾吸干头发。

（5）身体洗浴

1）入盆：去除包被、尿不湿。测试水温，放置一条大毛巾于盆底或安置浴托，防止新生儿滑跌。操作者左手握住新生儿左臂靠近肩处，使其颈枕于操作者左前臂，再以右前臂托住新生儿左腿，右手握住新生儿左腿靠近腹股沟处，轻轻将新生儿放入水中（实训图 9-2）。

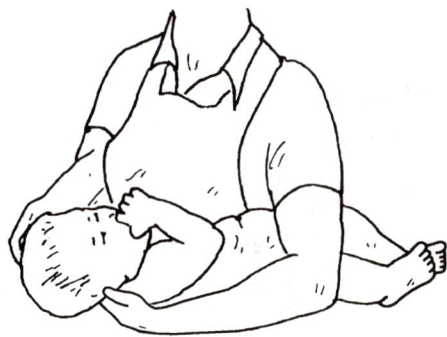

实训图 9-1　婴儿洗头法　　　　实训图 9-2　婴儿出入浴盆法

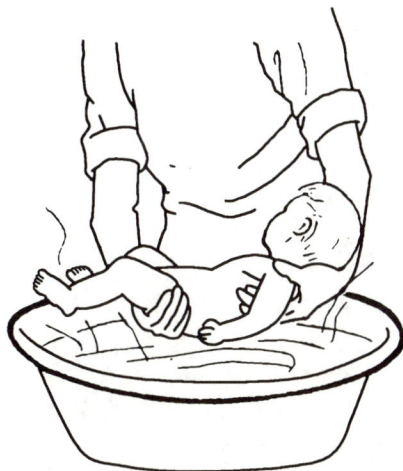

2）洗浴：依次洗浴颈部→胸部→腹部→腋下→上肢及手→会阴→下肢,边洗边冲净。在洗浴过程中,操作者的左手应始终握牢新生儿左肩处。洗背部及臀部时,左、右手交接新生儿,使新生儿俯于操作者的右前臂上,依次洗浴后颈部、背部、臀部。女婴自上而下轻轻清洗阴唇;男婴洗净包皮处污垢。注意观察皮肤情况,洗净皮肤皱褶处,如颈部、腋下、腹股沟、手(足)指(趾)缝等。

（6）沐浴后护理：①洗浴完毕,将新生儿抱回浴巾上,迅速用浴巾包裹并吸干全身的水渍。②脐带未脱落时用 0.5% 聚维酮碘(或 75% 乙醇溶液)消毒脐带残端和脐周。③在皮肤皱褶处涂婴儿身体乳,必要时臀部涂抹护臀霜,穿好尿不湿,穿上清洁衣裤。检查指甲及腕带,视情况修剪指甲,裹好小毛毯。④用消毒棉签吸净外鼻孔及外耳道可能残存的水渍。

（7）再次与家长核对手腕带信息,体位安置妥当,送回新生儿。

【注意事项】

1. 沐浴应在喂奶 1 小时后进行,以防溢乳。

2. 沐浴时动作轻快,注意保暖;耳、眼内避免有水或浴液沫进入。

3. 脐带未脱落时用脐带贴保护,避免脐部被水浸泡或污水污染而致感染。

4. 新生儿头部的皮脂结痂不可用力清洗,可涂液体石蜡油浸润,待次日痂皮软化后清洗。

5. 沐浴全程应随时观察新生儿全身情况,如面色、呼吸、皮肤、肢体活动等,发现异常应停止操作并及时报告医生和处理。

【实训报告】

1. 写出实训项目及目的。

2. 写出实训过程,有科学严谨的操作流程,体现操作中对新生儿的关爱。

3. 总结实训操作并写出体会。

实训 9-1　新生儿沐浴护理操作考核内容及标准

项目总分	项目内容	参考技术要求	分值	参考评分标准	评分	扣分	得分
素质要求10分	服装服饰	鞋帽整洁 着装符合职业要求	5	发式符合职业要求 着装规范整洁 鞋帽整洁	2 2 1		
	态度举止	态度和蔼 举止端庄 语言流畅	5	态度和蔼 举止端庄 语言流畅	2 2 1		
新生儿沐浴技能60分	物品准备	实训操作物品准备能力	10	护理盘 浴盆及水 其他准备	4 3 3		
	仿真操作	操作前与新生儿家长的沟通能力	10	核对姓名、性别、床号 评估新生儿身体状况 解释沐浴操作目的	3 4 3		

项目总分	项目内容	参考技术要求	分值	参考评分标准	评分	扣分	得分
新生儿沐浴技能60分	仿真操作	操作前物品准备的能力	10	物品准备齐全 物品摆放顺序合理	5 5		
		新生儿按顺序沐浴	30	约束 夹抱 清洗头面部 入盆 洗全身 出盆 穿衣整理	4 4 4 5 5 4 4		
实训报告30分	实训目的	1.学会新生儿沐浴的正确方法和注意事项 2.能熟练完成新生儿沐浴的操作 3.培养学生理论联系实际、分析解决问题的能力	10	写出新生儿沐浴方法 写出新生儿沐浴目的	5 5		
	方法与结果	按实训操作流程描述	10	说出物品准备 叙述出沐浴过程	2 8		
	总结	通过本次实训课学习到的技能,谈谈自己的学习体会	10	说出学到的技能 写出体会	5 5		
总分100分							

（董春兰）

二、新生儿抚触
【实践目的】

1.具有科学、耐心、细致的工作态度与全心全意为新生儿服务的精神,操作中体现对新生儿的关爱。

2.学会新生儿抚触的正确方法和注意事项。

3.能熟练完成新生儿抚触的操作。

4.培养学生理论联系实际、分析解决问题的能力。

【实训准备】

1.教师准备　实训课内容的准备,训练方法的准备,实训物品的准备。

2.学生准备　衣帽整洁,修剪指甲,脱去手表、戒指和手链等,洗手,戴好口罩。全班划分实训小组,每小组约3~5人。

3. 用物准备

（1）婴儿润肤油、换洗的衣服、尿布、包被等。

（2）平整的操作台、婴儿模型、温度计、背景音乐、抚触录像等。

4. 环境准备　关闭门窗，室内明亮安静，调节室温在 26～28℃。

【实训学时】

0.5 学时。

【实训方法】

1. 教师介绍本次实训课的目的与要求，讲解新生儿抚触的操作流程。操作过程中播放舒缓的音乐，操作者面带微笑，言语亲切，动作轻柔，保证操作安全，培养学生严谨的工作态度和科学的工作作风，体现对新生儿的关爱。

2. 创设情景，学生应用模型仿真操作。

（1）解开新生儿包被和衣物，去除尿不湿。取适量润肤油，涂抹均匀，并预热双手。按头面部→胸部→腹部→四肢、手足→背部顺序依次进行抚触。

（2）头面部抚触：可舒缓皮肤。①双手拇指指腹从前额中心处向两侧推压，轻轻按压。②双手拇指指腹从下颌中央向耳前方推压，划出微笑状。③一手轻托起新生儿头部，另一手从一侧前额发际抚向脑后，至耳后乳突处轻轻按压。换手同法抚触另一侧。注意避开囟门。

（3）胸部抚触：可以顺畅呼吸和循环。双手放在新生儿两侧肋下缘，向对侧肩部交叉推进，在胸部划出一个大的交叉，两手交替进行。注意避开乳头。

（4）腹部抚触：有助于胃肠活动，按顺时针方向按摩腹部，可做出"I LOVE YOU"的亲情体验，并在操作过程中向新生儿传递爱与关怀。①用右手由新生儿右下腹推向右上腹，呈英文字母"I"字形。②再由婴儿右上腹推动至左上腹再至左下腹，呈倒"L"字形。③最后由婴儿右下腹→右上腹→左上腹→左下腹推动，呈倒"U"字形。腹部抚触注意避开脐部。

（5）四肢、手足抚触：有助于促进肢体灵活反应。两手交替握住新生儿上臂向腕部推动，分段搓、揉、捏肌肉群及关节。用双拇指从新生儿手掌根按摩至指端，并轻轻提拉新生儿手指。同法按摩下肢和足部。

（6）背部抚触：有助于舒缓背部肌肉，促进血液循环。新生儿呈俯卧位，头偏向一侧。操作者双手与脊柱成直角，分别于新生儿脊柱两侧由中央向两侧推动，再由后颈部推向臀部，最后由头顶沿脊椎抚触至骶部。一边按摩一边与新生儿说话，进行感情交流，避免受外界打扰。

在做完全身抚触后，肌肉已完全放松，帮助新生儿活动各关节，伸展四肢。主要动作为上、下肢的伸展。

（7）为新生儿穿衣，包好尿布，整理用物。

【注意事项】

1. 新生儿抚触应避免在饥饿或喂奶 1 小时内进行，根据新生儿的状态，最好在沐浴后实施抚触。每日可进行 2～3 次，每个抚触动作可重复 4～6 次，每次时间 10～15 分钟。

2. 抚触时注意保暖，避免受凉，手法力度适当，避免过重、过轻。

3. 抚触时应注意观察新生儿的反应，如出现哭闹、过度兴奋、肌张力增高、面色改变等，可暂停片刻，若上述反应持续存在则应停止此次抚触。

【实训报告】

1. 写出实训项目及目的。
2. 写出实训过程,有科学严谨的操作流程,体现操作中对新生儿的关爱。
3. 总结实训操作并写出体会。

实训 9-2　新生儿抚触护理操作考核内容及标准

项目总分	项目内容	参考技术要求	分值	参考评分标准	评分	扣分	得分
素质要求10分	服装服饰	鞋帽整洁 着装符合职业要求	5	发式符合职业要求 着装规范整洁 鞋帽整洁	2 2 1		
	态度举止	态度和蔼 举止端庄 语言流畅	5	态度和蔼 举止端庄 语言流畅	2 2 1		
新生儿抚触技能60分	物品准备	实训操作物品准备能力	10	抚触用物齐全 物品摆放合理	5 5		
	仿真操作	操作前与新生儿家长的沟通能力	10	核对姓名、性别、床号 评估新生儿身体状况 解释沐浴操作目的	3 4 3		
		操作前物品准备的能力	10	播放背景音乐 正确摆放婴儿 双手涂油 预热双手	2 3 3 2		
		新生儿抚触按顺序操作	30	头部抚触 胸部抚触 腹部抚触 四肢抚触 背部抚触 抚触后整理	5 5 5 5 5 5		
实训报告30分	实训目的	1. 学会新生儿抚触的正确方法和注意事项 2. 能熟练完成新生儿抚触的操作 3. 培养学生理论联系实际、分析解决问题的能力	10	写出新生儿抚触方法 写出新生儿抚触目的	5 5		
	方法与结果	按实训操作流程描述	10	说出物品准备 叙述出抚触过程	2 8		

项目 总分	项目 内容	参考技术要求	分值	参考评分标准	评分	扣分	得分
实训 报告 30分	总结	通过本次实训课学习到的技能,谈谈自己的学习体会	10	说出学到的技能 写出体会	5 5		
总分 100分							

(董春兰)

实训 10　妊娠期高血压疾病护理技能

【实训目的】

1. 具有严谨科学的工作态度与全心全意为孕产妇服务的精神,关心体贴孕产妇。

2. 学会对妊娠高血压孕妇的护理评估。

3. 能熟练完成为妊娠期高血压疾病孕妇制订护理计划。

4. 培养学生理论联系实际、分析解决问题的能力。

【实训前准备】

1. 教师准备　实训课案例的准备,讨论方法的准备,实训教室的准备。

2. 学生准备　实训前学生认真学习妊娠高血压的相关内容;能用积极的态度参加讨论;全班划分实训小组,每小组 5～8 人。

【过程与方法】

1. 教师介绍本次实训课目的与要求,播放教学录像。

2. 展示案例

贾女士,38 岁,妊娠 38 周。因外伤后腹痛 2 小时伴少量阴道流血,于今年 3 月 9 日入院。该孕妇平素月经规律,末次月经为去年 6 月 16 日,停经 40 天查尿 hCG(+),孕 4 个月自觉胎动至今。今年 2 月 12 日行产前检查发现血压 150/100mmHg,蛋白尿(+),无头晕、眼花症状,未进行治疗。近 1 个月血压升高伴双下肢水肿,逐渐加重至全身。既往无高血压病史,无急、慢性传染病史及药物过敏史,两年前曾行人工流产术 1 次。体格检查:BP 170/110mmHg,P 100 次/min,心肺未见异常。产科检查:宫高 35cm,腹围 100cm,LOA,胎心率 143 次/min。血常规检查 Hb 108g/L。初步诊断:①妊娠期高血压疾病,子痫前期,重度。②腹痛、阴道出血原因待查。

请分析:

(1)为进一步明确诊断建议检查项目。

(2)列出该病例护理评估内容。

(3)列出护理诊断/问题。

(4)详细叙述护理措施。

3. 以小组为单位,仔细分析、讨论,并制订护理计划。

270

4. 教师归纳总结。

【实训报告】

1. 写出实训项目及目的。

2. 写出讨论的案例及讨论结果,制订护理计划。

3. 总结实训课并写出自己的体会。

实训 10　妊娠期高血压疾病护理技能考核内容及标准

项目总分	项目内容	参考技术要求	分值	参考评分标准	评分	扣分	得分
素质要求10分	学习态度	1. 具有科学的学习态度,严肃认真,努力钻研,探究式学习,良好的团队合作精神 2. 培养学生高度负责和全心全意为妊娠期妇女服务的职业素质	10	严肃认真 探究式学习 团队合作 职业素质	2 4 2 2		
病例分析报告70分	实训目的	1. 通过病例分析能熟练掌握护理评估方法 2. 学会制订护理计划。	5	叙述(口述)实训目的	5		
	病例内容	(病例内容见上)	65	1. 列出护理评估内容及初步诊断,为进一步明确诊断需要的辅助检查 2. 确立护理问题/诊断 3. 制订护理目标 4. 实施护理措施 5. 完成护理评价	20 10 10 20 5		
实训报告20分	实训体会	根据病例分析: 1. 列出已掌握的知识点 2. 列出未掌握的知识点	10	1. 有自我评价,分析错误原因 2. 列出学会的技能与补充学习内容	5 5		
	报告书写要求	项目完整 书写规范 卷面整洁	10	无缺失项 无错别字 卷面无折皱、污渍	4 4 2		
总分100分							

(申丽蓉)

实训 11　妊娠合并心脏病护理技能

【实训目的】

1. 具有高度负责和关心体贴孕妇的职业素质。

2. 学会妊娠合并心脏病孕妇的护理评估及制订护理计划。

3. 能熟练完成妊娠合并心脏病孕妇的护理。

4. 培养与患者有效的沟通能力。

【实训前准备】

1. 教师准备　实训课案例、讨论方法、实训教室的准备。

2. 学生准备　实训前学生认真学习妊娠合并心脏病的相关内容;能用积极的态度参加讨论;全班划分实训小组,每小组 5～10 人。

【实训学时】

2 学时。

【实训方法】

1. 教师介绍本次实训课目的与要求,播放教学影像。

2. 展示案例

闫女士,28 岁。患先天性心脏病,无心力衰竭病史。现结婚 2 年,想怀孕前来咨询。体格检查:T 36.9℃,P 96 次 /min,BP 110/80mmHg,R 20 次 /min,发育正常,营养中等,双肺呼吸音清,未闻及干湿啰音。心尖区听诊可闻及舒张期隆隆样杂音。肝脾未触及,下肢无水肿。诊断为先天性心脏病、心功能Ⅱ级。医生建议在密切监护指导下妊娠,并告知妊娠合并心脏病的风险。

请分析:

(1) 孕 3 个月时闫女士自觉有疲劳感,上半天班。请制订护理计划。

(2) 孕 38 周,临产,心功能Ⅱ级,吸氧,半卧位。临产 6 小时后,破膜,宫缩强,产妇烦躁不安,自觉排便感、有胸闷气短症状,担心自己熬不过分娩这关。体格检查:P 118 次 /min,R 23 次 /min,呈端坐呼吸,听诊双下肺闻及湿啰音,胎心 152 次 /min,宫缩 50s/1min30s,子宫收缩强,宫口开大 10cm,LOA,先露 +2cm,羊水清。请制订护理计划。

3. 以小组为单位,仔细分析、讨论,并制订护理措施。

4. 教师归纳总结。

【实训报告】

1. 列出关心体贴孕妇的操作注意事项。

2. 写出实训项目及目的。

3. 写出讨论的案例及讨论结果,制订护理计划。

4. 总结实训课并写出自己的体会。

项目总分	项目内容	参考技术要求	分值	参考评分标准	评分	扣分	得分
素质要求10分	学习态度	1. 具有科学的学习态度,严肃认真,努力钻研,探究式学习,良好的团队合作精神 2. 培养学生高度负责和全心全意为妊娠期妇女服务的职业素质	10	严肃认真 探究式学习 团队合作 职业素质	2 4 2 2		
病例分析报告70分	实训目的	1. 通过病例分析能熟练掌握护理评估方法 2. 学会制订护理计划	5	叙述(口述)出实训目的	5		
	病例内容	(病例内容同上)	65	1. 列出护理评估内容及初步诊断,为进一步明确诊断需要的辅助检查 2. 找出护理问题/诊断 3. 确立护理目标 4. 实施护理措施 5. 完成护理评价	20 10 10 20 5		
实训报告20分	实训体会	根据病例分析: 1. 列出已掌握的知识点 2. 列出未掌握的知识点	10	1. 有自我评价,分析错误原因 2. 列出学会的技能与补充学习内容	5 5		
	报告书写要求	项目完整 书写规范 卷面整洁	10	无缺失项 无错别字 卷面折皱、污渍	4 4 2		
总分100分							

（叶艳娜）

实训 12　产后出血急救护理配合技能

【实训目的】

1. 具有科学的工作态度与全心全意为产妇服务的精神,操作中体现对产妇的关爱。

2. 学会按摩子宫加强宫缩的方法。

3. 能熟练完成对产后出血患者急救的护理配合。

4. 培养学生沉着冷静抢救产科急症患者的能力。

【实训前准备】

1. 教师准备　实训课内容的准备,训练方法的准备,实训物品的准备。

2. 学生准备　穿白大衣,洗手,戴帽子、口罩,全班根据人数划分若干实训小组,每小组宜有学生3~5人。

3. 用物准备　无菌手套、无菌手术衣、产床、子宫底高度评估模型、投影仪、产后出血视频、案例。

【实训学时】

2学时。

【实训方法】

1. 教师介绍本次实训课目的与要求。讲解对产后出血病因的评估以及急救的护理配合技能,培养学生在应对产科急症时,具备沉着冷静的心理素质和过硬的专业能力;操作中需处处体现以人为本的服务思想。

2. 播放产后出血视频。

3. 创设情境,教师演示三种子宫按摩方法。

操作前与产妇沟通,认真做好解释工作,告知产妇目前的病情和必须进行的治疗与护理措施,取得产妇主动配合,避免其过度紧张和慌乱。(操作者口述)

（1）经腹壁单手按摩子宫法:一手置于产妇腹壁,握住子宫底,拇指位于子宫前壁,其余四指在子宫后壁,有节律地按摩子宫,促使子宫收缩,是最常用的方法。

（2）经腹壁双手按摩子宫法:一手置于产妇耻骨联合上缘按压下腹中部,将子宫向上托起,另一手握住子宫体,使其高出盆腔,在子宫底部进行有节律的按摩,同时间断用力挤压子宫,使宫腔内积存的血块及时排出。

（3）腹部－阴道双手按摩子宫法:操作者穿无菌手术衣和戴无菌手套,一手在腹部按压子宫后壁,另一手握拳置于阴道前穹隆顶压子宫前壁,两手相对紧压按摩子宫,不仅刺激子宫收缩,还可压迫子宫内血窦,减少出血。

（4）注意事项:按摩子宫时应轻柔有节律;腹部－阴道双手按摩子宫时,严格遵守无菌操作,避免导致感染。

4. 学生分组利用子宫模型进行三种子宫按摩方法的训练,要求边叙述边操作。实训结束,整理好用品,养成良好工作习惯。

【实训报告】

1. 写出实训项目及实训目的。

2. 写出实训操作过程,科学规范,体现人文关怀。

3. 总结实训操作并写出体会。

实训 12 产后出血急救护理配合技能考核内容及标准

项目总分	项目内容	参考技术要求	分值	参考评分标准	评分	扣分	得分
素质要求 10分	服装服饰	衣帽整齐 着装符合职业要求 戴口罩	5	发式符合职业要求 着装规范整洁 戴口罩	2 2 1		
	态度举止	态度和蔼 举止端庄 语言流畅	5	态度和蔼 举止端庄 语言流畅	2 2 1		
子宫按摩 70分	仿真操作	操作前与产妇的沟通能力	10	核对产妇姓名、床号 解释操作目的,取得产妇的主动配合	5 5		
		经腹壁单手按摩子宫法	20	手部放置正确 按摩方法准确	10 10		
		经腹壁双手按摩子宫法	20	手位正确 按摩准确 积血排出	10 5 5		
		腹部-阴道双手按摩子宫法	20	双手位置放置正确 按摩方法正确	10 10		
实训报告 20分	实训目的	1. 熟练掌握产后出血急救护理配合 2. 能针对产后出血产妇制订个性化护理措施 3. 具备沉着冷静的心理素质和全心全意为产妇服务的工作精神	5	1. 产后出血急救护理配合 2. 制订个性化护理措施 3. 操作中沉着冷静,体现对产妇的关爱	2 2 1		
	方法与步骤	按实训操作流程描述	10	操作前沟通 三种按摩方法	1 9		
	总结	通过本次实训课学习到的技能,谈谈自己的学习体会。	5	说出学到的技能 写出体会	3 2		
总分 100分							

（何 朗）

实训 13　新生儿窒息护理技能

【实训目的】

1. 具有严谨的工作态度,全心全意为患儿服务的意识。

2. 学会新生儿窒息复苏的正确操作方法,能配合医师进行复苏。

3. 熟练掌握复苏的步骤,帮助窒息新生儿建立自主呼吸及恢复循环。

4. 培养学生良好的团队协作能力。

【实训准备】

1. 教师准备　实践课内容的准备,训练方法的准备,实践物品的准备。

2. 学生准备　衣帽穿戴整洁,洗手,戴口罩。全班划分实践小组,每小组 3~5 人。

3. 用物准备

(1) 新生儿辐射保暖台、吸引器、温热干毛巾、棉布卷、吸氧面罩、复苏器、正压通气设备、新生儿喉镜、气管导管、新生儿复苏模型等。

(2) 抢救车(备有抢救药品)、治疗盘、微量泵等。

(3) 重症监护设施、暖箱、蒸馏水、听诊器等。

4. 环境准备　产房室温设置 25~28℃,保持整洁、安静,光线充足、明亮。

【实训学时】

1 学时。

【实训方法与结果】

1. 教师介绍本次实训课目的与要求,讲解新生儿窒息复苏的操作流程和护理配合技能。

2. 创设情景,学生应用新生儿复苏模型操作。

(1) 操作前与产妇的沟通:核对产妇姓名、床号,新生儿的性别,说明窒息复苏目的,取得产妇的理解和配合。(操作者口述)

(2) 复苏操作步骤(实训图 13-1):

1) 评估:出生后快速评估是否为足月产,羊水是否清,新生儿有无哭声或呼吸及肌张力情况。

2) 保温:预热辐射保暖台 32~34℃,腹部体表温度 36.5℃,早产儿根据中性温度设定。用预热的干毛巾裹住新生儿,快速擦干头部、躯干和四肢。

3) 清理呼吸道:新生儿肩部以布卷垫高 2~3cm,头呈轻度仰伸位,用吸引器清理口、咽、鼻腔黏液,每次吸引时间不超过 10 秒,吸引器负压不超过 100mmHg,先吸口腔,再吸鼻腔。

4) 建立呼吸:①拍打足底和摩擦新生儿背部。②无自主呼吸或喘息样呼吸和心率 <100 次 /min,正压通气,通气频率为 40~60 次 /min,吸呼比 1:2。③30 秒后,如心率 <100 次 /min,须进行气管插管。

5) 胸外心脏按压:①气管插管 30 秒后,心率 <60 次 /min,应同时进行胸外心脏按压;②采用双手拇指法;③按压有效时可摸到股动脉搏动。

【实训报告】

1. 写出实训项目、内容及实训目的。

2. 写出实训操作过程。

3. 总结实训操作并写出体会。

出生 ┊

足月吗?
羊水清吗?
有呼吸或哭声吗?
肌张力好吗?

是,与母亲在一起 → 常规护理
● 保持体温
● 清理气道(必要时)
● 擦干
● 评估

↓ 否

30s ┊

保持体温,清理气道(必要时),擦干全身,给予刺激

60s ┊

心率<100次/min
呼吸暂停或喘息样呼吸

↓

正压通气
氧饱和度监测

呼吸困难或持续发绀?

↑↓

清理气道
氧饱和度监测
考虑持续气道正压通气

↓

心率<100次/min —— 否 → 复苏后护理

↓

矫正通气步骤

↓

心率<60次/min

矫正通气步骤
如胸廓起伏不好
给气管插管

↓

考虑
● 低血容量
● 气胸

考虑气管插管
胸外按压
与正压通气配合

↓

心率<60次/min

↓ 是

静脉应用肾上腺素

生后导管前氧饱和度标准

1min	60%~65%
2min	65%~70%
3min	70%~75%
4min	75%~80%
5min	80%~85%
6min	85%~90%

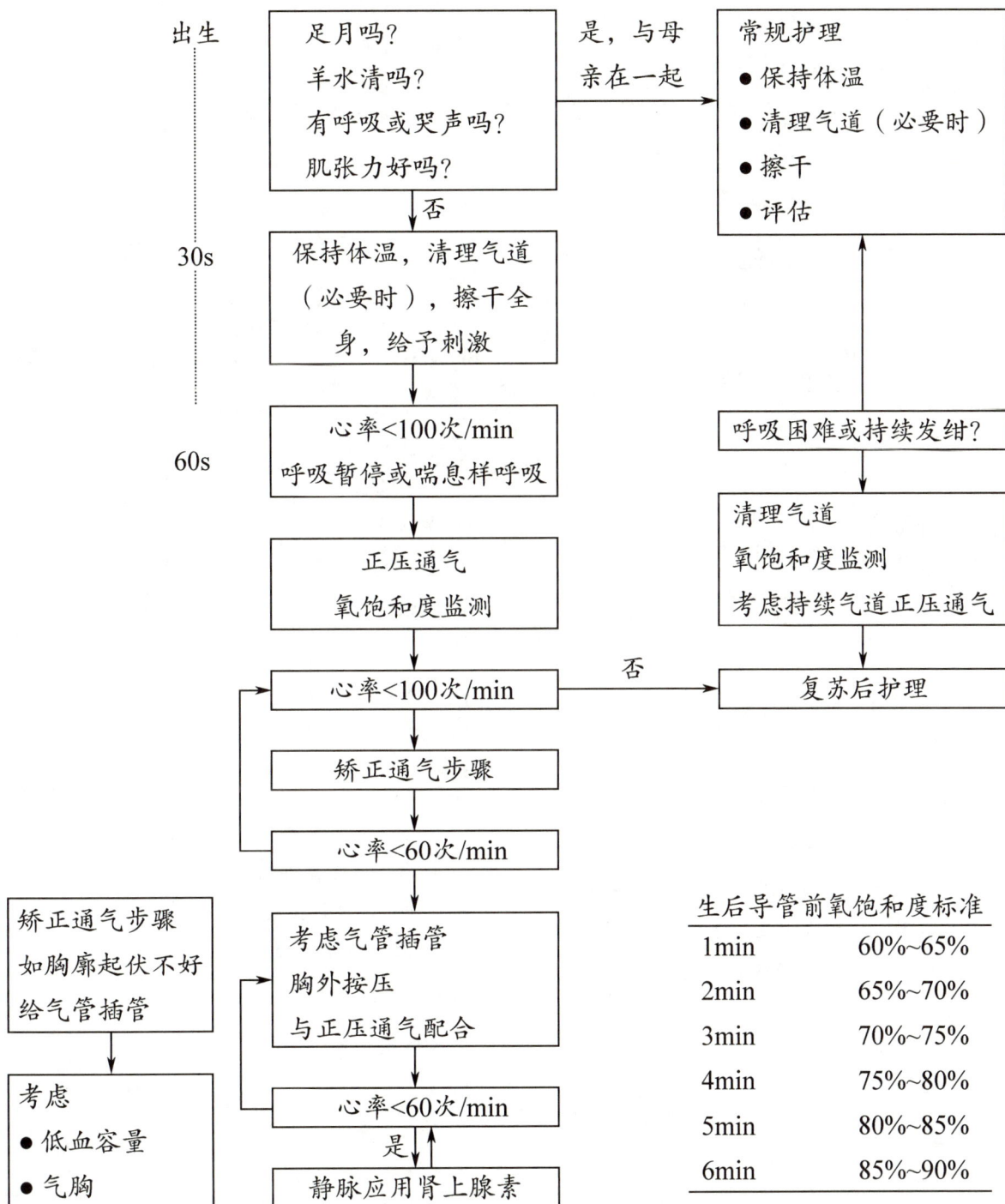

实训图 13-1 新生儿窒息复苏步骤和程序

实训 13　新生儿窒息护理技能考核内容及标准

项目总分	项目内容	参考技术要求	分值	参考评分标准	评分	扣分	得分
素质要求 10分	服装服饰	鞋帽整洁 着装符合职业要求	5	发式符合职业要求 着装规范整洁 鞋帽整洁	2 2 1		
	态度举止	态度和蔼 举止端庄 语言流畅	5	态度和蔼 举止端庄 语言流畅	2 2 1		
新生儿窒息复苏术技能 60分	物品准备	实训操作物品准备能力	10	复苏用物准备齐全 摆放符合操作要求	5 5		
	仿真操作	操作前与产妇的沟通能力	10	核对产妇姓名、床号、新生儿性别 说明窒息复苏的目的,取得产妇理解和配合	5 5		
		复苏前快速评估	10	1. 是否足月 2. 羊水情况 3. 有无哭声或呼吸 4. 肌张力情况	2 3 2 3		
		新生儿窒息复苏步骤	30	保温 清理呼吸道 建立呼吸 胸外心脏按压	5 5 10 10		
实训报告 30分	实训目的	1. 掌握新生儿窒息复苏的正确操作方法 2. 熟练掌握新生儿窒息复苏的步骤及护理配合操作技能 3. 培养学生良好的团队协作能力	10	1. 新生儿窒息复苏的方法 2. 新生儿窒息复苏的步骤及护理配合操作技能 3. 操作中严肃认真、具有团队协作能力。	4 4 2		
	方法与结果	按实训操作流程描述	10	说出物品准备 沟通 复苏前评估 复苏步骤及护理配合	2 2 2 4		
	总结	通过本次实训课学习到的技能,谈谈自己的学习体会。	10	说出学到的技能 写出体会	5 5		
总分 100分							

（曾　嵘）

实训 14　新生儿呛奶急救技能

【实训目的】

1. 具有科学严谨的工作态度,抢救中体现对新生儿的关爱。

2. 学会新生儿呛奶的正确处置方法,能配合医师进行抢救。

3. 熟练掌握呛奶窒息的抢救步骤。

4. 培养学生面对急重症良好的心理素质,沉着冷静地处置,并具有良好的团队协作能力,能对家长进行正确的健康教育。

【实训准备】

1. 教师准备　实训课内容的准备,训练方法的准备,实训物品的准备。

2. 学生准备　衣帽穿戴整洁,洗手,戴口罩。全班划分实训小组,每小组 3～5 人。

3. 用物准备　新生儿模型、毛巾、干净衣服、纱布、棉签。

【实训学时】

1 学时。

【实训方法与结果】

1. 教师介绍本次实训课目的与要求,讲解新生儿呛奶急救的操作流程。

2. 创设情景,学生应用新生儿模型操作。

(1)新生儿发生呛奶时,出现呛咳,应迅速将新生儿的头偏向一侧,用干净的纱布裹住手指,迅速清理新生儿口中残存的奶汁,以防再次被吸入气管。处理后若新生儿面色红润,呼吸平稳,用棉签蘸温水清理鼻孔后观察。

(2)新生儿发生呛奶窒息时,可出现面色青紫,呼吸不规则或停止,吐出奶汁或鲜血,甚至惊厥等。

1)体位:此时应立即将新生儿俯卧置于大腿上,使其头低足高倾斜 45°～60°,用空心掌叩背,利用体位引流将气管内的奶汁引流出来,注意保护颈椎。

2)清理呼吸道:清理口鼻腔,使气道完全开放、通畅,随后通过拍打脚底或后背刺激患儿咳嗽啼哭。若经上述处理后新生儿面色发绀持续存在,仍无哭声或哭声低弱,应立即通知新生儿科医生,同时用吸痰管负压吸引出口咽部的乳汁并吸氧。

3)复苏:经上述处理无效,按 ABCDE 复苏方案进行抢救。

【实训报告】

1. 写出实训项目、内容及实训目的。

2. 写出实训操作过程。

3. 总结实训操作并写出体会。

实训 14　新生儿呛奶急救技能考核内容及标准

项目总分	项目内容	参考技术要求	分值	参考评分标准	评分	扣分	得分
素质要求 10分	服装服饰	鞋帽整洁 着装符合职业要求	5	发式符合职业要求 着装规范整洁 鞋帽整洁	2 2 1		
	态度举止	态度和蔼 举止端庄 语言流畅	5	态度和蔼 举止端庄 语言流畅	2 2 1		
新生儿呛奶急救技能 60分	仿真操作	实训操作物品准备能力	10	实训用具准备	10		
		操作前与产妇的沟通能力	10	核对产妇姓名、床号、新生儿性别 说明呛奶急救的目的，取得产妇理解和配合	5 5		
		操作前评估	10	新生儿是否发生呛奶 新生儿呛奶的程度	5 5		
		新生儿呛奶急救步骤	30	1. 新生儿呛奶发生时的护理操作技能 2. 新生儿发生呛奶窒息时的抢救操作步骤	10 20		
实训报告 30分	实训目的	1. 掌握新生儿呛奶的正确处置方法 2. 熟练掌握新生儿呛奶窒息的抢救步骤 3. 培养学生良好的心理素质和团队协作能力	10	新生儿呛奶的正确处置方法 新生儿呛奶窒息的抢救步骤 操作中沉着冷静、具有团队协作能力。	4 4 2		
	方法与结果	按实训操作流程描述	10	说出物品准备 沟通 操作前评估 呛奶的正确处置方法及呛奶窒息的抢救步骤	2 1 1 6		
	总结	通过本次实训课学习到的技能，谈谈自己的学习体会	10	说出学到的技能 写出体会	5 5		
总分 100分							

（曾　嵘）

实训 15　母婴常用手术护理配合技能

【实训目的】

1. 具有科学、严谨的工作作风,要全心全意为病人服务。

2. 熟练掌握母婴常用手术的护理配合。

3. 学会为会阴切开缝合术、胎头吸引术、剖宫产术患者制订个性化术后护理计划。

4. 能熟练完成会阴切开缝合术、胎头吸引术、剖宫产术护理配合操作。

5. 培养学生沟通、应急能力。

【实训前准备】

1. 教师准备　实训课内容的准备,训练方法的准备,实训物品的准备。

2. 学生准备　衣帽整齐、洗手、戴口罩。全班划分实训小组,每小组 3～5 人。

3. 用物准备

(1) 会阴切开、缝合术

1) 实训器材:会阴模型、产床、处置车。

2) 实训用物:会阴切开包,内含会阴切开剪、20ml 注射器、穿刺针、血管钳、巾钳、持针器、圆针、丝线、肠线、纱布、利多卡因、0.5% 聚维酮碘溶液、0.9% 氯化钠溶液等。

(2) 胎头吸引术

1) 实训器材:分娩模型、产床、处置车、胎头吸引器。

2) 实训用物:一次性吸引管、50ml 注射器、血管钳、纱布等。

(3) 剖宫产术

1) 实训器材:剖宫产视频、投影仪。

2) 实训用物:剖宫产手术包,内含不锈钢盆、弯盘、拉钩、卵圆钳、血管钳、镊子(大、小无齿镊)、手术刀柄及刀片、剖腹单、手术衣、丝线、肠线。

【实训学时】

2 学时。

【实训方法】

1. 教师介绍本次实训课目的与要求,模型示教、播放教学影像。

(1) 会阴切开缝合术:①会阴后 – 侧切开缝合术;②会阴正中切开缝合术;③术后护理:饮食指导、体位、会阴护理、切口肿胀护理。

(2) 胎头吸引术:①操作:会阴切开、放置胎头吸引器、牵引、取下胎头吸引器。②术后护理、产妇护理、新生儿护理。

(3) 剖宫产术:①术前护理,协助产妇取侧卧位;②助产士配合,备齐用物至手术室、清理新生儿呼吸道、新生儿阿普加评分、处理脐带。

2. 分组训练　学生分组利用模型进行会阴切开缝合术、胎头吸引术、剖宫产术的操作及护理配合。

【实训报告】

1. 列举母婴护理从业人员应具备的职业素质。

2. 写出实训项目及实训目的。

3. 写出实训操作过程。

4. 总结实训操作并写出体会。

实训 15　母婴常用手术护理配合技能考核内容及标准

项目总分	项目内容	参考技术要求	分值	参考评分标准	评分	扣分	得分
素质要求10分	服装服饰	鞋帽整洁 着装符合职业要求	5	发式符合职业要求 着装规范整洁 鞋帽整洁	2 2 1		
	态度举止	态度和蔼 举止端庄 语言流畅	5	态度和蔼 举止端庄 语言流畅	2 2 1		
常用手术护理技能60分	物品准备	实训操作物品准备能力	10	实训用具准备	10		
	仿真操作	操作前与产妇的沟通能力	5	核对产妇姓名、床号 评估产妇身体状况 解释操作目的	2 2 1		
		会阴切开缝合术的操作及护理配合能力	15	会阴切开操作正确 缝合术操作正确 术后护理	5 5 5		
		胎头吸引术的操作及护理配合能力	10	体位 胎头吸引术的放置 术后护理	2 4 4		
		剖宫产术的操作及护理配合能力	10	术前护理 术中配合 术后护理	3 3 4		
		新生儿气管插管的护理配合	10	管的预热 新生儿体位 气管导管的留置长度 术后护理	2 2 2 4		
实训报告30分	实训目的	1. 熟练掌握母婴常用手术的护理配合,学会对会阴切开缝合术、胎头吸引术、剖宫产术患者制订个性化术后护理计划	10	1. 制订个性化术后护理计划 2. 写出护理配合操作项目	3 4		

282

项目 总分	项目 内容	参考技术要求	分值	参考评分标准	评分	扣分	得分
实训 报告 30分	实训 目的	2. 能熟练完成会阴切开缝合术、胎头吸引术、剖宫产术护理配合操作 3. 具有科学、严谨的工作作风，为全心全意为病人服务。培养学生应变能力		3. 列举关心体贴孕妇的操作注意事项	3		
	方法与结果	按实训操作流程描述	10	说出物品准备	10		
	总结	通过本次实训课学习到的技能，谈谈自己的学习体会	10	说出学到的技能 写出体会	5 5		
总分 100分							

（叶艳娜）

实训16 母婴常用护理技术

【实训目的】

1. 具有科学的工作态度与全心全意为产妇及新生儿服务的精神，操作中体现对产妇及新生儿的关爱。

2. 熟练掌握产妇外阴擦洗、外阴湿热敷、外阴红外线灯照射方法；新生儿脐带护理、更换衣服及尿布、听力筛查、经皮测胆红素、新生儿辐射保暖台及温箱的使用操作。

3. 培养学生理论联系实际、分析解决问题的能力。

【实训前准备】

1. 教师准备 实训课内容的准备，训练方法的准备，实训物品的准备。

2. 学生准备 穿白大衣，洗手，戴帽子、口罩。全班根据人数划分若干实训小组，每小组有学生3~5人。

3. 用物准备

（1）外阴擦洗

1）实训器材：妇科检查床、妇科检查模型、治疗车。

2）实训备品：外阴擦洗盘1个（内放无菌弯盘2只，卵圆钳或大镊子2把），干纱布块2块、干棉球，冲洗壶1个、卧式大便器1只、一次性臀垫1块、一次性中单1块、一次性治疗巾1块、一次性手套1副。

3）外阴擦洗/冲洗消毒液：准备消毒液500ml，可选择0.05%聚维酮碘溶液、0.1%苯扎溴铵溶液或1:5 000高锰酸钾溶液。

（2）外阴湿热敷

1）实训器材:妇科检查床、妇科检查模型、治疗车。

2）实训备品:外阴擦洗盘1个,一次性臀垫1块、一次性手套1副。医用凡士林适量、煮沸的50%硫酸镁或95%乙醇,无菌纱布若干、热敷垫一块、保温棉垫一块。

（3）外阴红外线灯照射

1）实训器材:妇科检查床、妇科检查模型、治疗车、红外线灯。

2）实训备品:一次性臀垫1块、一次性手套1副。

（4）新生儿脐带护理

1）实训器材:新生儿模型、婴儿床、治疗车。

2）实训备品:无菌纱布、绷带、脐贴、0.5%聚维酮碘溶液、75%乙醇溶液、无菌棉签。

（5）新生儿更换衣服及尿布

1）实训器材:新生儿模型、婴儿床、治疗车。

2）实训备品:婴儿衣物、尿布、小毛巾、温水、鞣酸软膏。

（6）新生儿足跟采血:采血针及锐器盒、采血卡、无菌手套、弯盘、棉球、棉签、75%乙醇溶液。

（7）新生儿听力筛查

1）实训器材:新生儿模型、婴儿床、治疗车、听力筛查仪器。

2）实训备品:生理盐水、干棉球。

（8）新生儿经皮测胆红素

1）实训器材:新生儿模型、婴儿床、治疗车、经皮测胆红素仪。

2）实训备品:酒精棉球。

（9）新生儿辐射保暖台:新生儿模型、婴儿床、辐射保暖台。

（10）新生儿温箱:新生儿模型、婴儿床、新生儿温箱。

【实训学时】

1学时。

【实训方法】

1. 教师介绍本次实训课的目的与要求,讲解实训内容的操作流程,培养学生严谨的工作态度和科学的工作作风,操作中体现以人为本的服务思想,关心、关爱产妇。

2. 创设情境,学生应用模型仿真操作。

（1）外阴擦洗/冲洗

1）操作前与产妇的沟通:核对产妇姓名、床号,评估产妇外阴状况,说明操作目的,取得产妇的理解和配合。（操作者口述）

2）指导产妇体位:注意保护产妇隐私。嘱产妇排空膀胱、脱下一侧裤腿,双腿屈膝仰卧位,铺中单、治疗巾,再置便盆于臀下(模型)。

3）擦洗/冲洗外阴:共3遍。冲洗:一手持装好消毒液的冲洗壶由上到下、由外向内进行冲洗,另一手持卵圆钳夹干纱布块清洁擦洗外阴血渍污渍。顺序:阴阜→双大腿内上1/3→大阴唇→会阴→近会阴侧臀部→肛门。擦洗:操作者戴无菌手套,双手各持1把无菌镊子,分别备为接触有菌区与无菌区,用无菌区镊子夹取药液棉球,再用可接触有菌区镊子从下方夹住药棉(注意两把镊子不能触碰)。顺序:大阴唇→阴阜→双大腿内上1/3→会阴→近会阴侧臀部→肛门。有伤口者应以伤口为中心向外擦洗,每擦一个部位更换一个棉球,擦过肛门的棉球要弃掉;共3遍。根据产妇局部情况可增加擦洗遍数,最后用干纱布擦干。

4）注意事项:操作时要将阴道口用无菌纱布堵住,防止污物进入阴道引起感染。产褥期内不宜阴道冲洗。

（2）外阴湿热敷

1）操作前与产妇的沟通:核对产妇姓名、床号,评估产妇外阴状况,说明操作目的,取得产妇的理解和配合。（操作者口述）

2）指导产妇体位:注意保护产妇隐私。嘱产妇排空膀胱、脱下一侧裤腿,双腿屈膝仰卧位,臀下铺一次性臀垫。（模型）

3）湿热敷:外阴擦洗后,热敷部位先涂抹一层薄凡士林,盖上纱布,敷上浸有50%硫酸镁或95%乙醇的热湿纱布,最外层盖棉垫保温。3~5分钟更换1次热敷垫。热敷完毕移去热敷纱布后擦净凡士林,更换臀垫,穿好裤子取舒适体位,整理床单位及物品。

4）注意事项:注意观察热敷部位是否烫伤。

（3）外阴红外线灯照射

1）操作前与产妇的沟通:核对产妇姓名、床号,评估产妇外阴状况,说明操作目的,取得产妇的理解和配合。（操作者口述）

2）指导产妇体位:注意保护产妇隐私。嘱产妇排空膀胱、脱下一侧裤腿,双腿屈膝仰卧位,臀下铺一次性臀垫。（模型）

3）红外线灯照射:充分暴露外阴后,根据产妇感受调整灯头距离进行照射。一般照射时灯头距外阴约30~50cm,时间为20~30分钟。照射完毕后更换会阴垫,协助产妇取舒适体位,整理好衣裤及床单位。

4）注意事项:照射前后均应仔细检查局部皮肤有无异常,随时询问产妇有无不适反应。

（4）新生儿脐带护理

1）操作前与产妇及家属的沟通:核对产妇姓名、床号、新生儿出生时间、性别,说明操作目的,取得产妇及家属的理解和配合。（操作者口述）

2）松解新生儿包被、暴露脐部,去除脐贴或污染纱布并检查脐带是否清洁、干燥,有无大小便污染、血渍、渗出等。

3）脐部护理:75%乙醇溶液由脐带根部向周围皮肤环形擦拭,由上向下消毒脐带残留段,最后0.5%聚维酮碘溶液消毒脐带断端。整理新生儿衣物及包被,整理床单位。

4）注意事项:消毒前用无菌干棉签蘸干脐轮周围水渍。脐带消毒时不可来回擦拭。不用力拉动脐带。

（5）新生儿更换衣服和尿布

1）操作前与产妇及家属的沟通:核对产妇姓名、床号、新生儿出生时间、性别,说明操作目的,取得产妇及家属的理解和配合。（操作者口述）

2）整理好干净的新生儿衣服和尿布备用。

3）更换衣服及尿布:降下床挡,松解新生儿包被。①脱衣裤:新生儿脱衣裤时先脱裤子后脱衣。将裤腰拉至新生儿脐部以下,一手握住新生儿双足上提,另一手将裤腰从背部迅速拉至臀部以下。右手伸入新生儿左侧裤管内,握住新生儿膝盖或小腿,另一只手轻轻脱下左侧裤管。用同样的动作脱下另一只裤管;解开衣服的衣带,左手伸入新生儿左侧衣襟,在左侧衣袖内握住新生儿手臂,将该衣袖脱下。用手托起新生儿枕部,左手迅速将已脱下的一半衣服从新生儿身体背后推至另一侧,从新生儿手臂及小手上脱下另一侧的衣袖。②更换尿布:解开污染尿布,一手示指插于新生儿双足之间上提,用棉柔湿巾由上向下擦净会阴及臀部,弃污染尿布置于污物桶内;用温水由前至后清洁会阴及臀部,擦拭干净后涂鞣酸软膏;上提新生儿双足,垫干净尿布于腰下,放下双足,折另一端于脐部以下固定。③穿衣裤:新生儿穿衣裤时先穿衣后穿裤。新生儿适合穿开襟衣,穿衣时拿起衣服左侧袖子,双手一起从袖口向领口折叠归拢,右手握住归拢处,左手指从衣衫左袖口伸入,握住婴儿左侧手腕,另一只手放开归拢的袖筒,捏住衣领处,轻轻地将衣袖拉至新生儿同侧肩头,让新生儿左侧手露出袖口。双手托起新生儿的枕部,右手迅速将未穿上的一半衣服从新生儿身体背后拉至另一侧,同样动作穿上另一只袖子。整理衣衫,合拢衣襟,系衣带于腋下,拉直袖筒;穿裤子时左手伸入裤子左侧裤脚口至裤腰口;握住新生儿左侧脚踝,另一只手捏住另一侧裤腰,轻轻地将裤子拉向新生儿左侧大腿处,新生儿左侧脚露出裤脚口。用同样的动作穿上另一只裤管。一只手握住新生儿双足上提,另一只手将裤子由大腿部往上拉至脐部以上,放开新生儿两足。整理裤子,拉直裤腿。穿好衣裤后包裹新生儿。最后上提床挡,保护新生儿安全。

4)注意事项:动作轻柔、注意保暖、保证新生儿安全。

(6)新生儿足跟采血:①新生儿取平卧位双足裸露;②足跟内或外侧缘确定一点,用 75% 乙醇溶液消毒 3 遍(范围不小于 5cm),取采血针垂直刺入(深度 <3mm),挤出并收集第 2 滴血,用滤纸片共收集 3 个血斑(每个直径 >8mm),采血后局部用棉签压迫止血,滤纸片阴凉干燥后送检。

(7)新生儿听力筛查

1)操作前与产妇及家属的沟通:核对产妇姓名、床号、新生儿出生时间、性别,说明操作目的,取得产妇及家属的理解和配合。(操作者口述)

2)确保环境噪声低于 45 分贝,新生儿处于安静或自然睡眠状态。

3)听力筛查:用生理盐水棉球适当清洁新生儿外耳道。将仪器探头轻轻放置于新生儿一侧外耳道,等待仪器自动得出结果后,检测另一侧听力水平。

4)注意事项:操作过程动作轻柔,避免刺激或损伤新生儿。

(8)新生儿经皮测胆红素

1)操作前与产妇及家属的沟通:核对产妇姓名、床号、新生儿出生时间、性别,说明操作目的,取得产妇及家属的理解和配合。(操作者口述)

2)将经皮测胆红素仪安装电池后,取下探头保护套并用酒精棉球消毒好备用。

3)经皮测胆红素:待仪器开机指示灯绿灯亮时将探头垂直紧贴新生儿皮肤按压,读取数据。分别测量新生儿额头、面颊、前胸黄疸值,正常足月儿生理性黄疸的胆红素值上限在 205.2 ~ 256.5μmol/L（12 ~ 15mg/dl）。

4)注意事项:测量前胸部位数值时注意保暖。同一部位可多次测量取平均值。

(9)新生儿辐射保暖台使用

1)操作前与产妇及家属的沟通:核对产妇姓名、床号、新生儿出生时间、性别,说明使用目的,取得产妇及家属的理解和配合。(操作者口述)

2)辐射台清洁消毒后,固定脚轮、接通电源打开开关备用。

3)辐射台使用:①预热模式:调节辐射台温控开关至 30~32℃,床温传感器探头置于辐射床中央,

3~5分钟达预定温度后将新生儿至于辐射台中央。②肤温模式:将患儿置于辐射台中央,皮肤传感器探头紧贴新生儿脐旁2cm处,系统默认设置温度为36℃,可按体重调节皮肤预定温度。拉好床挡,避免新生儿坠床。

4)注意事项:保证新生儿安全,检查传感器探头是否暴露在远红外元件发热区内或者紧贴新生儿皮肤,根据新生儿体温的改变,及时调整辐射床温度。

(10)新生儿温箱使用

1)操作前与产妇及家属的沟通:核对产妇姓名、床号、新生儿出生时间、性别,说明使用目的,取得产妇及家属的理解和配合。(操作者口述)

2)通电源、检查仪器、清洁温箱备用。

3)温箱使用:预热至28~32℃,湿度调至55%~65%,新生儿穿单衣、尿不湿放置箱内。根据体温调节箱温,保持新生儿体温在36~37℃。

4)注意事项:护理操作尽量集中在箱内进行,减少开箱门的次数和时间以保持温度稳定。

【实训报告】

1. 写出实训项目及实训目的。

2. 写出实训操作过程,操作流程严谨。

3. 总结实训操作并写出体会。

实训 16　母婴常用护理技术考核内容及标准

项目总分	项目内容	参考技术要求	分值	参考评分标准	评分	扣分	得分
素质要求6分	服装服饰	鞋帽整洁 着装符合职业要求	3	发式符合职业要求 着装规范整洁 鞋帽整洁	1 1 1		
	态度举止	态度和蔼 举止端庄 语言流畅	3	态度和蔼 举止端庄大方 语言流畅	1 1 1		
母婴常用护理技术的护理配合74分	物品准备	实训操作物品准备能力	8	实训用具准备	8		
	仿真操作	操作前与产妇的沟通能力	6	核对产妇及新生儿姓名、床号 评估产妇及新生儿身体状况 讲解操作目的	2 2 2		
		外阴擦洗	10	擦洗前准备 擦洗顺序及方法 整理床单位	2 6 2		

项目总分	项目内容	参考技术要求	分值	参考评分标准	评分	扣分	得分
母婴常用护理技术的护理配合74分	仿真操作	外阴湿热敷	5	湿热敷前准备	1		
				清洁外阴	1		
				湿热敷方法	2		
				整理床单位	1		
		外阴红外线灯照射	5	照射前准备	1		
				清洁外阴	1		
				红外线灯照射方法	2		
				整理床单位	1		
		新生儿脐带护理	5	暴露脐带并观察	1		
				脐带护理	3		
				整理用物	1		
		新生儿更换衣服及尿布	10	降床挡	1		
				脱衣裤	3		
				换尿布	2		
				穿衣裤	3		
				上提床挡	1		
		新生儿足跟采血	5	确定采血部位	1		
				足跟采血	2		
				收集血斑	1		
				压迫止血	1		
		新生儿听力筛查	5	清洁外耳道	1		
				听力筛查	2		
				记录结果	2		
		新生儿经皮测胆红素法	5	消毒仪器	1		
				测量胆红素值	2		
				记录结果	2		
		新生儿辐射保暖台的使用	5	预热模式	2		
				肤温模式	2		
				清洁消毒	1		
		新生儿温箱的使用	5	预热温箱	1		
				放入新生儿	1		
				调节温度	2		
				清洁消毒	1		

项目总分	项目内容	参考技术要求	分值	参考评分标准	评分	扣分	得分
实训报告 20分	实训目的	学会母婴常用护理技术 能够独立进行各项操作 学习严肃认真、一丝不苟、全心全意为产妇服务的工作精神。	5	独立进行各项操作，操作中严肃认真、一丝不苟，关心关爱产妇	5		
	方法与结果	按实训操作流程描述	10	书写每项操作过程	10		
	总结	通过本次实训课学习到的技能，谈谈自己的学习体会。	5	说出学到的技能 写出体会	3 2		
总分 100分							

（张　茜）

教学大纲(参考)

一、课程性质

母婴护理是中等卫生职业教育护理专业一门重要的专业核心课程。本课程的主要内容包括妇女备孕期、妊娠期、分娩期、产褥期、哺乳期、胎儿和新生儿期的护理。本课程的任务是使学生树立"以母婴健康为中心"的母婴护理理念,培养学生的爱国情怀,能为提高母婴健康水平、提高中华民族素质,而拥有爱岗敬业、乐于奉献的精神,培养学生良好的职业素质,掌握母婴护理理论知识和操作技能,在严格遵守国家的相关法律法规的前提下,能初步运用母婴护理理论和技术为护理对象实施个性化的整体护理,并能开展"以家庭为中心的母婴护理"健康指导。本课程的先修课程包括解剖学基础、生理学基础、药物学基础、基础护理、健康评估。

二、课程目标

通过本课程的学习,学生能够达到下列要求:

1. 培养学生以民族发展为己任,服务母婴,奉献社会的责任感。
2. 培养学生良好的职业素质,在母婴护理工作中以人为本,予以服务对象人文关怀。
3. 掌握母婴护理的基本理论、基本知识和基本技能。
4. 掌握母婴生理、病理状态下的护理评估和护理措施。
5. 熟悉母婴生理、病理状态下的常见护理诊断或问题、护理目标。
6. 了解母婴康复状态下的护理评价。
7. 了解母婴护理概念、范畴和学科发展的新理论、新技术。
8. 具有独立完成分娩各期护理操作能力。
9. 具有能配合医师进行母婴急危重症病人急救的能力。
10. 具有在医院、社区、家庭及其他母婴护理场所开展母婴护理服务、健康指导和宣传教育的能力。
11. 具有熟练操作母婴常用护理技术的能力。
12. 熟练掌握与母婴护理对象及家属的沟通技能,能开展有效的心理护理与健康教育。

三、教学时间分配

教学内容	学时		
	理论	实训	合计
一、绪论	1	0	1
二、女性生殖系统解剖与生理	1	0	1
三、备孕期妇女的护理	2	0	2
四、妊娠期妇女的护理	2	2	4
五、分娩期妇女的护理	4	2	6
六、产褥期妇女的护理	2	2	4
七、哺乳期妇女的护理	2	2	4
八、新生儿期护理	2	2	4

教学内容	学 时		
	理论	实训	合计
九、妊娠期特发疾病妇女的护理	6	2	8
十、妊娠合并疾病妇女的护理	2	2	4
十一、异常分娩产妇的护理	2	0	2
十二、分娩期并发症妇女的护理	2	2	4
十三、产褥期并发症妇女的护理	2	0	2
十四、胎儿、新生儿疾病的护理	2	2	4
十五、母婴常用手术护理	1	1	2
十六、母婴常用护理技术	1	1	2
机动	4	2	6
合计	34	20	54

注:机动学时未计入总学时。

四、课程内容和要求

单元	教学内容	教学要求	教学活动参考	参考学时	
				理论	实训
一、绪论	（一）概述 1. 母婴护理范畴 2. 母婴护理发展简史 3. 未来展望 （二）母婴护理服务体系 1. 母婴护理服务理念 2. 母婴护理服务模式 3. 母婴护理组织机构 4. 母婴护理从业人员素质要求 5. 母婴护理学习目的内容方法	熟悉 了解 了解 掌握 熟悉 掌握 掌握 掌握	理论讲授 案例教学	1	0
二、女性生殖系统解剖与生理	（一）女性生殖系统解剖 1. 骨盆 2. 骨盆底 3. 外生殖器 4. 内生殖器 5. 邻近器官 6. 血管、淋巴及神经	掌握 熟悉 熟悉 掌握 熟悉 熟悉	理论讲授 演示教学 任务教学	1	

单元	教学内容	教学要求	教学活动参考	参考学时	
				理论	实训
二、女性生殖系统解剖与生理	（二）女性生殖系统生理 1. 妇女一生各阶段生理特点 2. 卵巢功能及其周期性变化 3. 子宫内膜周期性变化 4. 月经、月经周期及其调节激素	掌握 掌握 熟悉 熟悉			
三、备孕期妇女的护理	（一）备孕期妇女特点 1. 生理特点 2. 心理特点及常见影响因素 3. 社会特点及常见影响因素 （二）正常备孕期妇女护理 1. 护理评估 2. 护理诊断及合作性问题 3. 护理目标 4. 护理措施 5. 护理评价	熟悉 熟悉 了解 掌握 掌握 熟悉 掌握 了解	理论讲授 教学录像 角色扮演 案例教学	2	0
四、妊娠期妇女的护理	（一）妊娠期妇女特点 1. 生理特点 2. 心理特点及常见影响因素 3. 社会特点及常见影响因素 （二）妊娠各期护理 1. 早期妊娠护理 2. 中、晚期妊娠的护理 （三）妊娠期常见问题及护理 1. 恶心、呕吐 2. 尿频、尿急 3. 白带增多 4. 下肢水肿 5. 便秘 6. 痔疮 7. 下肢及外阴静脉曲张 8. 腰背痛 9. 下肢肌肉痉挛	掌握 熟悉 了解 掌握 掌握 掌握 掌握 熟悉 掌握 掌握 熟悉 熟悉 熟悉 掌握	理论讲授 教学录像 角色扮演 情景教学 项目教学	2	

单元	教学内容	教学要求	教学活动参考	参考学时 理论	参考学时 实训
四、妊娠期妇女的护理	10. 仰卧位低血压综合征	掌握			
	11. 贫血	熟悉			
	（四）妊娠期管理及胎儿监护				
	1. 妊娠期管理	掌握			
	2. 胎儿监护	掌握			
	（五）妊娠期体重管理				
	1. 妊娠期体重变化	熟悉			
	2. 护理	掌握			
	实训 1　妊娠期常见问题护理技能	熟练操作	技能实训教学见习		2
五、分娩期妇女的护理	（一）影响分娩的因素		理论讲授教学录像角色扮演情景教学案例教学	4	
	1. 产力	掌握			
	2. 产道	熟悉			
	3. 胎儿	熟悉			
	4. 产妇的精神心理因素	熟悉			
	（二）枕先露的分娩机制				
	1. 衔接	掌握			
	2. 下降	掌握			
	3. 俯屈	掌握			
	4. 内旋转	掌握			
	5. 仰伸	熟悉			
	6. 复位及外旋转	熟悉			
	7. 胎肩及胎儿娩出	熟悉			
	（三）先兆临产、临产诊断及产程分期				
	1. 先兆临产及临产诊断	掌握			
	2. 产程分期	掌握			
	（四）分娩期妇女特点				
	1. 生理特点	掌握			
	2. 心理特点	熟悉			
	3. 社会特点	了解			
	（五）产程护理				
	1. 第一产程的护理	掌握			
	2. 第二产程的护理	掌握			

单元	教学内容	教学要求	教学活动参考	参考学时	
				理论	实训
五、分娩期妇女的护理	3. 第三产程的护理	掌握			
	（六）分娩镇痛方法及护理				
	1. 分娩镇痛方法	熟悉			
	2. 护理	掌握			
	（七）产房管理				
	1. 产房的布局与设施	了解			
	2. 待产室、分娩室的日常管理	熟悉			
	实训2　接产的护理配合技能 实训3　导乐陪伴分娩技能	熟练操作	技能实训 教学见习		2
六、产褥期妇女的护理	（一）产褥期妇女特点				
	1. 生理特点	熟悉			
	2. 心理特点及常见影响因素	熟悉			
	3. 社会特点及常见影响因素	熟悉			
	（二）正常产褥期妇女护理				
	1. 护理评估	掌握			
	2. 常见护理诊断/问题	掌握			
	3. 护理目标	熟悉			
	4. 护理措施	掌握			
	5. 护理评价	熟悉	理论讲授 教学录像 角色扮演 情景教学	2	
	（三）产褥期妇女常见问题及护理				
	1. 发热	掌握			
	2. 疼痛	掌握			
	3. 尿潴留	掌握			
	4. 便秘	熟悉			
	5. 产后抑郁情绪	熟悉			
	（四）产后康复护理				
	1. 概述	了解			
	2. 护理	熟悉			
	（五）母婴同室的管理				
	1. 环境与设施	了解			
	2. 日常管理	熟悉			
	实训4　产后健身操指导 实训5　产后康复评估技能	熟练操作	技能实训		2

单元	教学内容	教学要求	教学活动参考	参考学时	
				理论	实训
七、哺乳期妇女的护理	（一）哺乳期妇女特点		理论讲授 教学录像 情景教学	2	
	1. 生理特点	熟悉			
	2. 心理特点	熟悉			
	3. 社会特点	熟悉			
	（二）正常哺乳期妇女护理				
	1. 护理评估	掌握			
	2. 常见护理诊断／问题	掌握			
	3. 护理目标	熟悉			
	4. 护理措施	掌握			
	5. 护理评价	熟悉			
	（三）哺乳期妇女常见问题护理				
	1. 乳头异常	掌握			
	2. 乳房胀痛	掌握			
	3. 急性乳腺炎	熟悉			
	4. 乳漏	了解			
	5. 退乳	了解			
	（四）产褥期催乳技巧及护理				
	1. 乳汁不足常见原因	熟悉			
	2. 催乳技巧	熟悉			
	实训6 母乳喂养指导技能 实训7 乳房按摩技巧	熟练操作	技能实训 教学见习		2
八、新生儿期护理	（一）正常新生儿特点		理论讲授 教学录像 情景教学	2	
	1. 外观特点	掌握			
	2. 生理特点	掌握			
	3. 心理－社会特点	熟悉			
	（二）正常新生儿护理				
	1. 护理评估	掌握			
	2. 常见护理诊断／问题	掌握			
	3. 护理目标	熟悉			
	4. 护理措施	掌握			
	5. 护理评价	了解			
	（三）新生儿常见问题及护理				
	1. 体温异常	掌握			

单元	教学内容	教学要求	教学活动参考	参考学时	
				理论	实训
八、新生儿期护理	2. 黄疸 3. 体重减轻 4. 乳腺肿大及假月经 5. 溢乳 6. 腹泻 7. 臀红 8. 脐炎	掌握 掌握 掌握 掌握 熟悉 掌握 掌握			
	实训8 新生儿人工喂养技能 实训9 新生儿沐浴及抚触技能	熟练操作	技能实训 教学见习 病例分析		2
九、妊娠期特发疾病妇女的护理	(一)妊娠早期出血性疾病妇女的护理 1. 自然流产 2. 异位妊娠 (二)妊娠晚期出血性疾病妇女的护理 1. 前置胎盘 2. 胎盘早期剥离 (三)妊娠期高血压疾病妇女的护理 1. 护理评估 2. 常见护理诊断/问题 3. 护理目标 4. 护理措施 5. 护理评价 (四)其他妊娠期疾病妇女的护理 1. 妊娠剧吐 2. 早产 3. 过期妊娠 4. 双胎妊娠 5. 羊水量异常 6. 高危妊娠	熟悉 掌握 掌握 掌握 掌握 掌握 熟悉 掌握 了解 熟悉 掌握 熟悉 熟悉 掌握 掌握	理论讲授 教学录像 角色扮演 情景教学	6	
	实训10 妊娠期高血压疾病护理技能	学会操作	教学见习 病例分析		2

单元	教学内容	教学要求	教学活动参考	参考学时 理论	参考学时 实训
十、妊娠合并疾病妇女的护理	（一）妊娠合并心脏病妇女的护理 1. 护理评估 2. 常见护理诊断／问题 3. 护理目标 4. 护理措施 5. 护理评价 （二）妊娠合并病毒性肝炎妇女的护理 1. 护理评估 2. 常见护理诊断／问题 3. 护理目标 4. 护理措施 5. 护理评价 （三）妊娠合并糖尿病妇女的护理 1. 护理评估 2. 常见护理诊断／问题 3. 护理目标 4. 护理措施 5. 护理评价 （四）妊娠合并贫血妇女的护理 1. 护理评估 2. 常见护理诊断／问题 3. 护理目标 4. 护理措施 5. 护理评价	掌握 掌握 熟悉 掌握 了解 掌握 掌握 熟悉 掌握 了解 掌握 掌握 熟悉 掌握 了解 掌握 掌握 熟悉 掌握 了解	理论讲授 教学录像 角色扮演 情景教学	2	
	实训 11　妊娠合并心脏病护理技能	学会操作	教学见习病例分析		2
十一、异常分娩产妇的护理	（一）产力异常 1. 子宫收缩乏力 2. 子宫收缩过强 （二）产道异常 1. 骨产道异常 2. 软产道异常	熟悉 掌握 熟悉 掌握	理论讲授 教学录像 情景教学	2	

单元	教学内容	教学要求	教学活动参考	参考学时	
				理论	实训
十一、异常分娩产妇的护理	（三）胎位、胎儿异常 1. 持续性枕后位或枕横位 2. 臀先露 3. 胎儿异常	掌握 掌握 掌握			
十二、分娩期并发症妇女的护理	（一）产后出血 1. 护理评估 2. 常见护理诊断／问题 3. 护理目标 4. 护理措施 5. 护理评价 （二）子宫破裂 1. 护理评估 2. 常见护理诊断／问题 3. 护理目标 4. 护理措施 5. 护理评价 （三）胎膜早破与脐带脱垂 1. 护理评估 2. 常见护理诊断／问题 3. 护理目标 4. 护理措施 5. 护理评价 （四）羊水栓塞 1. 护理评估 2. 常见护理诊断／问题 3. 护理目标 4. 护理措施 5. 护理评价	掌握 掌握 熟悉 掌握 了解 掌握 掌握 熟悉 掌握 了解 掌握 掌握 熟悉 掌握 了解 掌握 掌握 熟悉 掌握 了解	理论讲授 教学录像 情景教学	2	
	实训 12　产后出血急救护理配合技能	熟练操作	教学见习 病例分析		2
十三、产褥期并发症妇女的护理	（一）产褥感染 1. 护理评估 2. 常见护理诊断／问题 3. 护理目标	掌握 掌握 熟悉	理论讲授 教学录像 情景教学	2	

单元	教学内容	教学要求	教学活动参考	参考学时	
				理论	实训
十三、产褥期并发症妇女的护理	4. 护理措施	掌握			
	5. 护理评价	了解			
	（二）晚期产后出血				
	1. 护理评估	掌握			
	2. 常见护理诊断／问题	掌握			
	3. 护理目标	熟悉			
	4. 护理措施	掌握			
	5. 护理评价	了解			
	（三）产后抑郁症				
	1. 护理评估	掌握			
	2. 常见护理诊断／问题	掌握			
	3. 护理目标	熟悉			
	4. 护理措施	掌握			
	5. 护理评价	了解			
	（四）产褥中暑				
	1. 护理评估	掌握			
	2. 常见护理诊断／问题	掌握			
	3. 护理目标	熟悉			
	4. 护理措施	掌握			
	5. 护理评价	了解			
十四、胎儿、新生儿疾病的护理	（一）胎儿窘迫		理论讲授 教学录像 情景教学	2	
	1. 护理评估	掌握			
	2. 常见护理诊断／问题	掌握			
	3. 护理目标	熟悉			
	4. 护理措施	掌握			
	5. 护理评价	了解			
	（二）新生儿窒息				
	1. 护理评估	掌握			
	2. 常见护理诊断／问题	掌握			
	3. 护理目标	熟悉			
	4. 护理措施	掌握			
	5. 护理评价	了解			
	（三）新生儿缺氧缺血性脑病				
	1. 护理评估	掌握			

单元	教学内容	教学要求	教学活动参考	参考学时	
				理论	实训
十四、胎儿、新生儿疾病的护理	2. 常见护理诊断/问题	掌握			
	3. 护理目标	熟悉			
	4. 护理措施	掌握			
	5. 护理评价	了解			
	（四）新生儿产伤				
	1. 锁骨骨折	熟悉			
	2. 臂丛神经损伤	熟悉			
	实训13 新生儿窒息护理技能	熟练	技能实训		2
	实训14 新生儿呛奶急救技能	操作	教学见习		
十五、母婴常用手术护理	（一）会阴切开、缝合术护理配合		理论讲授 教学录像 情景教学	1	
	1. 适应证	熟悉			
	2. 术前准备	掌握			
	3. 手术步骤	掌握			
	4. 术中配合	掌握			
	5. 术后护理	掌握			
	（二）胎头吸引术护理配合				
	1. 适应证	熟悉			
	2. 禁忌证	熟悉			
	3. 术前准备	掌握			
	4. 手术步骤	掌握			
	5. 术中配合	掌握			
	6. 术后护理	掌握			
	（三）剖宫产术护理配合				
	1. 适应证	熟悉			
	2. 禁忌证	掌握			
	3. 手术方式	了解			
	4. 术前准备	掌握			
	5. 术中配合	掌握			
	6. 术后护理	掌握			
	（四）新生儿气管插管护理配合				
	1. 适应证	熟悉			
	2. 手术步骤	熟悉			
	3. 术前准备	掌握			

单元	教学内容	教学要求	教学活动参考	参考学时	
				理论	实训
十五、母婴常用手术护理	4. 术中配合	掌握			
	5. 术后护理	掌握			
	实训15 母婴常用手术护理配合技能	熟练操作	技能实训 教学见习		1
十六、母婴常用护理技术	(一)外阴擦洗	掌握	理论讲授 教学录像 情景教学 项目教学	1	
	(二)外阴湿热敷	熟悉			
	(三)外阴红外线灯照射	熟悉			
	(四)新生儿脐带护理	掌握			
	(五)新生儿更换衣服及尿布	熟悉			
	(六)新生儿足跟采血	掌握			
	(七)新生儿听力筛查	掌握			
	(八)新生儿经皮测胆红素法	掌握			
	(九)新生儿辐射保暖台的使用	熟悉			
	(十)新生儿温箱使用	熟悉			
	实训16 母婴常用护理技术	熟练操作	技能实训 教学见习		1

五、说明

(一)教学安排

本教学大纲主要供中等卫生职业教育护理专业教学使用,第3学期开设,总学时为54学时,其中理论教学34学时,实训教学20学时。学分为3学分。

(二)教学要求

1. 本课程对理论部分教学要求分为掌握、熟悉、了解三个层次。掌握:指对基本知识、基本理论有较深刻的认识,并能综合、灵活地运用所学的知识解决实际问题。熟悉:指能够领会概念、原理的基本含义,解释护理现象。了解:指对基本知识、基本理论能有一定的认识,能够记忆所学的知识要点。

2. 本课程重点培养德才兼备的护理专业人才,爱岗敬业,服务母婴,甘于奉献,突出以岗位胜任力为导向的教学理念,在实训技能方面分为熟练掌握和学会2个层次。熟练掌握:指能独立、规范地解决母婴护理问题,完成母婴护理技术操作。学会:指在教师的指导下能初步实施母婴护理技术操作。

(三)教学建议

1. 本课程依据护理岗位的工作任务、职业能力要求,强化理论、实训一体化,突出"做中学、做中教"的职业教育特色,根据培养目标积极贯彻党的教育方针,立德树人,勇于探索、开拓创新,根据教学内容和学生的学习特点以及职业资格考核要求,提倡项目教学、案例教学、任务教学、角色扮演、情境教学等教学方法在课堂中的灵活运用,利用校内外实训基地,将学生的自主学习、合作学习和教师引导教学等教学组织形式有机结合。

2. 教学过程中,可通过测验、观察记录、技能考核和理论考试等多种形式对学生的服务人民、奉献精神、职业道德、专业知识和技能掌握程度进行综合考评,充分应体现评价主体的多元化,评价过程的多元化,评价方式的多元化。评价内容不仅关注学生对知识的理解和技能的掌握,更要关注学生的理想、信念、积极探索、勇于创新的能力,以及所学知识在母婴护理工作中运用能力、解决实际问题的能力水平,重视护士职业素质的形成。

参 考 文 献

[1] 安力彬. 妇产科护理学 [M]. 6 版. 北京：人民卫生出版社, 2017.

[2] 陈丽霞. 优生优育与母婴保健 [M]. 2 版. 北京：人民卫生出版社, 2018.

[3] 崔焱. 儿科护理学 [M]. 6 版. 北京：人民卫生出版社, 2017.

[4] 郭艳春. 助产学 [M]. 北京：人民卫生出版社, 2016.

[5] 郭玉兰. 母婴护理 [M]. 北京：人民卫生出版社, 2014.

[6] 简雅娟. 母婴护理学 [M]. 3 版. 北京：人民卫生出版社, 2018.

[7] 李淑文. 妇产科护理 [M]. 2 版. 北京：人民卫生出版社, 2020.

[8] 刘文娜. 妇产科护理 [M]. 3 版. 北京：人民卫生出版社, 2014.

[9] 罗先武. 2022 全国护士执业资格考试轻松过 [M]. 北京：人民卫生出版社, 2021.

[10] 单伟颖. 母婴护理 [M]. 北京：人民卫生出版社, 2021.

[11] 王傲芳. 妇产科护理 [M]. 北京：人民卫生出版社, 2018.

[12] 王卫平. 儿科学 [M]. 9 版. 北京：人民卫生出版社, 2018.

[13] 谢幸. 妇产科学 [M]. 9 版. 北京：人民卫生出版社, 2018.

[14] 张玉兰. 儿科护理学 [M]. 4 版. 北京：人民卫生出版社, 2018.

[15] 中国营养学会. 中国居民膳食指南 [M]. 北京：人民卫生出版社, 2022.